U0134206

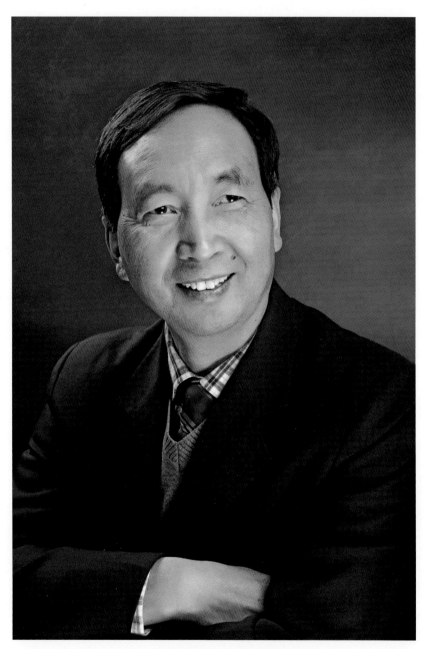

陕西省名中医韩世荣

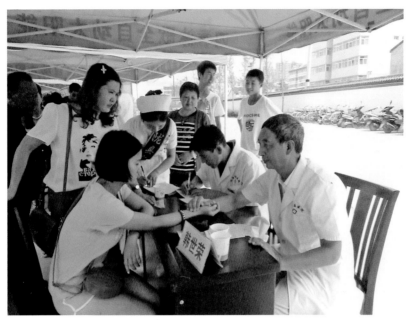

韩世荣参加基层义诊活动

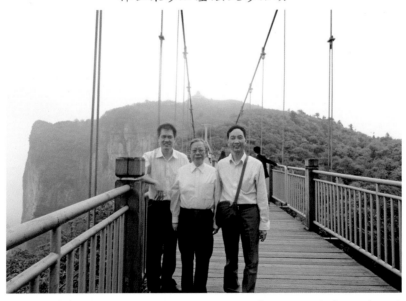

韩世荣和国医大师褚国维教授（中），世界中医药联合会皮肤病分会主任委员、广东省中医院院长陈达灿教授（左）游览张家界

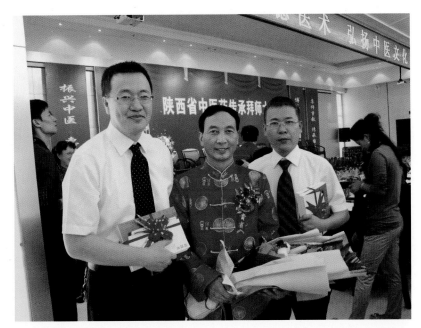

韩世荣与学生赵连皓、马科党在陕西省中医药传承拜师大会合影

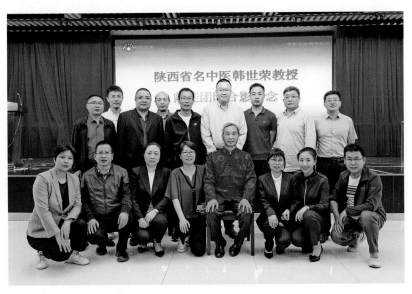

韩世荣与部分弟子合影留念

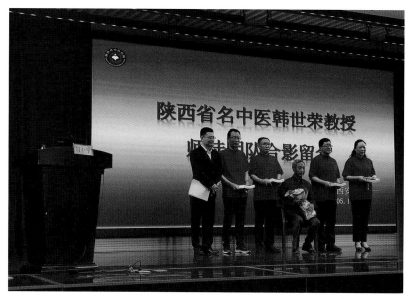

　　2021年韩世荣（左四）收下四名高徒：神木市中医院副主任医师高登雄（左二），安康市渭滨区中医院副主任医师袁玉平（左三），汉中洋县和平医院副主任医师张颖龙（左五），延安大学附属咸阳医院副主任医师陈小艳（左六）

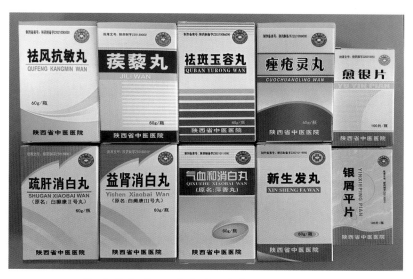

韩世荣领衔研究报批的部分院内制剂

"十四五"时期国家重点出版物出版专项规划项目

陕西省名中医学术经验集

韩世荣名中医学术经验集

陕西新华出版传媒集团
陕西科学技术出版社
Shaanxi Science and Technology Press
西安

◎ 赵连皓 马科党 主编

图书在版编目（CIP）数据

韩世荣名中医学术经验集／赵连皓，马科党主编. — 西安：陕西科学技术出版社，2022.12

（陕西省名中医学术经验集）

ISBN 978 - 7 - 5369 - 8155 - 3

Ⅰ. ①韩… Ⅱ. ①赵… ②马… Ⅲ. ①皮肤病 – 中医临床 – 经验 – 中国 – 现代 Ⅳ. ①R275

中国版本图书馆 CIP 数据核字（2021）第 132277 号

陕西省名中医学术经验集·韩世荣名中医学术经验集

SHAANXI SHENG MINGZHONGYI XUESHU JINGYANJI·HAN SHIRONG MINGZHONGYI XUESHU JINGYANJI

赵连皓　马科党　主编

责任编辑	耿　奕
封面设计	朵云文化

出 版 者	陕西新华出版传媒集团　　陕西科学技术出版社
	西安市曲江新区登高路 1388 号陕西新华出版传媒产业大厦 B 座
	电话(029)81205187　传真(029)81205155　邮编 710061
	http://www.snstp.com
发 行 者	陕西新华出版传媒集团　　陕西科学技术出版社
	电话(029)81205180　81206809
印　　刷	中煤地西安地图制印有限公司
规　　格	720mm×1000mm　16 开本
印　　张	24.5　插页 2
字　　数	316 千字
版　　次	2022 年 12 月第 1 版
	2022 年 12 月第 1 次印刷
书　　号	ISBN 978 - 7 - 5369 - 8155 - 3
定　　价	98.00 元

序 一

《陕西省名中医学术经验集》丛书几经绸缪，即将面世。这是陕西中医界的一桩盛事，也是全省中医药界的骄傲。

陕西是中医药的重要发祥地，素有"秦地无闲草""自古多名医"之美誉。传说中的神农氏和他的族人早先就生活在姜水（今陕西岐水）流域，关中的高天厚土养育了他们，孕育了医学，也推动了《神农本草经》的问世。春秋时期秦国著名医家医缓、医和先后入晋为晋国国君治病，反映了当时秦地医学较其他地区的明显优势。汉代的楼护、韩康，隋唐的孙思邈、王焘，宋代的石泰，明代的王履、武之望以及清代的小儿痘疹专家刘企向等，是陕西中医药的集大成者，为祖国中医药学的进步和发展做出了重要贡献。

中华人民共和国成立后，在毛主席"中国医药学是一个伟大的宝库，应当努力发掘，加以提高"精神的指引下，中医药学进入了日新月异的发展时代，不仅为人民群众提供了方便的中医药诊治途径，也更大幅提升了其理论和技术水平。近年来，习近平总书记对中医药发展做出一系列重要指示，强调"中医药是中华民族的瑰宝，一定要保护好、发掘好、发展好、传承好"，要"遵循中医药发展规律，传承精华，守正创新"。

我省中医药事业在省委省政府的坚强领导下迅速发展，服务体系不断健全、服务能力不断提高，为人民群众"看中医""用中药"提供了更多的途径。

相对于现代医学，中医是很讲究"名医"的，名医绝大多数是德艺双馨的，也是经验丰富的。在临床实践中，"经验"极其关键。在中医领域，几乎所有的经验都是临床积累，或是世代传承而来的。中医药学是必然要向前发展的，新的技术方法也是会不断融合进来的，但中医大约永远都不会离开"经验"。传承精华、守正创新，这是新时代中医药发展的核心与关键。

此前，陕西省中医药管理局曾先后出版过 6 辑《陕西省名老中医经验荟萃》，不仅医生需要，患者也很是欢迎，这些书籍为中医药传承发展起到了重大作用。为进一步挖掘、整理、继承名中医的学术经验，提高全省中医药学术水平，他们开展新一轮《陕西省名中医学术经验集》丛书的编纂工作，这其中既有郭诚杰、杨震等国医大师，又有姚树锦、仝俐功等一批陕西省名老中医，涉及中医内科、外科、针灸等多个专业，覆盖面广，专业水平高。希望通过《陕西省名中医学术经验集》丛书将名老中医的经验传承下去，并为年轻的中医人提高医术提供更多的机缘。更重要的是，通过这种代代相传的模式来不断延续中医的"经验"，必将为中医药学术理论的研究打开新的思路，使中医药学在发展中不断地提升，并造福于万万千千的群众。

《陕西省名中医学术经验集》丛书编委会

2022 年 6 月

序 二

看到世荣兄刚刚杀青的《韩世荣名中医学术经验集》书稿，心中颇不平静。无论中、西医院，皮肤科一般被认为是小科。《吕氏春秋·直谏》用"疥癣之疾"来比喻无关紧要的不利因素，可见古今人心趋同。实际上，皮肤病是一类严重影响身心健康的疾病，不但会给身体带来不适，更会带来心理压力。由于种种原因，初入医林的年轻医生自愿选择到皮肤科工作的人不多，能主动选择、终身执着于一业并在此领域做出优异成绩的人，更是少之又少，而世荣兄是其中一位佼佼者。

世荣兄是陕西洋县人，那里山明水秀，风光旖旎，但因基础条件差，群众生活比较艰苦。世荣兄少年时因皮肤小恙而对医学产生兴趣，青年时被安排在公社卫生院工作，增长了知识，也积累了一些经验。1979 年大学毕业后，被分配到陕西省中医药研究院附属医院工作。在大家争相选择大科室的氛围中，世荣兄主动选择了当时只有两三名医生的皮肤科，从此开始了他数十年艰难、坚定而卓有成就的专业之路。世荣兄长期担任皮肤科主任，除勤于诊务、关爱患者外，还勤于钻研，先后发表学术论文 80 余篇，主编参编专业著作 20 余部，承担各级科研课题 6 项，还获得了省级科研奖和国家发明专利。陕西省中医医院皮肤科从小到大，从弱到强，从默默无闻的小科发展成为国家临床重点专科和国家中医药管理局重点学科到现在成为陕西省中医医院皮肤病院，而且人才济济，声名远播，与科室同仁的共同努力有关，更与世荣兄数十年的坚定执着有关。被称为"大儒"的宋代陕人张载曾说"贫贱忧戚，庸玉汝于成也"，我想，将这句曾经激励过无数仁人志士的名言用于世荣兄，无疑是恰当的。今天，世荣兄已经退休数年，但他仍然关心医院和我省中医皮肤科学科的发展，除了上门诊外，还常组织、参加各类学术活动，尤其关注对年轻医师的培养和带教。所谓"雏凤清于老凤声"，既是世荣兄的期望，更是他的胸怀。

我在陕西省中医医院工作多年，接触的医生很多，世荣兄是尤为熟悉的一位。早期或因为是校友的关系，稍后则主要被他对专业工作的执着所感动。因此，凡皮肤科建设发展之事，我都尽可能地予以支持，确实一时难以落实的，也与他交流到位，一有条件尽快落实。我的工作岗位变动后，虽然见面机会少了，但对世荣兄的工作还是很关注的。每得知他或科室的发展进步，总有一种欣慰感。遇到会议等，常找机会和他聊一聊相关的事，虽然多年过往，他那种积极、刻苦、认真的精神却一如往昔，不能不令人感动。我曾粗读过由中国医药科技出版社出版的《当代中医皮肤科临床家丛书·韩世荣》第二辑，感到很有价值，但或是因为体例所限，全面性与系统性略有不足，不免令人有所遗憾。而《韩世荣名中医学术经验集》书稿甫成，较前书除有拾遗补阙之功外，更注重经验与心得。二书合璧，非但世荣兄欣然，于后学启迪亦必更加深广，我省中医皮肤科的学术进步也一定会由此而获益。

是为序。

刘少明

原陕西省卫生厅厅长
原陕西省中医院院长
陕西省医学会会长
2021.12

前　言

　　韩世荣主任医师是陕西省名中医，当代著名中医皮肤科临床家，原陕西省中医医院皮肤科主任（现为名誉主任），二级主任医师，原九三学社陕西省委委员。他济世仁心立于孩提，活人妙术源于师传。激情岁月响应伟大领袖号召，赤脚行医名闻乡里，其后步入陕西中医学院深造，研读医书经年不辍，以新知益旧学，1979 年毕业后一直在陕西省中医医院皮肤科工作至今。

　　从 20 世纪 80 年代陕西省中医研究院附属医院皮肤科初创至此，韩老师矢志不移，力除万难，在这里默默奉献，点滴积累，聚沙成塔，使一个只管皮毛之疾、名不见经传的二人小科，一跃成为陕西省中医医院一个举足轻重、有口皆碑的重点科室。现在的陕西省中医医院皮肤病院，早已是一支高素质的医、教、研集体团队，在陕西乃至西北地区皆是龙头专业科室，韩老师在此殚智竭力，倾其半生心血和汗水。

　　在 50 多年的临床生涯中，他学宗内经、仲景并博采历代诸家，常能"发皇古义，融会新知"，博采众家之长而无门户之见，精于临床而著作半身。致力于后继人才的培养，是我院我科一代宗师。几十年来，投师于韩老师门下、伺诊其畔的各地进修医师及中医院校学生，观韩老师之临证，揣其立方之机巧，大开眼界，对他用药治病的疗效也是赞不绝口。

　　我等与韩老师一起工作、朝夕相处近 20 年，有幸从师韩老师并成为陕西省名老中医学术传承人。在多年跟师随诊过程中，我们不仅服膺于韩老师精湛的医术，渊博的知识；对韩老师高尚的医德及其待患者的仁心仁爱更是钦敬之忱。在跟师临诊过程中，收集并整理了韩老师的部分临床经验与医案，蒙韩老师信任并委以重任，由我辈负责整理、编撰成书。本书分为五部分，即成才之路、学术主张、临床经验、典型医案、师徒对话。因吾辈跟师时短，才疏学浅，加之时间仓促，难以深刻领会、全面表述恩师学术之精要，但身为弟子，能搜集整理、学习领悟师之临床经验，"诲"智者之乐事也！

编写本书既是难事，也是幸事。难在恩师之术博大精深，我等苦心孤诣以求探索其精蕴之所在；幸在其乃造福患者、惠及后代之事，虽苦，但我等乐此不疲，孜孜不倦，夜以继日，不懈努力，终如期完成。本书系韩老师学术主张、临床经验之集成，是一本荟萃心得精华、深入浅出、切合实用的书典。

本书虽弗能反映韩老师临床经验之全貌，但希冀能给皮肤科同仁一些启迪。这也正是我们所期望的。

在编写过程中，承蒙韩世荣老师及闫小宁主任亲自指导并审定书稿，我院各位领导大力支持，特此致谢。在即将出版之际，原陕西省卫生厅厅长刘少明百忙之中拨冗为本书赐序，谨致谢忱。同时感谢陕西省中医药管理局及丛书总主编、编写组同仁。

由于水平有限，纰漏、谬误之处自不能免，还望医界同仁海涵并不吝呈正。

赵连皓　马科党

己亥年季夏于古城长安

目　录

第一章 成才之路

　　韩世荣，男，1952 年 4 月出生于陕西省洋县。1994—2013 年任陕西省中医医院皮肤科主任。现为陕西省中医医院皮肤科名誉主任，二级主任医师；陕西中西医结合学会理事；陕西中医药科技开发研究会常务理事；陕西中医药科技开发研究会名医传承专业委员会主任委员；2021 年 4 月被推选为中国民族卫生协会皮肤学科分会副主任委员。曾兼任九三学社陕西省委委员；世界中医药学会联合会皮肤科分会第二届常务理事；中华中医药学会皮肤科分会常务委员；中国中西医结合学会皮肤性病专业委员会委员；陕西中医药科技开发研究会皮肤科分会主任委员；陕西中西医结合皮肤科学会副主任委员；陕西中西医结合变态反应学会副主任委员；陕西省保健协会皮肤与美容分会副主任委员；中华皮肤科学会陕西分会常务委员；陕西省医学会美学美容分会委员；陕西省中西医结合学会治未病分会委员；连续 10 年担任陕西省高级职称评委会外科组评委；陕西省第四批和第五批中医药专家师带徒指导老师；2011 年被评选为中国孙思邈大医精诚医德奖；2012 年获得陕西省名中医称号；享受陕西省三秦人才津贴。多次担任陕西中医学院中医外科硕士研究生毕业论文答辩委员会主任委员，《中国医学文摘·皮肤科学》《中国皮肤性病学杂志》《中华实用医学》《陕西中医》杂志等期刊编委。2014 年中华中医药学会皮肤分会组织编写《当代中医皮肤科临床家丛书》（第二辑），韩世荣成为西北地区唯一入选该丛书者。该书已于 2015 年由中国医药科技出版社出版发行。

　　韩世荣自 1970 年起从事医疗工作，1979 年毕业于陕西中医学院医疗系。先后在省卫生厅举办的中医"四大经典"学习班、皮肤性病提高班及高级激光美容与性病班深造。擅长治疗银屑病、硬皮病、白癜风、黄褐斑、荨麻疹、紫癜、神经性皮炎、扁平苔藓、皮肤淀粉样变、带状疱疹等皮肤疑难顽症。发表医学论文 80 余篇，主编、参编大型医学专著 26 部，承担科研课题 4 项，获得中华中医药学会学术著作三等奖 2 项；先后获得省级优秀论文奖 10 项，美国人体科学研究院优秀论文奖 1 项，陕西省科学技术二等奖 1 项。

一、因病习医，初涉岐黄

　　韩老师出生于陕西省汉中市洋县良心乡尚山村（现合并至桑溪镇临江村）。因当时生活条件困难，造成他先天不足、后天失养的羸弱之躯，多亏家族中通晓岐黄之术且名闻遐迩的韩应春老医生多次看承救治，身体才渐有好转。从那时起，韩世荣幼小的心灵便敬畏针灸疗疾之神奇，树皮草根之极令人不可思议。父亲期冀他长大后也能成为一名大夫，以医为生，好好为乡里人治病造福。韩世荣没有辜负父母的期望和心中的信仰，他脚踏实地，笃定前行，认真钻研医学书籍，走过来的每一步都没有白费；他的大脑好似一台"计算机"，很多传统医学经典条文皆在他的存储空间里。为了做到这一点，他花费了几十年的时间和心力。

　　1962 年，他突患严重的皮肤病，全身糜烂，剧烈瘙痒，几乎体无完肤。母亲背着他四处求医，均无效用，无奈之下来到数十里之外、韩应春弟子高有哲（韩世荣后来的启蒙老师）医生所在的卫生所求医。高有哲医生先后跟随当地 3 位名医学习，掌握了很多治病的秘籍秘术，有一套独门绝活，后来又到汉中卫校进修深造过 2 年，毕业后被分配到离县城最远的一家卫生所当所长，医术闻名十里八乡。高医生先对韩世荣的病状做了详细检查，又问了发病时的具体情况及治疗经过，最后作出肯定诊断："漆疮。"是由于接触了漆树或油漆制品造成的，现代医学称为接触性皮炎合并感染。在高医生的悉心医治下，3 个月后，韩世荣痊愈。高医生说这种病可以根治，并告诉他预防复发的 2 种办法：一是在春天采摘一些漆树嫩芽炒菜佐饭食之；二是在秋天采摘一些漆树籽榨油炒菜佐饭，坚持数月后就不怕漆了。这种看似简单的方法，包含着很深的医学原理，用现代医学理论解释就是脱敏疗法。这个方法很奏效，后来韩世荣还将此法介绍给很多对漆过敏的患者。

因为 50 年前的那场皮肤病，韩世荣在与药罐子相伴的许多个日子里，又一次对中医药产生了浓厚兴趣，并立志从医行医。中学毕业后他拜高有哲为师习医。开弓哪有回头箭，这一拜就决定了他毕生的方向。

二、筚路蓝缕，师恩难忘

1968 年 11 月，高师父被调到洋县桑溪镇卫生院工作，并兼任院长，韩世荣随师父来到桑溪镇卫生院干起了学徒工（也就是中医的启蒙教育）。

韩世荣一边为老师抄药方，一边抽空帮助调剂配药，有时还要为病人打针。在杂务较少的情况下，他便带上医书去河边高声朗读、背诵。初读那些四言或七言歌诀医书时，师父说："为了方便记忆，晨起要早，找个清静处，以唱歌般念出韵味来，背诵起来得心应手，晚上入睡之前及早晨醒来之后各默念一遍。当天所诵内容就全铭刻在脑海中了。"果然，按照师父说的法门背诵效率大大提高，易记且记得牢固，50 年后，他每每想起当年的一幕幕情景，常情不自禁、自豪地闭着眼睛背起来。当年的深厚积淀成了他日后对付皮肤顽疾的制胜法宝。少年的记忆终生难忘，从《四言药性》《汤头歌诀》《濒湖脉学》《黄帝内经》，到《褚氏遗书》等，中医学的博大精深使他难以忘怀，先辈们千百年来与疾病作斗争的实践总结，过去是、现在是、今后仍将是他服务患者取之不尽、用之不竭的源泉。他自己默念经典条文，是加深印记，温故而知新；而他对着学生背诵，是要激励后学，要他们利用传统瑰宝，攻克顽疾，开辟医学新领域。

当时卫生院年龄最大、经验最丰富的一位医生叫黄居安，已年过古稀，找他看病的人摩肩接踵。当地山路崎岖，出于安全考虑，每次出诊下乡时，领导都安排韩世荣随诊，韩世荣便经常帮忙抄写处方。黄老师用药崇尚温热，每帖方子几乎都有生附子，少则六钱，多则数两，虽然每次只给患者开一两剂药，但效果出奇。耳濡目染，日复一日，韩世荣对黄老师的每一张方子熟记于心，日后变为自己的心得，在临床上给病人诊治时，因人而异，在原方基础上稍事增减即是一张全新的方子。为硬皮病患者使用的温阳通痹汤，得益于当年黄老师使用附子的启发。在他的印记中，黄老师是汉中地区"火神派"的代表。

当年，早饭后有时随着师父出诊下乡，一边看病，一边在路旁采药。药的种类繁多，常用的有 100 多种，其性味归经、功能主治早已了然于胸。随着标本收集的数量越来越多，他的知识积累也越来越丰富（那时的学医笔记现在仍保留着，是竖写的，一点一画工工整整，由于年代久远，纸张早已泛黄）。后来，韩世荣跟随师父去秦岭采药、认药，这也是韩世荣最期待的时刻，因为他已经能像说顺口溜一样背诵出其中一些药材的性味功效。在给老百姓治疗疾病时使用的方法常常看起来很简单，却能取得意想不到的效果。那时在经济落后的农村，人们最喜欢大病小病都靠土单验方来治，因为它管用又省钱。1971 年，韩世荣遇到一位胃溃疡患者，六月天还穿着羊皮褂，他判断是寒证，寒者温之，便给开了 3 剂附子理中汤。3d 后，患者胃疼依旧。他遂改用十香丸，又开 3 剂，仍然无效。万不得已，跑去向高师父求教。高师父给出一方：附子 10g，高良姜 10g，香附 10g，炙甘草 5g，酒川军 6g。病人服此方后很快便治愈了。高师父的方子妙在最后一味药，患者寒热夹杂，阴阳格拒，热药的力量达不到病变部位，而酒大黄起到了桥梁的作用。至今，他对老师的方子还铭记在心。中医有些东西，当时不明白，长期实践后便如醍醐灌顶，用心体悟，便是真知。所有这些悟到的"零金碎玉"，都被他工工整整地抄在了小本子上。就这样年复一年，日复一日，韩世荣白天抄方、配药、煎药，晚上整理白天工作时的心得，之后将字典取出一个字一个字对照着啃读古书。晚上怕影响师父休息，就仔细地把煤油灯围起来，就着如豆般微弱的灯光续读至深夜。经过刻苦学习，中医4部经典全都烂熟于心，应用起经方来得心应手，为日后行医济世奠定了坚实的基础。

药材的修合不是一件简单的事情，韩世荣在师父的指导下对药材进行切片、分拣、晾晒、炒制等细加工。干这些活是很苦的，比如在灶前炒药时常被烟熏得眼泪直流，但依然得小心看着火候，并且要用铲子不停地翻搅。有时师父们还会在一旁提问，脑子里、手头上一点都不敢怠慢。手上烫出泡是常有的事。师父加工炮制中药饮片及膏丹丸散，他用心观察，不漏过每一个细节，多实践、勤求教，手艺飞速提高，受到师父们的夸奖。古训规范的不仅仅是人的行为，更加规范了人心和道德。耳濡目染数载，中医千百年来的医德规范自律理念，深深地印在韩世荣的心里。3年后，因家乡成立合作医疗站，他归乡当了赤脚医生。

三、采药虽言苦，乐亦在其中

1971年冬天，他回到家乡担任赤脚医生，从那时起，便在两间破烂的民房里安营扎寨，筹备建立"尚山合作医疗站"。为了方便工作，他吃、住都在医疗站，不分昼夜晴雨，病人随叫随到，一干就是6年。全队800多人的医疗全部免费，经费来源于自己栽种的药材与上山采的药。韩世荣和几位药农奔波在太白山、秦岭一带，采回来的药材品种有40多种，如石斛、黄精、麻黄、木贼、天麻、桔梗、太白米、桃儿七、手掌参、苦参、淫羊藿、党参、何首乌、铁牛七等；自己栽种的药材有白芷、丹皮、荆芥、玄参、生地、连翘、柴胡、白术、红花、桔梗、苦参、天麻、紫苏、薏苡仁等。他们将所有药材进行分类，留下够用1年的，将剩余的变卖成现，作为部分医疗经费的积累。

韩世荣每年要随着草医（药）师傅去秦巴大山采药。有一次去太白山的二郎坝，见到了大片大片的透骨消、接骨丹、重楼（又名灯台七）。听草医师傅说，去得太早了，灯台七还没有果实，等灯台七结果子的时候，一颗颗红艳欲滴的籽实，好像火苗一般在灯台上燃烧。这是它传播种子的方式，可也正是因为这灯台七太过张扬，今已属濒危物种。

在荒山野岭采药时最怕的是蛇类、蚂蟥及蜱虫类，在山里与蛇角逐是常态。虫子看似小却十分厉害，人在秦岭山区低洼潮湿的环境中，极易遭到虫子的袭扰。一次高师傅鞋上有好几个蚂蟥，待慢慢去掉提起裤角时，发现腿上的血已经凝结成块，他说蚂蟥是很好的溶血药，能治疗他的下肢静脉曲张。大家正准备返回时，张师傅在颈部摸到了一只蜱虫正在吸血，高师傅说用烟头烫一下蜱虫的屁股，它就会自动出来，可还没等烫，张师傅就自己抓住蜱虫屁股用力一拔，结果把蜱虫的身子拔断了，头和倒钩留在里边。几天后，蜱虫的头在外面还隐约可见，而且伤口周围红肿起来，他这才去佛坪县医院看医生。医生说，蜱虫很危险，会传染森林脑炎等很多种疾病，并给他做了清创手术才得以痊愈。

四、重视学习提高，解决疑难问题

韩世荣以前跟高师父学医时得到不少土单验方，能够起到一定的防病治病作用。如得了麦粒肿就在耳尖放血，头痛针刺合谷，高血压病针刺太冲，妇女痛经针刺三阴交，恶心呕吐针刺内关，疾病很快就会缓解或痊愈；若见痈、疖、疔、疮、丹毒之类，就上山采一些新鲜十大功劳叶、蒲公英之类，洗净捣泥后厚厚地敷在患处。他记得曾经治疗过一位30多岁的妇女，因痛经彻夜不眠来求诊，给她在归来穴和三阴交穴上扎针，没几分钟，疼痛就已减半。留针20min后，发现患者已经睡着了。1972年的夏天，细菌性痢疾流行，他根据师父的经验，以葛根芩连汤为主，加上地榆炭、苍术、白术与左金丸合方运用，效果非常好。他就是用一根针、一把草，就地取材，不用花钱的方法解决农村常见疾病。在此期间他还学会了各种注射、皮试、简单缝合、静脉输液等。为了掌握当地农村发病的疾病谱，他对全大队 800 多人所患疾病逐人登记造册，做到一目了然，防治结合。这是当年农村"合作医疗"防治结合最成功的经验。

20 世纪 70 年代，毛主席指示，要把大医院技术最好的医生派遣到基层人民最需要的地方，金水小镇来了十多位西安的医学专家，很快成立了金水地段医院，承担起 2 大任务：第一，金水周围 10 个公社的疑难大病、手术很快得到了解决；第二，负责培训提高这 10 个公社的所有赤脚医生。韩世荣很幸运地在那里提高了 3 次。1983 年以后这些老师先后回了西安，韩世荣在陕西省中医医院工作后还一一登门造访。

通过学习，韩世荣自感有所精进。记得有一位张姓患者，年近不惑，发热、胸痛、咳嗽，吐脓痰，卧床不起旬日，众医轮换调治，收效甚微。韩世荣看后，用 3 种办法鉴别患者是否患了"肺脓疡"：一是将吐的痰用瓶盛起来，观察有无沉渣；二是用竹棍夹鉴别脓、痰；三是嚼生黄豆有无豆味。据此结合症状初步判断是患了肺脓疡，建议送去医院手术，患者最终切除了一侧肺脏，生命又延长了 10 年。另一位梁姓患者，已是知天命之年，背痛、咳嗽、消瘦多日，韩世荣发现他锁骨上淋巴结增大，双手杵状指，建议他去拍片，结果确诊是肺部新生物，转到西安交大一附院放疗后又存活了 3 年。1974 年春，几个大队发生了麻疹大流行，由于用药及时、处置得当，无一例死亡，实现了"小病不出村，大病及时转"的目标。并且在疾病防疫等方面作出了成绩，成为全县赤脚医生学习的榜样，县广播站多次广播他们成功的经验和事迹，全面推广。也是由于这些成绩，1976 年，韩世荣被选送至陕西中医学院（中医临床专业）深造。

五、学府深造，继承传统

他担任赤脚医生悬壶乡里多年，积累了一些常见病的治疗经验，为后来几十年的临床奠定了坚实的实践基础。抱着求知若渴的愿望，带着许多临床中悬而未解的疑难问题，1976 年韩世荣跨进陕西中医药大学（原中医学院）这所全省最高的中医高等学府深造，入校时间不长就担任了组长及学习委员。由于刻苦钻研，勤奋好学，博闻强记，每门功课考试都在前一两名，年年被评为三好学生、优秀团员，毕业后凭着优异的成绩被分配至陕西中医医院（原陕西省中医药研究所）皮肤科工作至今。

厚积薄发，韩世荣深谙此理。为了进一步增加知识积累，扩大知识面，他 1982 年参加陕西省中医皮肤病学习班 1 年；1984 年参加陕西省卫生厅举办的"四大经典"学习班，之后还参加了高级激光美容与性病学习班。在有限的学期内，他如饥似渴地读书，认真做笔记，刻苦钻研，深得老师赞许。不论是黄帝内经，还是难经，抑或是伤寒杂病论、神农本草经等课程，学习时不放过任何疑难。利用课余间歇，他自学完经典以外的科目，还认真阅读了《诸病源候论》《外科正宗》等书，以及宋元明清时期的各家学说、医论医案医话和方书、专科专著，对《温病学》和《医学衷中参西录》等著作更是爱不释手。遨游学海，他慨叹人生有涯，只有不断充实才能无愧于先贤。几十年过去了，他对当年的陕西中医大家仍记忆如昨，专家们独特的授课风格让他有全新的感受，其人格魅力让他感到高山仰止。他清晰地记得，讲课的老师除了陕西中医学院的傅贞亮教授、张学文教授、杜雨茂教授外，还有北京中医研究院的方药中教授、成都中医学院的王廷富教授、南京中医学院的沈凤阁教授、北京中医学院的程士德教授等中医名家。来自祖国各地不同中医高等学府的老师们都强调，学习研究医学经典要厚古不薄今，师古不泥古，再结合现代医学成果实现创新。清代刘奎谓，"无岐黄而根底不植，无仲景而法方不立，无诸名家而千病万端药证不备"。所以今天学习经方，旨在弘扬古代医学精华，临证通变，提高临床疗效，是当代医家的重要使命。通过四大经典的系统学习，他有了坚实的医学根底，也深刻体会到，涉山必历层磴，登屋必藉高梯。

欲明古人经典之旨，要读后人之说，即"非博不能通，非通不能精，非精不能专，必精而专，始能由博返约"。因此，医者临证或崇尚经方，或博采时方，均须读仲景之书而察其理，辨后世之方而明其用，潜心钻研，广验于临床。力求立方各有其旨，用方必求其药。正如吴仪洛所云："夫医家之要，莫先于明理，其次则在辨证，其次则在用药。理不明，证于何辨，证不辨，药于何用？"故而或经方、或时方的应用，均重在辨证明理。

六、虚心求教，学有所承

在陕西省中医研究院附属医院工作以后，韩世荣又先后跟随刘树德、成振江、徐汉卿、董永丰等陕西中西医界名家老前辈学习，对各家之长兼收并蓄，并踊跃承担起抢救陕西名老中医成振江、董永丰学术经验的工作。

参加工作之初，正值百废待兴的年代，中医医院各个处室、临床研究机构求才若渴，他选择初成立不久且不太引人注目的皮肤小科，是因为看中了皮肤科几位老师渊博的理论知识和丰富的临床经验。跟随皮肤界泰斗，西北"三刘"之一的刘树德教授学习现代皮肤性病科知识，跟随成振江名老中医学习传统医学皮肤疮疡知识，因孜孜以求，工作认真大胆，诊疗严谨，不拘一格，业绩突出，不久被批准为国家中医管理局名老中医第二批学术继承人，全盘继承了董永丰老师的学术思想及临床经验，并将其整理成文字发表在有关杂志上。他学不止步，求知若渴，工作之余带着问题领着病人求教于西安交通大学第二附属医院的刘辅仁、徐汉卿、王俊民、李伯埙等西医皮肤科名家，转益多师，系统学习现代医学皮肤病理论，从接诊识病到病理药理直至现代免疫学、解剖学，无不涉猎。其中，徐汉卿教授的谆谆教诲"要想当一名优秀的皮肤科医生，其一，要经常跟着老师多看病人，在辨认皮疹上下功夫，诊断才能准确，否则，差之毫厘，失之千里，大夫的失误造成的是患者的不尽痛苦，古人讲'脏腑如能语，医师色如土'，这句话是深刻的警示，也是勉励；其二，祖国医学宝库中有关皮肤病的记载极为丰富，要认真去读、去记，要把重要章节背下来，中医药对皮肤病有着独特的疗效"时常萦绕耳际，早已成为他的座右铭，影响并激勉着他。

20世纪80年代初，韩世荣多次参加皮肤病学习班及皮肤美容与性病学习班，通过反复学习，不仅是对旧知的巩固，更接触到现代医学的新手段、新疗法。知识的更迭和更新，不仅丰富充实了他自己，更为无数皮肤病患者带来了福音。

医者，仁心仁术也。在半个世纪的从医生涯中，他将所有心血和热忱都投入对皮肤疾病的研究治疗中。他受益于恩师刘树德、成振江和董永丰老师中医综合辨证思路和治疗方法，将之整合，全面结合中医治证和西医治病的特色和优势，详细研究慢性皮肤病发展过程中证候的发生、演变及其规律性和致病机理的关系，在熟悉证候演变规律的基础上有的放矢。他对大量病例进行了中医证候学的研究，发现一些慢性皮肤病的常见证候基本上属于以下5种证型：脾肾阳虚证（如硬皮病、慢性荨麻疹、顽固性银屑病、天疱疮、末梢血管病、冻疮）；肝郁气滞证（神经性皮炎、脱发、黄褐斑、月经前后发作或加重的皮肤病）；血虚风燥证（瘙痒症、鱼鳞病）；脾虚证（湿疹、天疱疮、皮肌炎、荨麻疹）；血瘀证（扁平苔藓、皮肤赘生物）。要确认到底属于何证，除按传统方法应用望、闻、问、切四诊，搜集皮肤损害的具体情况，舌苔、脉象等证据之外，还要注重宏观辨证和微观辨病相结合。在诊断存疑时结合生化检查、皮肤组织病理学检查等进行确诊，使辨证宏观和微观、客观化和量化相结合，使可能导致病情加重的危险因素、判断预后等都纳入中医证候之中，更利于认识病和证的本质。他主张辨证治病的同时，结合现代医学病理检查的微观辨证，让中医的四诊延伸，决不姑息无症可辨的"伏邪"。如对于银屑病之类的慢性病，治疗后虽然临床"痊愈"，但只是表面缓解，本质上还没有痊愈，"伏邪"仍在，还需要继续用药加以巩固。

七、功崇惟志，业广惟勤

皮肤病临床中，常有许多属于顽症痼疾、治疗较为棘手的病种，韩世荣在临床实践中，继承了成振江、董永丰等老师们的宝贵经验，结合自己的实践体会，创制出许多行之有效的皮肤病新药，多数已取得批准文号。如治疗脱发的"新生发丸""生发水"，治疗银屑病的"银屑平""愈银片""牛皮癣软膏"，治疗白癜风的"白癜康2号""白癜康3号""萍香丸""白斑擦剂"，治疗痤疮的"痤疮灵丸"，治疗过敏性皮肤病的"祛风抗敏丸"，治疗硬皮病的"软皮热敷散""软皮丸""软皮膏"，治疗手足癣和湿疹等病的"溻洗散"，治疗神经性皮炎的"蒺藜丸"，治疗黄褐斑的"祛斑玉容丸"，治疗扁平疣的"三合祛疣汤"，治疗疤痕疙瘩的"疤痕软坚散"等，全部为纯中药制剂，没有毒副作用，使用安全可靠，已在临床应用多年，经过大量患者反复验证，具有可重复性，深受患者的欢迎和信赖。

八、德艺双馨，佛心济世

"德不近佛者不可以为医，才不近仙者不可以为医。"韩世荣是中医皮肤科临床大家，他医术高明，虚怀若谷。在大学求学阶段，他最喜欢的医家是唐代的孙思邈，他研究孙氏的多篇文章见于《孙思邈千金方研究》等书籍，孙氏著作中的名篇《大医精诚》他至今可以闭目成诵。他认为该篇佳作内涵丰富，比古希腊的《希波克拉底誓言》或世界医学会制订的医学《日内瓦宣言》更能体现医德的全部精髓，重要的是他把"大医精诚"落实在临床诊病的全过程，给科室新来的年轻人上的第一课就是医德教育，核心内容是孙思邈的《大医精诚》。诊治疾病，不论亲疏，都一视同仁。韩世荣出身农家，深知劳苦大众的疾苦，对于病人同情体贴，耐心诊察，缜密分析，处方用药的原则是"简、便、廉、验"。遇有患者不远千里来诊病，药资不够时，他解囊相助，为患者解燃眉之急。"桃李不言，下自成蹊。"他的医术医德得到广大患者及医院领导和同事的交口称赞，找他看病的患者遍及全国各地乃至海外。有的患者因各种原因不能前来诊治，他就利用现代化的通信工具为其发去方药或医嘱。为方便外地或不便来院就诊的患者，他在"好大夫在线"和"寻医问药网"开通了网上诊病咨询，把自己的手机号留给每位患者便于他们求助或询问，耐心为求助者答疑解惑。"细心周到，体贴入微，和缓再世，杏林春暖"，这四句颂语是多位患者在送给他的锦旗上留下的心语。

在门诊上班，有一些慢性病的疗程比较长，需要坚持治疗，而治疗的有些药物是韩世荣自己研究制成的院内制剂，例如新生发丸、银屑平、愈银片、软皮热敷散等，一次不能带的太多，外面的医院和药店又买不到，这些药的价格都很便宜，常是路费比药费还高。病人的需求与困难他看在眼里，急在心里，为了方便患者，他把自己的联系方式全部留给病人，方便病人邮寄药品时联系；他的手机号也成了大家免费的"健康热线"。他先后多次为我国宁夏、山东、深圳、新疆、沈阳、四川、湖北、云南及越南、美国、日本等地区和国家的患者邮寄药品，每次都亲力亲为，保证用最快的速度和最低的邮费办理，使病人能够按时用上药还不多花费。

15年前，河南某地一位8岁男性患者，从左胸部至左上肢到手指，临床表现为皮肤带状萎缩变硬，色素减退呈蜡样光泽，肌肉萎缩，患肢与健肢相比较粗细竟差一半。某院诊断为带状硬皮病，建议截肢，患儿经人推荐找到韩世荣大夫要求保守治疗。他给予患者内服温补脾肾的中药，外用软皮热敷散局部热敷，坚持治疗了3年，使病情得到控制并逐渐恢复正常。这位患者因病而发奋习医，目前在西安某三甲医院从事医疗工作。

韩世荣常言，医生决不能有半点马虎与轻率，慨叹于现时"庸医杀人不用刀""不伤于病，而伤于药者"的医弊，特别是对目前的医疗广告夸大其词、诬骗患者的种种不良行为深恶痛绝。他认为，作为一名医者，要时时刻刻为患者着想，不能把经济效益放在首位，为患者解除病痛才是最重要的。他诊病时总是详询病情，按脉察色，准确辨证，严谨处方，详尽医嘱，态度谦和，决不敷衍应付。

多年来，韩世荣每年都要参加由省卫生厅或院内组织的巡回医疗或大型义诊活动，深入基层和偏远山区农村，为众多患者解除病痛，送医送药下乡。这样的活动没有任何报酬，他无怨无悔，甘之如饴。单位组织的下乡义诊活动，他次次一马当先，坚持了40余年，没有一次落下。记得1988年单位组织5名医生下乡去陕北府谷县义诊，要从山西转道而行，车行至山西大同的"阳方口"站时，因前方滑坡无法通行，又不能继续等待，遂步行数十千米才搭上车赶到目的地。腿走困了，脚磨破了，他毫无怨言。

2013年8月，韩世荣不慎摔伤腿部，停诊3个星期，有一些外省来找他治疗的患者，打听到他的住处，追到家里求治。当他病愈复诊时，病人们奔走相告，许多病人满怀深情地说："韩教授，您一定要保重好身体！只有您健康，我们才能健康安心地生活啊！"他用自己精湛的医术、高尚的医德和虔诚的敬业精神感动和激励着周围的人，在病人心中树起一座丰碑。他的学生兼同事马科党深有感触地说："韩教授治病不是依靠什么'秘方'，凭的是他那一颗全心全意为病人服务的赤诚之心。"

同为韩世荣学生的赵连皓医师说："韩老师的身教是无言的，丝毫不做作。我跟随韩老师十多年来，不仅学到了医术，更是从老师身上感受到了崇高的医德医风，朴实的治学风格和严谨的工作作风。"

他常说医生是利用技术在为病人服务，而服务工作是一门科学，又是一门艺术，要想做好服务工作，就要给患者留下美好的印象，建立良好的医患关系。听说西安有家火锅店名叫"海底捞"，服务特别好，他们的一流服务赢得了西安市民的信赖，他便先去考察了一下，果如其言。为了全科人员的服务更进一步，他带着全科同志去"享受"了一番。在回家的路上，大家感觉在"海底捞"

不仅大饱了口福，也充分感受到了满意的服务：一声声问候在耳边回荡；一个个微笑在眼前浮动；一杯杯酸梅汤，滋润人的心灵；一沓沓雪白的毛巾，擦去心中的烦闷；一块块干净的眼镜布，擦亮心灵的窗户。微笑服务可树立品牌，感动服务可产生效益，优质服务可赢得顾客。这就是韩世荣的管理模式。凭着一流的管理，建立良好的人际关系、医患关系，他将人心凝聚在了一起，一个团结的、充满活力朝气蓬勃的皮肤科团队让院内外人士刮目相看。10 多年来，他带领大家把一个原在医院规模最小、当时只有 2 名医生的科室发展成为医院的招牌科室，经过评比验收，被批准确定为中医临床专业国家重点专科。

作为陕西省中医皮肤界的一张王牌，韩世荣退休后多次拒绝了其他医疗机构高薪坐诊的邀请，而在医院的门诊和病房间奔波。他对科室的同志们说："治愈顽固的皮肤病，一个医生的能力固然是重要的，但是一个团队的能力更重要。我们这个团队花了 30 多年的时间，倾注了几代人的心血，如果我离开了这么多的同事，去外面的单位只为多挣几个钱，那真是得不偿失。"他要和同事们共同继续努力，去探索、研究如何提高治疗顽固性皮肤病的方法与方药，使更多的皮肤病人能够得到更好的治疗。

如今退休了，医院特聘他为皮肤科名誉主任，承担医院对外的特诊工作。他仍一如既往，坚持门诊。由于找他就诊的患者太多，不得不限号，但为了远道而来的外省市病人，他又常常不断地加号，使得原本半天的门诊时间有时几乎长达 1d。对许多重病住院的患者，韩教授也常常挂念在心，工作再忙再累，也要抽出时间去病房看看，耐心开导病人，为其量身制订诊疗方案。有时候自己身体有病，可是一见到病人，就把一切痛苦或不适全都抛之脑后了。

他对事业执着追求，对工作一丝不苟，思维敏捷，知识渊博，勤奋好学，辛勤耕耘，以中医人特有的高尚风范，将丹心融汇在救死扶伤的点滴工作之中，在平凡的岗位上走出了一条不平凡的人生之路。

九、春风化雨，师徒传薪

韩世荣是陕西省中医医院皮肤病院的创始人之一，也是第四批和第五批名老中医药专家学术经验继承指导老师，继承人有赵连皓、马科党、李美红、李宁等。20 世纪 80 年代末至今以师承方式先后带的学生有申树林、陈小艳、马学智、孙庄志、刘燕奎、李毅军、崔静、李蒙、周华伟、张颖龙、袁玉平、高登雄、邵伟、陈安美、周望、郭岳峰、薛志、贾旭亮、郝元朝等。赵连皓已晋升为主任医师兼科室副主任；李宁兼任西安市灞桥区医院皮肤及中医科主任；马科党、李美红、李宁都晋升为副主任医师，成为科室的骨干力量，李美红还拿到了天津中医药大学博士学位证书；申树林取得西安交通大学医学院博士学位证书，现就职于广西医科大学附属医院；陈小艳为延安大学附属咸阳医院皮肤科副主任医师，任科主任；张颖龙为洋县和平医院副主任医师兼任院长；袁玉平为安康市汉滨区中医医院皮肤科副主任医师，兼科主任；高登雄为陕西省神木市中医医院皮肤科副主任医师兼科主任；邵伟为陕西省临潼区中医医院皮肤科主任。目前还有 3 位学生尚在学习期内，其他学生有的已经考上主治医师，部分学生考取中医确有专长证书。韩世荣除了平时全力协助科室其他硕导带好硕士研究生外，对全国和全省各地来皮肤科进修学习的医师耐心教学，一丝不苟。

韩老师多次在省内外各种皮肤专业学术会议上传授临床体会与经验，还经常下基层义务讲课，为县级以下医务人员介绍临床如何解决疑难问题，介绍组方选药技巧，获得了当地领导及听众的好评。他说，中医是人类的共同财富，经过千百年的薪火相传，历代医家不断融汇新知而形成一个伟大的知识宝库，只有很好地传承，经验共享，才能让更多的人挖掘验方秘方的精髓，并不断完善创新，为人类的健康事业作出贡献。韩世荣指出，过去有的医家传承时往往传男不传女，有的还要"留一手"，间有减去药味、错乱分量者，这种思想太偏狭，不利于中医事业的良性传承与发展。

十、精勤不倦，著书立说

韩世荣是科室的领头雁。平时诊务繁忙，每次出诊等待他的是数十位至上百位饱受皮肤病折磨的患者。望闻问切、辨证疏方，他忙得不亦乐乎，临到下班，人已疲惫至极。晚上回家用完晚餐稍事休息，即开始伏案写作，梳理一天的工作，还要整理前辈们的学术经验。他立志要将老师的宝贵经验和自己的临床体会、经验心得诉诸于文字，让读者从中受益。他将成振江老师独特的"一火炼二丹"的炼丹技术整理发表在《陕西中医》等医学杂志上，将导师董永丰运用逍遥散、桂枝汤、血府逐瘀汤等方药的经验分别发表在《陕西中医》《陕西中医药研究》等杂志上，将成振江老师和董永丰老师的学术思想和临床经验做了系统总结，文章已分别载入《陕西省名老中医荟萃》第五辑和第六辑。从事中医皮肤病工作 50 余年来，韩世荣在核心期刊公开发表论文 80 多篇，撰写多篇通讯、科普文章，散见于省内外各大报纸杂志上。

韩老师参加国际国内专业学术会议 30 多次，获得优秀科技论文奖 10 余项，"中药治疗硬皮病的体会"一文曾获得美国人体科学研究院优秀论文奖。担任主编、副主编及参编的医学图书达 30 多部，主编的《古今专科专病医案·皮肤病》一书被评为第十届西部地区优秀科技图书二等奖。该书为我国皮肤病专科医案的开山之作，填补了该专业图书出版的空白，不仅受到同行的嘉许，在读者中更引起了共鸣，多次印刷仍然供不应求，至今仍有读者汇款索书，或电话索方求药。他主编的《皮肤病》《性病》二书，通俗易懂，介绍的药方简、便、廉、验，防治并重，被一般老百姓视为防病保健必备之书，自 2002 年、2003 年先后由世界图书出版社出版以来供不应求，2002 年至 2005 年印刷多次，总数计 10 多万册，均销售一空，2006 年修订再版仍供不应求。新近出版的《常见皮肤病防治 300 问》为皮肤病健康科普类图书，已经大量赠予同行和患者阅读。与闫小宁共同编著的我国首部性病医案专著《性传播疾病中医治疗 500 案解读》于 2015 年 9 月由世界图书出版社出版发行，被中华中医药学会评为优秀著作三等奖，2014 年被中华中医药学会皮肤分会遴选列入《当代中医皮肤科临床家丛书·韩世荣》第二辑，西北地区韩世荣为唯一入选该丛书的专家。韩世荣编著的《问天问地不如问博士·皮肤病》于 2017 年 5 月由西安交通大学出版社出版发行，和闫小宁共同编著的《古今中医名家皮肤病医案荟萃》于 2017 年 9 月由陕西科学技术出版社出版发行，担任第一副主编的《皮肤病中医特色诊疗》于 2017 年 9 月由世界图书出版公司出版发行。目前手头还有好几部半成品书稿，正在夜以继日地编著中，不久即可付梓。

第二章 学术主张

第一节 衷中参西，病证结合

韩老师从事皮肤科临床50多年，主张"衷中参西"。他常对学生讲："中医皮肤科不仅要发挥中医特色和优势，坚持古为今用，同时，必须接受西医的先进诊疗手段，使洋为中用，宏观与微观相结合。"他常说，中西医结合是中西医工作者相互合作，中西医学术相互配合，以提高诊断水平和临床疗效的实践过程，是认病辨证的有机结合。他还说："中西医结合不是治疗上中药加西药，西医诊断，中医治疗。而是将中西医两者取长补短，优势互补，有机组合，以达到提高疗效、缩短疗程、避免复发、减少毒副作用为目的的诊断治疗模式。"

一、四诊八纲，识病为先

张景岳曾言："凡诊诸病，必先宜正名。"徐灵胎在《医学源流论》中说："欲治病者，必先识病之名……一病必有一主方，一方必有一主药。"对于皮肤病的诊断，中西医各有特点，中医根据四诊所收集的资料进行归纳，综合分析后得出证型，特别强调患者当时的反应状态，把人的综合因素放在第一位，注重证型而不是看重病名。由于个人学术观点的形成存在差异，因此，许多皮肤病辨证分型缺乏统一标准。医者在疾病的不同阶段和从不同角度观察出现的差异，其病名更偏于直观化和形象化，这就造成今天的一名多病或者一病多名的现象存在。例如西医的湿疹包括了中医的很多病名，如浸淫疮、血风疮、四弯风等；而中医的癣、鹅掌风也包括了西医的多种皮肤病。另如红斑狼疮中医尚无确切的病名，给临床诊断造成无章可循的困境。有些病名比较抽象，病人不易理解。而西医对皮肤病的诊断有统一标准，也比较规范，从临床表现着手，依据病史、症状及皮损特点，结合仪器检查、化验、组织病理等进行定性、定位、量化。其诊断出的病名比较客观地反映了疾病的病因、病位和性质，其病名统一也比较标准，使医生容易掌握，患者容易接受。

很多皮肤疾病如果不进行"宏观与微观"相结合，没有作出确切的诊断，既不能给患者一个明确的回答，在立法用药上也容易陷于两难之地。韩老师在担任皮肤科主任时，开创皮肤组织病理检查先河，以弥补中医皮肤科诊断之不足，并先后安排科室骨干去北京、杭州、广州等地学习病理及其他先进诊疗技术，不断引进西医高学历人才，使中西医相互渗透融合。将西医的微观诊断纳入中医的宏观辨证之中，以中医的宏观辨证论治结合西医学的微观诊断，从病情的需要出发解决问题，避免误诊，为少见病、疑难病的早诊断、早治疗建立平台，病证结合，立法组方，为治疗前后提供客观评价依据。

二、辨证治病，病证互参

陕西省中医研究所皮肤科的创建者，是西北地区皮肤学科领域有名的"三刘一邓"之一的刘树德教授。当时的皮肤科室西医、中医和中西医结合3支力量并存，韩老师在学习中体会到，走中西医结合是最好的路子，他受益于恩师刘树德教授"识病—治病"，董永丰老师"辨证—治病"和成振江老师中医辨证综合临证和治疗方法，将之进行整合，形成了"认病—辨证—治病"的理论。他的这一套方法结合了中医治证和西医治病两者的特色和优势，不仅病证结合，相互参考，取长补短，而且详细研究了慢性皮肤病发展过程中证候的发生、演变及其规律性和致病机理的关系，更利于采取有效手段使病情稳定，甚至逆转而愈。并且发挥"治未病"的特色，在熟悉证候演变规律的基础上有的放矢，他对大量病例进行了中医证候学的研究。清朝伤寒学家钱潢在《伤寒溯源集》中指出，"受本难知，发则可辨，因发知受"。有时发现问题比解决问题更难、更为重要。要确认到底属于何证，除按传统方法应用望、闻、问、切四诊，搜集皮肤损害的具体情况，舌苔、脉象等证据之外，还要注重宏观辨证和微观辨病相结合。在诊断（认病）存疑时，结合生化检查、皮肤组织病理进行确诊，让中医的望诊得以延伸，使辨证宏观和微观、客观化和量化相结合。这样就使可能导致病情加重的独立危险因素、判断预后等都纳入中医证候之中，更利于认识病和证的本质。他主张辨证治病的同时，结合现代医学病理检查的微观辨证，对于无证可辨的"伏邪"决不姑息。如对于银屑病之类的慢性病，治疗后虽然临床"痊愈"，但患者只是表面缓解，本质上还没有痊愈，在生化及组织病理学方面还仍然未完全恢复正常，即"伏邪"仍然存在，还需要继续用药加以巩固。

三、综合调理，取长补短

中西医治疗皮肤病各有优势，应互相学习，取长补短，相互融入。西医注重微观的实验室及病理组织学的分析研究，重在辨病，对疾病进行有针对性的治疗，对于诊断明确或危急的皮肤病在处理上往往较为满意，但对某些病因病机尚未明确的疾病则疗效较差，甚至产生严重的不良后果；中医则注重从整体进行宏观把握，重在辨证，通过调节人体阴阳平衡以达到治疗的目的，但在皮肤组织病理诊断和皮损形态学研究方面明显不足，不利于某些疾病的诊断和预后判断，也不利于治疗经验的总结提高和推广。如硬皮病、银屑病、脱发、神经性皮炎、湿疹、冻疮等属于脏腑、气血、阴阳失调引起的皮肤疾病，治疗较适宜中医内治，外治次之，而各种皮肤疣、肿瘤类，以选择激光、冷冻等物理治疗或外科手术治疗为佳。局限性白癜风中药外涂结合火针治疗有效，但现代的 308 准分子激光治疗效果更好。梅毒肆虐世界几百年，青霉素的问世使其得到了有效治疗。土槿皮的抗真菌作用等为中医外治某些皮肤真菌病提供了可靠的依据。局限性硬皮病没有全身症状者，使用中药"软皮热敷散"外治即可治愈。而系统性硬皮病、严重的银屑病、重症大疱类疾病及系统性红斑狼疮等危重皮肤病，应以中西结合治疗，待病情相对稳定后，再逐渐过渡到单用中医辨证分型调治巩固疗效。所以，现代中医皮肤科医生，在临床中应将中西医治疗优势互补，提高临床治疗的精确性。

四、舍证从病，舍病从证

中西医各有特点，单纯中医或者西医存在某些局限，尤其是在治疗皮肤病方面都会遇到困难，所以，应积极学习对方的长处。要想提高临床疗效，必须做到优势互补。

某些皮肤病在某一阶段表现的症状是以病为主，应该舍证从病，重点解决病的问题，例如梅毒、非淋菌性尿道炎、真菌病（如甲癣）等，这类皮肤病治疗的优势是西医，应舍证从病。一旦诊断明确，就能及时做到针对病因选择有效药物，给予抗感染治疗，对症处理结合防护措施，对其预后都能作出比较准确的判断。有一些皮肤病如白癜风、黄褐斑、神经性皮炎、银屑病、湿疹、硬皮病、白塞氏病、冻疮、紫癜等发病原因不甚清楚，症状表现以脏腑、气血、阴阳失调为主，证的表现比较突出，是中医治疗的优势病种，应舍病从证治疗，重点解决证的问题。有的皮肤病如红斑狼疮、皮肌炎、天疱疮、药疹等，早期病证同重，中西医结合治疗，及时应用足量的类固醇皮质激素是治疗的关键，中医辨证配合治疗，待病情稳定后以中医辨证治疗巩固疗效，既减少了激素的用量，缩短了疗程，也降低了激素对人体的副作用。带状疱疹的发病原因清楚，选择病或证采取中医或西医治疗都可以，尤其是发生在头面部容易引起许多并发症，应认真观察，采取中西医结合治疗。对于后期遗留的神经痛问题西医束手无策，要舍病辨证治疗，使用活血化瘀、通络止痛药，结合针灸拔罐、中药局部热敷等综合措施则会取得满意效果。

第二节　整体观念，多途给药

"腠者，三焦通会元真之处"，韩老师特别强调中医对皮肤病的认识，不可着眼于局部，要从整体出发。疮疡的发生发展与内部的阴阳失调，气血失和，脏腑功能紊乱密切相关，既要从病因上整体认识，还要把局部辨证与整体辨证结合起来，治疗上更要重视整体调整，方得两全。

一、皮肤疮疡，整体治疗

大病大治，小病小治。自古就有"皮肤小疾，不足为患"之说，常常以外治为主，膏药涂之。然小疾藏毒瘤，微病酿大患，切莫等闲视之。有的疾病皮肤症状表现与内部五脏六腑疾病同时存在，如系统性红斑狼疮、急性重症药疹、泛发性脓疱型银屑病等，都是少见且严重的皮肤病，死亡率很高。临床表现多为热毒炽盛证，必须以大剂量清热解毒、益气养阴之品为治，积极配合西医综合治疗才能力挽狂澜。再根据皮肤的具体情况给予局部治疗，内治为主，外治为辅，切勿因小疾而酿成大患。有的皮肤表现是内脏疾病的早期信号，如睑黄疣、黄褐斑、脱发、皮肤瘙痒、不明原因的皮肤淋巴结肿大等。"牵一发则动全身"，没有内乱不得外患。如皮肤局限性硬皮病常常伴有全身症状，治疗要从全身着眼。皮肤小疾，如果忽视，慢慢地可由表入里，由轻到重，如局限性硬皮病可以发展成系统性硬皮病。

二、重视外治，方法多样

外治法是中医皮肤科临床的重要方法，不但可直接治疗皮肤局部疾病，还可通过皮肤吸收达到治疗整体的目的。外治和内治之于患者有"殊途同归"之妙。《五十二病方》中有熏、浴、熨、贴、按摩等外治法；《黄帝内经》有"桂心渍酒热熨寒痹"，以及"白酒和桂以涂风中血脉"的记载；《千金要方》所载外治方法有27种之多，变汤药为外治，开后人无限法门。外治法和内治法的区别仅仅在于给药途径和用药方法不同。《理瀹骈文》开卷便道："外治必如内治者，先求其本。本者何？明阴阳，识脏腑也。"又强调："外治之理即内治之理，外治之药即内治之药。所异者，法耳。"段馥亭在《中医外科证治经验》中进一步指出："外治法与内治法相同，亦须按八法立方用药……不外以热治寒，以寒治热，有风散风，有湿除湿。"实证治以清散、透开为主，用洗涤法；虚证治用温补、滋润法。韩老师依据这些原则研制和开展了很多外治方药方法，如软皮热敷散、溻洗散、疤痕软坚散、洗头散、止痛散、生发水、祛斑药水、牛皮癣软膏，中药浴法、自血疗法、封脐疗法、拔罐疗法、闪罐疗法、刮痧疗法、面部刮斑疗法、耳穴压籽疗法、割耳疗法、耳尖放血疗法、火针疗法、长蛇灸疗法等，因人因病辨证使用，在临床上取得了很好的效果。

三、病位在肤，直捣巢穴

《温病条辨》云："凡逐邪者，随其所在，就近而逐之。"有些皮肤病是某一处受邪，部位在局部，不波及全身。治当因势利导，就近处给病邪找出路，以局部治疗为主。如某人患有局限性硬皮病，部位在背部约掌大2片，饮食二便正常，无其他不适，使用软皮热敷散局部热敷，坚持治疗，数月即愈；再如股癣，多因手足癣相染而得，病位在局部，一般无全身症状和不适，给予溻洗散煎水外洗，局部涂擦土槿皮药水，每天数次，旬日即愈。还有疥疮一病，是因与他人接触相染而得，病在皮肤肌表，用复方生百部洗剂外洗，涂搽硫黄软膏即可，一般无须服药内治。辨清病位，有的放矢，取效更佳。

四、慢病顽症，综合治理

皮肤科多顽症，病程缠绵，顽固难愈，患者长年服药，产生了耐药性，单用一两种方法难以愈疾，常用多种方法综合治疗，方能取效。如反复发作之银屑病，给予辨证内服中药，中药浴，牛皮癣软膏外涂，耳穴压籽，耳轮放血，穴位埋线，对斑块型患者结合火针治疗等，常能取得很好的疗效。另如慢性荨麻疹，有的患者反复发作数十年不愈，单纯服药很难取效，常以辨证内服中药，自血疗法配合背部拔罐及封脐（神阙穴包药），针灸，穴位埋线，结合肌内注射卡介菌多糖核酸注射液（具有双向调节作用）多能获得疗效。

第三节　治病之要，贵在调和

几千年来，"和"的哲学思想广泛应用于伦理、道德、政治、宗教、经济、医学等层面，深刻地影响着中华文明的发展与变迁。《说文解字》："和，相应也。"《广韵》："和，顺也，谐也，不坚不柔也。"中医的最高境界就是致中和，"寒者热之，热者寒之。致中和。寒就要热，热就要寒，结就要散，逸就要劳，劳就要逸。微者逆之，小的你就可以逆它。甚者从之，你就不能逆它，你逆它你就崩溃了，就没有了，上之下之，摩之浴之，薄之劫之，适事为故"。在中国传统文化中"和"表达的是"和谐平衡"的思想，而且也同其他古代哲学思想一起，自然而然地渗透到中医学并影响着中医学的发展。和是一种普遍规律，在自然界，天地和则风调雨顺，五谷丰登；在人类社会，和谐则繁荣昌盛，家和万事兴；在人体，气血和、阴阳和、脏腑和，内外上下左右等都以和为贵，一切功能都表现在和的状态，则健康无病。反之，各种生理功能失和，百病就会由此而生，无不体现"和"的重要性。"和"是在一定条件下，通过阴阳之间的交互作用，自我发生、自我形成、自我保持的健康趋势和最佳状态。

一、和则健康无病

《黄帝内经》中有诸多以"和"为指导思想的论述，如"天人合一""阴平阳秘"，非常重视人体正气"自和"的机理，临证强调"惟顺而已"，须攻伐有度，勿伤其正。强调人与自然和谐相处的同时，也特别强调人与自身的协调统一。也就是说人有自我调和，使其向平衡协调状态发展的本能，是为"内和"。

《素问·至真要大论》谓："燥司于地，热反胜之，治以平寒，佐以苦甘，以酸平之，以和为利。"说明药物具有五味的偏性，人体的五脏对药物五味的喜恶各有不同，正常情况下五味对五脏各有所益，在异常情况时五味出现过偏就会损伤人体。《素问·四气调神大论》："夜卧早起，广步于庭……逆春气，则少阳不生，肝气内变。逆夏气，则太阳不长，心气内洞。"人要和自然相依相和，用药要因人、因时、因地、因病而宜，是为"外和"。《外科启玄》说："凡疮疡，皆由五脏不和，六腑壅滞，则令经脉不通而生焉。"可见"和"为历代医家所推崇。

中医治疗疾病的最高境界就是致中和，中和是世界万物存在的理想状态，通过各种方法达到这一理想状态就是致中和。中医学所阐明的"阴阳和合""阴平阳秘"正是儒家致中和思想的最佳体现。在人体生命活动过程中，通过阴阳的互制互化，使人体之脏腑、经络、气血、津液，皆处于"和"之状态，才能成为健康无病的"阴阳和平人"。因此，"和"法秉承了进退、曲直、动静、刚柔之间求平衡，反映了中医整体辨证的至高境界。

二、和是治病之本

"和"法为中医"八法"之一，最能体现中医的辨证论治特色，也是通过治疗达到的最佳目标。如脾胃和、脏腑和、阴阳和、气血和、表里和、左右和、上下和等。脏腑和谐为治疗之目的。"和"有调和、和解之意，治疗少阳不和、营卫不和、肝郁气滞、肝脾不和及肠胃不和等引起的各种皮肤疾病。

采取调和气血阴阳、调和寒热、调和脏腑、寒热并用、补泻兼施、上病下治、左病右治等治法都是和法，"和"既是治法，也是目的。以纠正六淫七情等所致的逆乱状态，达到患者脏腑气血和谐，回归机体的自然平衡。

《景岳全书·和略》云："凡病兼虚者，补而和之；兼滞者，行而和之；兼寒者，温而和之；兼热者，凉而和之。"说明中医治疗各种疾病包括皮肤病在内，就是利用药物气味相合来达到脏腑虚补实泻，治乱于平，调整人体阴阳、五行的太过与不及，以恢复机体至"和"的状态。这种求和的治疗方法和目的是以身体恢复正常作为最终目标。

韩老师善于运用仲景理法方药，师古而不泥古，学习经典而知权变。他勤求古训并创新发展，形成自己的学术思想。首先，认为一部分皮肤病是由于脏腑功能失调引起，治疗时选择调和的方法，即主张"以和为贵"。常常使用桂枝汤、逍遥散、小柴胡汤、半夏泻心汤等加味治疗皮肤诸多疾病。以上诸方，皆为和法，取其调和营卫，和解表里，畅达内外，宣通上下的作用，临床随证化裁，屡取佳效。其次，耐心地解释与鼓励，给病人树立战胜病魔的信心。他反复强调不可"只见树木，不见森林"，坚持天人合一，整体平衡的治疗思想，调动病人的主观能动性，充分发挥中医在调理体质方面的作用，减少使用激素、免疫抑制剂的毒副作用。此法可称为"医患之和"。

"和方之制，和其不和者也。"不论是六淫外袭，还是七情致病，有独自伤人的，亦有兼并侵袭者，医者首先要明确寒热之多寡，先天禀赋之强弱，脏腑之阴阳虚实。方法贵在变通，当以"和其不和"为治疗大法和目的，临证运用时要具体结合辨证配合多种兼治法。《医学心悟》云："有清而和者，有温而和者，有消而和者，有补而和者，有燥而和者，有润而和者，有兼表而和者，有兼攻而和者，和之义则一，而和之法变化无穷焉。"和法之中八法详备，变化无穷。韩老师曾经亲眼看见陕西省安康市叶锦文老先生高超的医术，叶老一生活人无数，名闻遐迩。他治疗疾病的大法是和其少阳，以期三阴三阳相和，脏腑与体表相和等，临床擅用小柴胡汤加减变化，灵活运用，治证多端，效果理想，是前辈医家崇尚和法的典范。

三、和是众法之首

八法之中，以和为贵。天人相应视如一体，天地不和，旱涝不均，万物枯槁，人体亦然，脏之于腑、肌之于表，气血互存，水火相济，其内外上下无不体现一个"和"字，即《黄帝内经》所谓的"阴平阳秘，精神乃治"。其反，"两者不和，若春无秋，若夏无冬"；其治，"因而和之，是谓圣度"。经云："是故谨和五味，骨正筋柔，气血以流，腠理以密。"仲景深得其义，其论伤寒诊治之理，多源于《黄帝内经》。观《伤寒论》始末，无不体现了"和"字，如在太阳之表重点讲营卫之和与不和；邪入阳明之里注重胃之和与不和；邪居半表半里则责少阳枢机之和与不和等。并言"未和，自和，和之"等，论病机有"营气和者外不谐，卫气不和，胃气不和，里未和"等，论治法有"当和胃气，汗出表和故也"。将"口中和，身凉和"者视为佳象。"阴阳自和者必自愈"，示机体组织的功能与物质尚能协调为用，便有自然痊愈的预见。所以，自愈就是自和的结果，治愈当然是调和的结果。

病之种类千变万化，而治疗的大法归一。通过调和之法，全面调整脏腑功能，调理和解矛盾对立的双方，使之趋于平衡。一方面使人体气血阴阳之虚得补，另一方面又能使郁滞之气得行，痰瘀污浊得除，扶正祛邪，协调阴阳，从而使机体外感之六淫邪气，内伤之郁、痰、瘀、虚等病理因素均得以消除。此可谓寓补、泻、温、清于调和之中。中医治疗各种疾病包括皮肤病在内，就是利用药物气味相和来达到脏腑虚补实泻，治乱于平，调整人体阴阳、五行的太过与不及，以恢复机体至"和"的状态。

四、和法功效卓彰

国医大师陆广莘说："中医之道是通变合和、谋求实现天人合德生生之效的健康生态的实践智慧学。"百病之生源于不和，百病之治贵在调和。伤寒、癣疥（指皮肤病）近似，病邪初犯肌表，予调和之剂和之，使营卫得以调和枢利，增强了防御祛邪之力，起到防微杜渐之用，从而达到"阴阳和，病必愈"的结果。

用中医治疗疾病就是通过人体阴阳自和的能力，调理机体阴阳、正邪等矛盾关系，把"失和"调整至"和"，把"偏"调整至"平"，从而达到治愈疾病的目的。这是中医治疗学的特色之一。中医治疗疾病时非常注重双向调节，所以选方用药配伍时讲究技巧，即发而不过散，收而不过敛，升而不过亢，降而不过沉，清而不过寒，温而不过燥，补而不过腻，攻而不过破，补阳当于阴中求阳，补阴当于阳中求阴。如桂枝汤有发汗作用，而实际上不是发汗剂，是和剂；小柴胡汤和解少阳，全方寒温并用，攻补兼施，有疏利三焦，宣通内外，和畅气机的作用。

桂枝汤冠于《伤寒论》之首，被后世医家们称为"和"方之祖。根据顾伯华教授"用桂枝汤加减治疗多形红斑、湿疹、荨麻疹、皮肤瘙痒症、冬季皮炎、冻疮、蛇皮癣等多种皮肤病，以舌苔薄白，脉象浮缓或浮滑，每逢冬季发病，春暖减轻为其辨证要点，属风寒外袭、营卫不和、血脉阻滞者均可用之"的经验，韩老师临床使用此方加味治疗营卫不和型瘾疹（慢性荨麻疹）、冻疮、硬皮病、雷诺氏病、寒冷性多形红斑、脂膜炎等多种皮肤病取得良效。

自汗脉弱者以桂枝汤，无汗者用麻黄桂枝各半汤，病久者量宜重，加益气助卫的黄芪，曾用本方加玉屏风散治疗慢性荨麻疹数十例，疗效满意，一般用药6~10剂。对脱疽、雷诺病等以桂枝汤重剂或当归四逆汤加黄芪、灵仙、川牛膝；对胃肠型荨麻疹常以黄芪建中汤获效。当归四逆汤、黄芪建中汤实为桂枝汤之变方。

　　另外，韩老师临床使用逍遥散加味治疗肝脾不和引起的神经性皮炎、皮肤瘙痒症、荨麻疹、银屑病、冲任失调引起的痤疮、月经疹，用半夏泻心汤加味治疗脾胃不和引起的荨麻疹等，用甘草泻心汤加味治疗白塞氏病等，皆是和法的临床运用，辨证准确，效如桴鼓。

第四节　阴阳之要，扶阳为纲

一、阳气乃生命之本

　　阳气是一种能量，食物的吸收排泄，营养的转化分布等全赖阳气去完成。同是一个健康人，从日常生活中可以看出阳气盛者语音洪亮，精力充沛，不易疲倦，即使是冰天雪地仍然单鞋薄衣；阳气不足者语音低微，精力一般，不耐劳作，秋着冬装。皮肤的健康依靠卫阳之气，卫阳之气足，皮肤的防御功能强，就不容易产生皮肤病。疮疡患者最能证之，即使患病后，阳气能驱散外邪；当外疡已不能消散时，阳气能促进疮疡蒸化酿脓，托毒外出；疮疡溃后，则靠阳气温运气血以生肌长肉敛疮。阳气是禀赋父母的先天之气和后天的呼吸之清气，以及脾胃运化而来的水谷之气结合而成的，具有温养全身组织、维护脏腑功能的作用。万物之生由乎阳，万物之死亦由乎阳。人之生长壮老，皆由阳气所主；精血津液之生成，皆由阳气为之化。所以，"阳强则寿，阳衰则夭"，（阳）气盛则神全，神全则身健。首先，阳气是生命的根本。阴阳平衡不等于阴阳平等,《黄帝内经》里已明确指出人体阴阳存在"阴阳之要,阳密乃固",这就是"阳主阴从"的关系。只有当阳气饱满且处在潜藏封固的状态下,才能阴平阳秘。也只有阳气致密,无所妄耗,方能固生命之本。这说明阴阳的协调,关键在于阳气的旺盛和饱满。

当今社会,情志内伤、过度烦劳、饮食生冷、饥饱失度,以及寒凉药物攻伐都会损伤人体阳气。阳虚所导致的皮肤病,往往病程长,病情重,反复发作,缠绵难愈。

万病分阴阳,首重扶阳;从治法上归类,包括了温阳、扶阳、通阳、固阳、潜阳等,其理、法、方、药是一脉贯穿的,尤其强调运用各种方法,以恢复阳气的正常生理功能。

韩老师崇尚张景岳"天之大宝一轮红日,人之大宝一息阳气"之说,认为阳气乃人之根本,气血津液等的化生与运行等均赖一息阳气。阳证、热证易治,阴证、寒证难疗。皮肤科的疑难顽症多为阳虚证,如硬皮病、寒冷性荨麻疹、雷诺病、冻疮、天疱疮、红斑狼疮日久、部分银屑病,长期使用激素、免疫抑制剂的各种皮肤顽症等。

二、阳气易耗难守

阳虚,指机体阳气虚损,功能减退或衰弱,热量不足等病理状态,俗称"火力不足"。一般以心、脾、肾的阳气虚损为主,由于阳气温煦气化之力不足,生命活力降低,经络、脏腑等组织器官的功能活动也因之减退,气血津液的化生和运行随之迟缓,机能衰退,反应低下,代谢热量不足。其临床常表现出平素畏寒喜暖、手足不温、面色苍白、喜静蜷卧、口淡不渴、喜温热饮食、脱发、牙齿松动、耳聋、尿频、性冷淡、五迟五软、老年痴呆、反应迟钝、记忆力下降,食水果等生冷之物则易腹痛腹泻,或胃脘冷痛、腰膝酸冷、大便溏薄、舌体胖嫩、舌苔白滑、脉象沉迟、缓弱、虚细等虚寒征象。

《黄帝内经》曰:"人到四十,阳气不足,损与日至。"随着年龄的增长，人的阳气会逐渐亏耗。当长期保持同一姿势伏案工作的时候，上体前倾，颈椎紧张，首先压抑了督脉，督脉总督一身的阳气，也就是压抑了全身的阳气，久而久之，整个脊柱就变得弯曲，人的精神和抵抗力也会低下。这是阳气损伤的一个原因。所以长期伏案工作，久坐不动的人阳气易虚。还有空气及水污染、嗜食生冷寒凉、滥用抗生素、过度使用空调、工作烦劳、色欲过度、作息非时、心性浮躁、自然环境的变迁等都会损伤阳气。

三、时刻顾护阳气

治病和养生的真谛就是激发、顾护阳气。"阴火"是为阴证所生之火，又称"假火"，本质是阳虚阴寒偏盛，导致虚阳上浮、外越、下陷而引起的种种"肿痛火形"，其实都是假象。常见病证如慢性咽炎、口腔溃疡、牙龈隐隐作痛、舌疮、口中异味、头痛、颧赤、耳鸣以及内伤发热（体温升高不明显或自觉身热）、皮肤囊肿红斑。尤其典型的表现是面红、口舌生疮、心烦，热而不饮或喜热饮；同时又见下肢发凉，夜尿频数等上热下寒症状。这些临床表现貌似火热之象，其实是真寒假热，亦即"阴火"，极易被误认作实火热证，或者阴虚火旺证，若以滋阴泻火之法治之，"实不啻雪上加霜"。

韩老师治疗阳虚阴寒证的经验很丰富，他崇尚《伤寒论》"温扶阳气"的治疗大法，对于人身须当保存"元阳"的重要意义有深刻体会。他主张对于阳虚阴寒证的治疗，必须抓住温扶先天肾阳这一主要环节，方能获得阳复阴退、克敌制胜的效果。他认为，扶阳驱寒，宜温而不宜补，温则气血流通，补则寒湿易滞。临床上他擅用张仲景诸方，很少用滋补药品。采用当归四逆汤、四逆汤、通脉四逆汤、白通汤、麻黄附子细辛汤等扶阳散寒之剂，治愈许多阳虚阴寒证。敢于以温热大剂力挽沉疴，对于附子一药有独到的应用见解。附子辛温性热，通行十二经，上下内外无处不到，能温中扶阳、散寒、除湿、止痛。据韩老师多年临证体验，凡面色淡白无华

（或兼夹青色），倦怠无神，少气懒言，力不从心，动则心慌气短，自汗食少，厌食酸冷，溺清便溏，诸寒引痛，易感风寒，手足厥逆，恶寒蜷卧，夏日拥被衣裳，口润不渴或渴喜热饮而不多，舌质淡，苔白滑或白腻，脉象多见沉、迟、细、弱、虚、紧等，都可以用附子进行治疗。他常用附子加入辛温发散剂中治疗阳虚感冒，取其温经解表，扶正除邪而不伤正气；用附子配合温里药，增强扶阳散寒除湿的效果；与补气药同用，以追复散失之元阳；与补血药共伍，以滋润不足之真阴；对于肾阳亏虚，与温肾阳的淫羊藿、肉桂、干姜配伍，以温肾散寒；与祛风止痒药蝉衣、地肤子、荆芥配伍，治疗畏寒肢冷、夜尿频数的虚寒型慢性荨麻疹；与养血活血、化瘀软坚的红花、威灵仙、黄药子、王不留行等配伍，治疗硬皮病。仿金匮肾气汤组方大意，"善补阳者必于阴中求阳，阳得阴助则泉源不竭"，始终不忘阴阳相互依存的原则。多年的临床实践证明，依照韩老师的理论和方法进行治疗，不仅能促进人体因各种原因导致的"阳虚""阴寒"病证得以恢复，而且用于治疗沉寒痼疾或某些危急重证，尤能显示出化险为夷、激流挽舟之功。

四、巧用附姜温阳

阳气以通为用，走而不守，内温脏腑，外养肌肤，上行清窍，下走浊窍，旁达四末，无所不至。"运行不息，贯通无阻"，阳气通畅，血脉充盈，通而不痛。韩老师主张"阳虚慎补，宣而通之，以宣为通，以通为顺，以通为补"的治疗大法，临证常用附子、干姜、麻黄以宣痹通阳，佐以化痰、活血、理气等药，使阳气得展，血脉得通，硬皮自软。遵此法治疗硬皮病，常收事半功倍之效。

温热之药有附子、干姜、肉桂等，但作用各不相同。需要导龙入海，引火归原用肉桂；温暖脾胃用干姜；通达全身选附子。三药也常常联合使用。附子味辛，大热，有毒，具有回阳救逆，补火助阳，散寒止痛等作用，是温阳药中最热的一味，有着其他药物不能企及的回阳之力，在临床上常常有力挽狂澜之功。

张锡纯在《医学衷中参西录》中说："附子味辛，性大热……凡凝寒痼冷之结于脏腑，着于筋骨，痹于经络血脉者，皆能开之通之。"又说："附子辛温，无姜不热，无麻黄不通。"故寒湿之痹非附子莫治。若与麻、桂配伍，不但能增强温热之力，更可宣通经络，大行药力。三药同用则行内达外，走串不息，温通不止，无所不至。不用滋腻峻补之品，以宣为通，以通为补，这是韩老师治疗硬皮病的药物配伍特色，也是治愈众多硬皮病获得成功的宝贵经验。

实际上，附子已被历代医家视为"补火助阳之要药，回阳救逆第一品"。张景岳将附子、人参、大黄、熟地列为"药中四维"，即治病保命之要药。祝味菊称"附子为百药之长"，唐步祺认为"附子为热药之冠"，李可尊"附子为药中第一大将"，卢崇汉视附子为"扶阳第一要药"，著名中医学家恽铁樵云"附子最有用，亦最难用"，形象概括了附子临床应用的特点。

对于部分阳虚寒甚之人，需要使用附子治疗又畏惧其大毒者，可以使用附子饼进行外治。这就是《理瀹骈文》记载的："外治之理即内治之理，外治之药亦即内治之药，所异者法耳。"

临床应用附子时，辨证为真寒者方可使用，万万不可被真热假寒所迷惑。真寒之证常常表现为四肢不温，畏寒便溏，腹胀纳差，小便清长，舌淡苔白腻，脉沉细无力等。真热假寒者也有四肢不温，畏寒等现象，但有表现热的一面，如口渴喜冷饮，便秘，舌红，苔白干燥无津，脉沉细数等。市售附子有多种，不同的制法疗效各不相同：盐附子力宏毒大，没有独到的经验不可使用；黑色的附子用量宜大一些；黄附子药力大，但有一定毒性。具体用量要根据病情而定，使用宜先从小量开始，观察使用后反应及病情轻重再增减用量。与鲜生姜一同开水煎煮以减轻毒性，这是附子使用的关键。生姜用量与附子量相等，生姜能加强附子的温热作用，同时又可制约附子的毒性。四川江油的附子为地道药材，其效更宏。

第五节　标本兼顾，脾胃为本

　　脾胃乃后天之本，又是多情器官，人体除了禀赋先天气血阴阳之外，全赖后天给养。皮肤病本质上是内部脏腑疾病在外部皮肤局部的表现与反应，故在皮肤病的辨证论治过程中应特别重视皮损辨证与脏腑辨证的结合。临床上部分医家受《黄帝内经》19 条"诸痛痒疮，皆属于心"，心主火的影响，不重视辨证审因，体察病情，用药往往过于寒凉，重用清热解毒利湿之品，非但不能求得速效，反致病情缠绵，若久用更耗伤脾胃阳气，使病情加重。《外科证治全书·胃气论》指出："诸药不能自行，胃气行之。诸药入口，必先入胃，而后行及诸经，以治其病也。未有药伤其脾胃而能愈病者，亦未有不能运行饮食之脾胃，而反能运行诸药者也。"也说明了顾护脾胃在治疗疾病中的重要性。只有胃气健旺，药力才能及时转输至病所，以制病邪。所以，诸家在皮肤病的治疗中应深刻领悟脾胃学说的内涵，切不可忽略顾护中州，而犯虚虚之戒。唯有治病求本、整体调理，方能取得良效。

　　皮肤病每多顽疾，在辨证及用药中，韩老师临床重视脾胃的保护与调理，常收满意疗效。

一、发病多关脾胃

　　脾胃为气血生化之源，脾胃充则能灌溉四肢百骸，脏腑经络，上下表里。如《素问·灵兰秘典论》说："脾胃者，仓廪之官，五味出焉。"《素问·玉机真藏论》所云："脾为孤脏，中央土以灌四傍。"《扁鹊心书》云："脾为五脏之母。"若脾胃健旺，气血充盛，则肌肤调柔，腠理固密，外邪不得其便，无由外犯肌表。

　　若脾胃运化失司，气血生化乏源，五内失养，正气内溃，以致内外诸邪，蜂起迭至，终则难免殃及皮肤，进而内侵经脉脏腑，变证纷起。如《医林绳墨》言："脾胃一虚，则脏腑无所禀受，百脉无所交通，气血无所荣养，而为诸病。"《脾胃论》也反复说"脾胃之气既伤，而元气亦不能充，而诸病之所由生也""内伤脾胃，百病由生""百病皆由脾胃衰而生"。均强调脾胃是元气之源，元气是人身之本，脾胃伤则元气衰，元气衰则疾病所由生。

另外，脾胃失运，则水湿渐生，积而成痰，结而气滞，留则为瘀，郁而化热，聚而成形，不一而足；更可随气流行，内外上下，逢虚而居，变化多端；同声相应，同气相求，湿邪内聚，又常易与外湿相互召引，致病情愈演愈烈；且湿性黏腻，往往与其他内外诸邪气相合，胶结难除，常致病情缠绵反复。故而皮肤病，特别是慢性顽固性皮肤病证，每每与脾胃功能失调有着千丝万缕的联系。

《灵枢·营卫生会》云："人受气于谷，谷入于胃，以传于肺，五脏六腑皆以受气。其清者为营，浊者为卫，营行脉中，卫行脉外。"李东垣《脾胃论》也说："胃者卫之源，脾乃营之本。"故脾胃健运则营卫化生有源。同时，也只有中焦脾胃的升降出入发挥其正常功能，营卫之气才会充盛畅行。如《伤寒论·辨脉法》云："中焦不治，胃气上冲，脾气不转，胃中为浊，荣卫不通，血凝不流。"说明营卫起于中焦，人体营卫气血的生成和正常运行主要依赖于中焦脾胃。若脾胃失于健运，而致营卫不和，肌肤失于温煦荣养，常可引发多种皮肤病证。

《外科证治全书》载："肌肉不自病，脾胃病之。"《外科正宗》明确指出："盖疮全赖脾土，调理必要端详。"均说明在皮肤病发病的整个过程中，与脾胃功能是否正常均有密切关系。脾胃健运，气血充足，则不易发病，邪气即使伤人，也易为正气祛除外达，即病也易于调治；反之，脾胃运化失常，则易发病，且病易深入而不易治愈。

二、治病重调脾胃

脾胃为一身气血之源泉，大凡疑难病证，前贤多从脾胃着手。

明代袁班《证治心传》有云："大抵人身以胃为总司，其用繁杂，其位冲要，凡内外诸病无不归之于胃。"《慎斋遗书》中亦云："诸病不愈，必寻到脾胃之中，方无一失，何以言之？脾胃一虚，四脏皆无生机，故疾病日久矣。万物从土而生，亦从土而归，补肾不如补脾，此之谓也，治病不愈，寻到脾胃而愈者颇多。"皮肤病变，特别是慢性顽固性病变，病因多端，治愈不易。临证之际，韩老师崇《外科正宗》"外科尤以调理脾胃为要"之旨，每能重视脾胃辨证调理，或于辨证方药中伍用调理脾胃之剂，以期病情迅速治愈。

如硬皮病为脾肾阳虚，御邪无力，外寒凝结肌腠，深入络脉，气血精微不布，肌肤失养，故有皮肤僵硬萎缩，甚则内陷脏腑，引发脏腑痹。治疗以温补脾肾，活血通络，软坚化痰为大法，常加用益气健脾之党参、生黄芪、扁豆、陈皮等，调补后天，以促化源，荣养周身。一则外充营卫，润养肌肤，驱邪外出；二则内安脏腑，防邪深入；三则运化中舟，调畅气机，推血助行，气血精微布散有常，痰浊瘀血诸邪内生无由。尤其是小儿硬皮病，十有八九脾胃不足证候特别显著。

又如紫癜急性期血热妄行，每多用寒凉收涩之品以治标。恢复期，邪热渐退，但易久病入络，药用寒凉凝涩可致血瘀，血不归经，而使病情反复。加用健脾益气之品，有利于扶正御邪，并可推血助行。

如治疗干燥综合征，韩老师认为，治疗原则应为"补气滋阴"。气是人身之本，气能行津，气能摄津，气能生津。津血同源，生成赖于气，因此，在治疗本病时不能着眼于"干燥、虚火、阳热"的一面，单纯使用"壮水之主，以制阳光"，当重用补气之品，如健脾益气之党参、生黄芪、山药等，可收事半功倍之效。

韩老师曾治青年痤疮，在用清热凉血剂后，见有腹泻便溏，日行数次，经再次诊断后，认为患者素体脾胃不足，不耐寒凉，而原辨证选方无误，便在原方基础上加用山药、党参、生姜，并嘱其饭后用药。数剂后患者大便复常。在平时处方，韩老师在辨证方中喜用陈皮、枳壳、白术、怀山药、生麦芽、党参、炙甘草等益气健脾、理气和胃之品，如临床上某些患有红斑狼疮、硬皮病、银屑病、天疱疮等顽固性疾病的患者，加入调理脾胃之品服药数月经年鲜有脾胃不适者。

皮肤病由脾胃失和所致者，临证当灵活辨证，如对于脾胃虚弱者，当健脾益胃；寒热中阻，胃气不和，则宜辛开苦降，使脾胃升降复常；对于湿热蕴结者，又有热重于湿，湿重于热，湿热并重之别，临证则当细辨，务必使药与证合。

伴脾胃失常症状者，亦应积极地进行辨证治疗。如伴便秘因实热燥结者，佐以清热泻下；由湿滞胃肠者，宜加化湿导滞之品；由气滞中焦，腑气不降者，宜用行气和降之药；由津液阴血亏虚者，应养阴润燥，增水行舟；由气虚推导无力者，益气以助推导；因于阳气亏虚者，治宜温阳通便等。若见皮肤病兼脾胃气虚出现纳差，腹泻，乏力，脉濡弱，舌淡苔薄白等症者，每于主方酌加健脾益气之品，如生黄芪、党参、山药、鸡内金、焦三仙等。

三、用药顾护脾胃

前贤有云，"脾胃一败，百药难施""有胃气则生，无胃气则死"。韩老师临证用药，强调应当时时顾护脾胃，认为对于皮肤病症，特别是顽固而反复发作者，均应在准确辨证的基础上，配伍调护脾胃之品，既可安养五脏以调病本，又可助脾胃以敷布药力，发挥药物应有的作用，故有"安谷则昌，绝谷则危"之说。临床上，如确需大剂清热解毒，则宜佐用辛温和胃之陈皮、生姜等；祛风燥湿药常因刚燥而损胃津，可伍以养阴润燥之石斛、知母等；滋阴养血之品易致滋腻，有碍脾胃气机之升降，宜加调畅中气之砂仁、枳壳等；温阳散寒药每致温燥而耗伤胃阴，则当伍以辛润养阴之白芍、麦冬等。

慢性皮肤病证的治疗一般需持续服药，且疗程较长，有时长达数月乃至数年，然而所用祛风燥湿，清热解毒，活血化瘀以及温阳通络等药大多有损脾胃，用之不当，极易伤脾败胃，影响继续治疗。所以时时顾护胃气，就成为皮肤病治疗中不可忽视的重要环节之一。在临证时，本着"脾胃健运，诸病易去""凡欲治病者，必须常顾胃气"的原则，用药施治必察其脾胃之强弱、胃气之盛衰。

在运用健脾和胃药时，韩老师从药味选择，到药物炮制都仔细推敲，力求用药精当。如山药常用以补脾养胃，生津益肺，补肾涩精，但患者如脾气虚弱而兼大便溏薄则用炒山药，常合用党参、白术（便秘用生白术，便溏用炒白术）；若兼脾阴不足而见形消便结，则用生山药，常与生扁豆、火麻仁、葛根配合等。

在皮肤病证恢复阶段，每因顽湿留着肌肤，锢结脉络，往往可见临床症状虽去，病情反复发作，缠绵难愈。韩老师常从脾胃入手，运用健脾助运之剂以绝水湿之源，并促气血化生之本，培土生金，固护卫表，如六君子汤、八珍汤、玉屏风散、参苓白术散等。

四、饮食不伤脾胃

损伤脾胃的原因虽然众多，但由饮食不节所导致者最为常见。如《素问·痹论》云："饮食自倍，肠胃乃伤。"在皮肤病治疗期间及愈后，韩老师均重视患者的饮食调理。他认为药食同源，食物也有其性味的偏性，合理地对患者进行饮食指导，有利于调和脾胃，促使疾病向愈，减少复发；反之，饮食失宜，则助长邪气，不利于疾病恢复。对于皮肤热证，如火热上炎所致之痤疮、脂溢性脱发、面部皮炎等，常强调患者应避免过食肥甘厚味，辛辣刺激，炙烤煎炸等，以防湿热蕴结胃肠，助长热毒。《素问·热论》亦云："病热少愈，食肉则复，多食则遗，此其禁也。"对于辨证属风邪为患的皮肤病证，强调忌食荤腥之属，以防痰热蕴中，化火动风。《外科正宗》亦强调："凡病虽在于用药调理，而又要关于杂禁之法……鸡、鹅、羊肉、蚌、蛤、河豚、虾、蟹、海腥之属，并能动风发痒……不减口味，后必疮痒无度。大疮需忌半年，小疮当禁百日。"对于辨证属寒湿者，如阳气不足之硬皮病、雷诺氏病、冻疮等，则嘱其忌食生冷黏腻之品，以防损伤脾阳，变生寒饮水湿。这些都充分体现了中医"治未病"的思想。

韩老师临证中，在皮肤病的辨证、用药、预防、调理等方面，均能以脾胃为中心，强调脾胃健运则病易平复，脾胃失和则病必难疗。学者在进行辨证时，若能重视从脾胃着手，常能一窥其发病的本源，有助于临证辨证分析用药；在治疗及饮食调摄中，若能时刻顾护脾胃，使正气化生有源，邪无容留之所，则可利于皮肤病恢复，防止其复发。

第三章　临床经验

韩老师常说："当医生一定要多看病人，疗效是最精确的试金石，患者是最好的考官。我们中医人，就要专心致志地研究中医，认真学习中医经典，用中医的方法解决临床问题，不要被西化的中医潮流所冲垮，从临床多年观察验证。'中医科学化、中医现代化'不是研究中医的好方法，中医理论和经验是在人体上逐渐总结、研究出来的，无法在实验室去验证，不能盲目地追求中医去和世界接轨，而是要让全世界的患者走向中医。"

第一节　部分特殊中药的使用经验

一、大苦大寒药使用中应注意的事项

大苦大寒药有很多，韩老师以黄芩、黄连、黄柏、栀子、苦参、龙胆草等为例，给我们讲解了这些药的共性及个性。临床使用该类药物时应注意以下几点：

（1）治疗疮疡外症与治疗内科病一样，应遵循整体观念和辨证论治的原则，绝非"清热解毒"4个字可以概括。清热解毒之法用之不当会产生许多弊端，甚至造成严重不良后果，要引起注意。

（2）应对药性、药效烂熟于心。例如：黄芩分2种，即子黄芩（又称条黄芩）及枯黄芩（又称片黄芩）。幼根色青内实的名子黄芩或条黄芩，多为1年生；老根质虚中空的名枯黄芩或片黄芩，生

长期在 3 年以上。有清肺经热，燥湿止嗽，止血安胎之功，止血当用炭，安胎堪为上品。治疗上焦病宜用枯黄芩，以酒炒较佳；治疗肠道病选择子黄芩为宜。受到市场经济的调节作用，多年生的老根质虚中空的枯黄芩已经不复存在了，目前药市上出售的只有子黄芩一种。在大学中药课上老师讲到黄芩时，讲了一个故事：李时珍自幼立志学则为仕，不幸患上咳嗽一病，遍用医、药，收效甚微，已骨瘦如柴，命在旦夕。当束手无策、告穷归天之际，偶得一书，上载"枯黄芩治久嗽，其效如神"。时珍速撮取枯芩一把，急急煎取一碗吞下，果然有桴鼓之效，不久咳嗽之病竟豁然而愈。真是"千方易得，一效难求"！

黄连，擅长解毒燥湿，泻肝胃火，清心除烦，它有三极六用之奇，极苦、极寒、极燥是其本性，泻火解毒燥湿之力甚强。有 6 种妙用：解毒疗疮宜生用；清泻肝胆之火用胆汁炒；治疗上焦心肺之病用酒炒，因酒制则升提引药上行；治疗中焦脾胃之病用生姜汁炒，因姜制则辛开苦降，清热和胃止呕；治下焦之病用盐水炒，因盐制则引药下行走肾；治妇人郁火少腹痛用吴茱萸炒。亦可外用，制成油剂外涂治疗湿疹有很好的效果。

黄芩治上，黄连治中，黄柏走下。黄柏入下焦，擅长泻实火，清热毒，除湿热，常与三黄、栀子伍用；还能坚阴，清虚热，治疗相火妄动，常与其他滋阴药配伍；黄柏外用解毒杀虫止痒有特效。

栀子善泻三焦之火，能引三焦热邪下行从小便出。又有生用、炒焦炒炭之别。生用内服凉血，外用消肿止痛，活血散瘀，炒后用于清泻郁火，炒焦炒炭则内服止血兼清虚热。虽寒凉但性较缓，善清热而不伤阴。既清气分之热，又能泻血分之火。

苦参清热除湿，解毒利尿，以治疗疮疡、湿疹、阴痒、麻风病、痢疾、黄疸及小便不利等证。其作用类似黄连，且价廉易得，但味恶难服，故常入丸散。

关于龙胆草，《赵炳南临床经验集》记载，一位病人服了赵老开的中药（方中有龙胆草）后，晕倒不省人事，救醒后开口曰：

"苦死我也。"赵老尝后确有极苦难咽之弊，此后赵老慎用龙胆草，即使非用不可，也用量很小。本人验之同感，"人人都说黄连苦，它比黄连苦十分"，龙胆草、苦参两味极苦极寒，临床使用时当谨慎。

（3）"过用寒凉克伐。"韩老师常说，苦寒药多克伐阳气，伤害脾胃，耗损津液，阻滞气血，因而清热解毒类药不能滥用、过量。阳气是维持人体生命活动最基本的物质和动力，患病后，依靠阳气驱散外邪，消除病痛，当外疡已不能消散时，阳气能促进疮疡蒸化酝脓，托毒外出；疮疡溃后，则靠阳气温运气血以生肌长肉敛疮。因此，必须顾护阳气，避免苦寒之品克伐损耗。在非用不可时，对于苦寒之品也宜轻用，中病即止，所谓"大毒治病，十去其六"。苦参、龙胆草虽非毒药，但其性极苦极寒，也应视为毒药用之。

（4）苦寒药只适宜用于实证、热证或湿热证。而龟背流痰、鹤膝风、阴疽之类，症见面色㿠白、畏寒肢冷、大便溏稀、小便清长等一系列阳虚症状者，寒凉之剂不应沾唇，误用则气血冰凝，贻害无穷。

二、附子的临床应用体会

（1）附子与肉桂、干姜、丁香都具有大辛大热的特性，但是它们的个性又有区别。附子、乌头、乌喙、天雄诸物同出而异名，功能主治各异。分"祖孙三代"，川、草乌生长时间长而力小，附子虽为"孙子"，功大力宏，性走不守，通行十二经，全身上下内外无处不到。辨证属虚寒者，乃为首选。天雄功同附子，目前药源奇缺，已很少使用；肉桂性守不走，单入肾经，具有直达命门之功，专司命门火衰，治虚阳外越之疾。王冰所谓"热之不热，责之无火，益火之源，以消阴翳"，即选肉桂引火归原，导龙入海，再无他药可代。干姜则不同，能守能走，可达心、肺、脾、胃、肾，守中州温脾止泻，是暖脾胃、除虚寒、治疗肠鸣泄泻的要药。有时因病情需要，将附子、肉桂、干姜作为角药联合使用。丁香入中焦暖脾胃，有暖胃和胃之功，专治胃寒呕吐、呃逆之症，用量以粒计，因为"一粒丁香一把火，过了标准把胃灼"，一般三五粒（2～3g）即可。

（2）使用附子需要特别注意配伍技巧与煎煮方法。辨证确是真寒证方可使用，不可被真热假寒的表象所迷惑；使用时先从小量开始，具体根据虚寒轻重严格掌握附子的用量，即一份寒一份量。根据多年的使用经验，第 1 次用 10g，然后逐渐加量至有效剂量。其有效的标准是按医生嘱咐的煎服法服后症状明显改善，舌尖微麻或不麻。病退十之七八就要更方。若需要长期使用宜加薏苡仁、生姜、泽泻、通草等，以甘淡渗泄其毒，防其逐渐蓄积为害。

（3）市售附子有多种，不同制法疗效不同，毒性大小各异，医者应烂熟于心：盐附子（又称生附子）力宏毒大，没有独到的经验不可使用；焦黑色的附子毒性小，作用也小，用量宜大一些；黄色附子（皮黑中心淡黄），药力较大，初次用量宜小，应先与鲜生姜一起用开水煎煮 30min 至 1h。鲜生姜的用量与煎煮时间和附子的用量成正比，用量在 20g 以下同煮 30min 即可，用量在 40～80g 时同煮 1h 以上，再与用开水浸泡过的其他药混合煎煮。以上煎煮方法为陕西本地用法，约为海拔 1km 以下，若海拔升高则不在此例。

（4）"附子性温，无姜不热，无麻黄不通。"使用附子必须用干姜或生姜。生姜能够加强附子的温热作用，降低附子的毒副反应。因此，附子与姜同用收事半功倍之效，治疗硬皮病时必加麻黄达到宣通作用，以宣为通，以通为补。

（5）扶阳派医家敢于大剂量应用附子，在于他们对附子的毒性有独到的见解。卢崇汉先生关于附子毒性的体会是：所有的药都有毒性（实际上指的是药物的偏性），不单是附子，用得好就能治病，用不好就会害人，没有中间的路可走。陈修园在《神农本草经读》里提道："凡物性之偏处则毒，偏而至无可加处则大毒。"因此我们可以看出，物性的偏寒、偏热、偏温、偏凉都是毒。偏的小则有小毒，偏到大无可加有大毒。附子为扶阳的第一要药，是因为它有大毒，偏到了大无可加的地步，而附子的这个偏，这个大毒，正是它回阳救逆之所在。正如祝味菊先生所言："附子是心脏之毒药，又是心脏之圣药。变更附子的毒性，发挥附子的特长，医之能事毕矣。"按照现代医学研究附子的成分，其毒性主要在心脏，而抢救心衰的"参附注射液"具有起死回生的妙用。

（6）附子的应用指征：以"舌脉神色口气便"为纲，归纳为舌质淡或淡红、黯淡、青黯或者淡白，舌体胖大或有齿痕，舌苔白滑润腻、灰腻等舌无热象；脉息无神，沉细微无力或者浮空；其人四肢不温或手脚冰凉，行多安静，目瞑蜷卧，声低息短；面色唇口淡白无华，口不渴或者渴喜热饮；二便自利或者小便清长，大便稀溏。只有具备这些症状才能使用附子，万万不可非其证而用之。

三、马钱子的临床使用体会

马钱子具有通络止痛，解毒散结功效。治疗带状疱疹后遗神经痛、癫痫病、关节型银屑病、风湿性关节炎等，缓解疼痛有奇效；治疗硬皮病、皮肤瘙痒、面神经麻痹、血管炎类疾病都不可缺少。汤剂每日用量为1g，散剂每日0.3～0.6g，分2次冲服。马钱子治疗量与中毒量比较接近，用量稍有不慎，易引起毒性反应。

1. 带状疱疹后遗神经痛

带状疱疹（后遗）神经痛，为毒邪搏结络脉，不通则痛，用马钱子通络止痛，力猛效捷，有利于迅速缓解患者症状，稳定患者焦虑情绪。而根据临床经验，运用马钱子治疗带状疱疹所致的神经疼痛最具奇效。对该病证属邪毒瘀络者，常以本品合桃红四物汤化裁治疗；证属肝胆湿热者，治以本品合龙胆泻肝汤加减；证属气血虚弱者，则以本品加入八珍汤中化裁治疗。

2. 关节型银屑病

前贤所谓："气虚之处，便是邪留之所。"关节型银屑病常由寻常型银屑病发展而成，多因风湿热邪蕴结肌肤脉络，变生痰瘀，胶结不去，加之患者素禀肝肾不足，或久病及肾，真元暗耗，筋骨不荣，以致邪气深入，瘀结筋脉骨节之间，故见筋骨关节肿痛，屈伸不利等。对于病情较久，关节疼痛或畸形，常药乏效者，必得马钱子通关行瘀，使邪出有路，并止痹痛。临床应用时，常以本品合威灵仙、秦艽、青风藤、鸡血藤、半枝莲、忍冬藤，甚或乌梢蛇、蜈蚣、全虫等，伍入辨证方中治疗。

马钱子具有很强的通经络、止疼痛、散结聚、消肿毒之功，是治疗风湿、类风湿性关节炎的良药，然而医家多畏其剧毒，善用者罕有，故对其进行正确的炮制显得尤其重要。正如张锡纯所言："治之有法，则有毒者，可至无毒。"用时必须炮制到位。常用的炮制方法有甘草制、油炸、醋泡、砂炒等。韩老师喜用香油煎炸法。炮制马钱子时，应油炸或在砂子中翻炒，至皮内紫红色为度，方可入药。

马钱子中毒症状，最初出现头痛、头晕、烦躁、呼吸增强、肌肉抽搐感，咽下困难，瞳孔缩小，胸部胀闷、呼吸不畅，全身肌肉紧张，过量中毒可引起肢体颤动、惊厥、呼吸困难，甚至昏迷。然后伸肌与屈肌同时作极度收缩，对听、视、味、感觉等过度敏感，继而发生典型的士的宁惊厥症状，严重者因呼吸肌强直窒息而死。

解救之法：轻度中毒者，可用绿豆 100g，生甘草 100g，煎水频服。或蜂蜜 60g，绿豆 120g，甘草 30g，水煎频服。如果出现中度中毒，有明显抽搐症状的可用防风 6g，甘草 10g，钩藤 12g，生姜 5g，青黛 2g，冲服或水煎服。

如症状严重，应尽早送医院进行洗胃或透析等对症处理。

四、"断肠草"的临床使用体会

在古代，人们多把服用后能对人体产生胃肠道强烈毒副反应的草药叫断肠草，有资料可查的"断肠草"至少包括 10 种以上中药材或植物。断肠草在不同地区指代也不尽相同，常说的有雷公藤、狼毒、马钱子、钩吻、乌头等。历代本草对"断肠草"的记载较多。一说"断肠草"为马钱科多年生常绿缠绕性木质藤本植物，夏季顶生或腋生喇叭形黄花，成三叉状分枝聚散花序，有香气。生于村旁、路边、山坡草丛或灌木丛中。用鲜叶捣烂外敷可治疗痈疮肿毒、疥癣。其物有剧毒，此植物叶及附近青草动物不食，且避之恐不及，皆畏其毒。

另一种说法是"断肠草"为钩吻，又有金勾吻、苦吻、烂肠草、野葛、大茶药、大茶藤、葫蔓藤、毒根、山砒霜、黄藤、猪人参、麻醉藤、火把草等多种名称。攻毒拔毒，散瘀止痛，杀虫止痒，皮肤科、骨伤科都有应用；还可以杀灭蚊子的幼虫。常作外用，禁止内服。某报载沈阳市一投毒命案其使用的毒品即钩吻。

雷公藤别名也叫断肠草，但是它与钩吻没有任何联系，在植物分类上不是同一科属，属卫矛科，毒性较大，误服后可引起各个脏器、部位中毒，表现为恶心、呕吐、腹痛、腹泻，还会导致消化道、心血管、神经及泌尿系统的直接损伤。

还有认为断肠草就是马钱子，又称番木鳖。处方名多，如马前子、生马钱等不一而足。生马钱子为原药去杂质及毛茸，研末入药者，毒性特大，用时须格外小心。传说当年神农尝百草，就是因为误尝断肠草而死。

此外，在人们熟知的中药中，毛茛科的乌头、瑞香科的狼毒、大戟科的大戟等，在古代都因其具有明显的毒性而被冠以"断肠草"之名。

中药的乌头包括川乌与草乌2种。草乌也称草乌头，是一种很普通的传统有毒中药。它的家族成员不少，常见的有川乌、草乌、附子、天雄、乌喙。

乌头类植物药都含有乌头碱，乌头碱对人的毒性极强，内服对肾脏有一定毒性，一般人服用3～4mg就会出现心慌、气短、心律不齐，甚至恶心呕吐等中毒症状，超量使用会引起口唇和四肢麻痹，严重时可危及生命。草乌头生用毒性极大，多作外用。炮制后的乌头碱会被水解，毒性降低。草乌头入药一般都使用炮制过的，并且要求先煎，用量为3～6g。草乌头煎煮时间越长，毒性越小，若煎煮至舌头不感觉麻时，则近于无毒。

中医认为草乌味大辛、大苦，性大热，有很强的祛风除湿，散寒止痛的功效，治疗风、寒、湿引起的风湿病单用即可见到效果，如果与其他中药配伍使用则效果更佳。皮肤无破损时可取新鲜草乌头捣烂外敷患处，熬制成膏药局部贴敷可治疗腰膝冷痛、肩周炎、骨质增生、面神经麻痹、三叉神经痛、带状疱疹后遗神经痛、硬皮病等。

五、芒硝的临床使用体会

芒硝系硫酸盐类矿物芒硝族芒硝，经加工精制而成的结晶体，主含＋水合硫酸钠（$Na_2SO_4 \cdot 10H_2O$）。过去有朴硝、皮硝、玄明粉（元明粉）之分，朴硝杂质较多，芒硝质较纯，玄明粉质最纯，现均用精制品，不再区分。如需用粗制品，则处方注明"皮硝"。炼制红升丹时的原料之一，"七硝八矾一两银"这里的硝就是皮硝。

芒硝味咸苦，性寒，归胃、大肠经，能泻热通便，润燥软坚，清火消肿。用于实热便秘，大便燥结，积滞腹痛，肠痈肿痛。外治乳痈，痔疮肿痛。有歌诀道尽其功效："软坚药王推芒硝，泻热导滞润肠燥，瘰疬喉烂口疮绞，湿疹肛肿用之妙。"常用量为6~18g，外用量为30~50g。

《神农本草经》言其"主百病，除寒热邪气，逐六腑积聚，结痼留癖，能化七十二种石"。李时珍在《本草纲目》中说："芒硝生于盐卤之地，状似末盐，凡牛马诸皮，须此治熟。"韩老师在临床中常以本品外用，取其清热消肿，润燥软坚之功治疗如下皮肤病：

（1）鱼鳞病：芒硝外用治疗本病疗效尚称满意。方法是将芒硝用热水化开，待温度合适时温洗或热敷患部，每次20min。

（2）慢性湿疹：芒硝对湿疹所致的皮肤肥厚粗糙有苔藓样改变、干燥脱屑者，常能起到软坚散结，生肌润皮之效。患者家里有条件的，在木桶里用芒硝溶液泡浴，则疗效更佳。即使是高度过敏体质亦可如法治疗，不会引发过敏反应。

（3）油漆过敏：现代百姓家所用家具如柜子、床板、桌椅等，多为复合板，油漆面多，有人在自家新房里接触油漆常常引起皮肤过敏，轻者皮肤瘙痒，重者皮疹、红斑、丘疹并见，痒痛兼作，个别患者的眼部也出现肿胀。此时可以用芒硝溶液待凉后冷敷患处。眼部肿胀明显者，可用芒硝加桑叶浓煎，冷敷患处。此处取芒硝的消肿止痛作用。

（4）冻疮：用芒硝、黄柏各等份，煎水趁热熏洗或浸泡患部。每日1次，每次15min左右。

（5）脓疱型银屑病：用芒硝（化入）、马齿苋、野菊花、生地榆各等份，煎水滤渣取汁，待凉后用多层纱布蘸水冷敷患部。每日2次，每次15min左右。

（6）骨科术后皮肤板硬：取芒硝适量，开水溶解，趁热（以皮肤能耐受为度）将患部放入或用热毛巾蘸取芒硝溶液热敷患处。每日1~2次，每次30min。

（7）粉刺、面部红斑、激素依赖性皮炎类：将芒硝用开水化成10%的浓度待冷湿敷。每日2次，每次30min。

此外，对于掌跖角化症、毛囊角化病、垢着病、皮肤钙质沉着症、角化性皮肤病，银屑病及皮肤粗糙肥厚者，用芒硝治疗多能取效。

第二节 习惯用药经验

韩老师在50余年的皮肤病临床实践中，积累了丰富的用药经验，尤其在对药、角药和群药的使用上积累了许多宝贵经验，临床疗效较为满意。现将部分用药经验整理如下：

1. 青蒿、地骨皮

二药具有清虚热的作用，为韩老师治疗激素依赖性皮炎和日光性皮炎的必用之药。经过大量临床观察，两药配伍对紫外线过敏有良效。

2. 忍冬藤、萆薢（土茯苓）

忍冬藤除具有金银花之清热解毒作用外，又具有藤类的通经活络作用，是治疗四肢疾病的引经药，且物美价廉。萆薢与土茯苓作用相近，皆具有解毒、祛湿、通经络、利关节之效，可以相互代替。韩老师常以二药治疗发生于下肢的红斑，静脉曲张综合征及扁平苔藓等症。

3. 羌活、白蒺藜

羌活发散风寒，祛湿止痒，治表治上；白蒺藜疏肝祛风止痒。这是韩老师治疗神经性皮炎常用的一组药对，他创制的专治神经性皮炎的蒺藜丸就是以白蒺藜为君药。

4. 止痒二子：地肤子、蛇床子

二药皆具止痒作用，但地肤子性凉，蛇床子性温，地肤子宜于治疗发于全身的瘙痒。韩老师常以地肤子（炒）3份，蝉蜕1份，煎服专治小儿荨麻疹有特效。蛇床子兼能杀虫，同时也可以作为生殖器部位疾病的引经药，适宜用于二阴部位的湿疮，神经性皮炎，疥疮等。

5. 祛风主药：防风、荆芥

防风遍行周身，上清头面七窍，内除骨节痹痛，外解四肢挛急，为风中之润品。无论寒热虚实皆可选用，常与荆芥同用治疗瘙痒性、过敏性及神经功能障碍性皮肤病。荆芥是长于清利头目、咽喉及透疹的搜风解表药，还能理血；炒炭可止血，治疗紫癜及多种出血病证，治疗皮肤瘙痒常起到协同作用。韩老师常用的代表方如荆防祛风汤、消风汤、荆防败毒散等，荆芥、防风为必用之药。

6. 蝉蜕、蛇蜕

二药皆有疏风止痒功效，使用同中有异。蝉蜕宜于荨麻疹及其他风热性皮肤病。《本草纲目》载："以水煎汁服，治小儿疮疹出不快，甚良；治头风眩晕，皮肤风热，痘疹作痒，破伤风及疔肿毒疮，大人失声，小儿噤风天吊，阴肿。"《医学衷中参西录》载："善托瘾疹外出，有以皮达皮之力，故又为治瘾疹要药。与蛇蜕并用，善治周身癫癣瘙痒。若为末单服，又善治疮中生蛆，连服数次其蛆自化。以其不饮食而时有小便，故又善利小便；以其为蝉之蜕，故又能脱目翳也。"又，"蝉蜕，其前之两大足甚刚硬，有开破之力。若用之退目翳，消疮疡，带此足更佳；若用发汗，则宜去足，盖不欲于发表中，寓开破之力也"。

因蝉蜕为妊娠禁忌药，对孕妇及不能内服药的小儿荨麻疹患者，韩老师则用蝉蜕、地肤子各 30g 煎水外洗，常效佳而无虞。蛇蜕宜于有脱屑而兼具瘙痒的银屑病及玫瑰糠疹，韩老师在临床上常将蛇蜕、皂角两味同研极细末，与猪胆汁、凡士林调成膏，外涂治疗银屑病获得良效。

7. 祛油除秽：藿香、荷叶

藿香辛香微温，入脾胃、肺经，具有解表化浊（湿），和中止呕功效。荷叶入脾胃经，有升阳祛暑，清热化湿之功，出淤泥而不染，见水成珠，即祛湿极品。脂溢性皮炎、油性脂溢性脱发、痤疮患者头面部油脂堆积，洗之不尽时，在辨证方中加入藿香、荷叶祛湿除油，效不寻常。另外，口臭之病甚多，乃胃中堆腐既久，湿浊邪气上蒸之故，用藿香、荷叶泡水代茶饮，不久即愈。

8. 祛痹三药：附子（川乌、草乌）、麻黄、桂枝

附子位居温阳药之首，人畏其毒，善用者甚少。韩老师常说，对于阴寒重证，舍此别无他药。他在治疗硬皮病、寒冷性荨麻疹等病时，附子用到 30~60g，甚至更多。

麻黄为肺经专药，中空而纯表无里，在皮肤病治疗中，应把握其以下用途：

（1）抗过敏作用。如荨麻疹类过敏性皮肤病属于风寒证者。

（2）发汗及与出汗相关疾病。如无汗症、皮损部位出汗较少的银屑病、瘙痒症、鱼鳞病、汗疱疹、疣类疾病等。韩老师经常用麻黄、白矾等外用治疗汗疱疹等。

（3）皮肤病引经药。因"肺主皮毛"，所以麻黄可以作为广义的皮肤病引经之药，如经常用"麻杏薏甘汤"治疗扁平疣。复方香

附木贼汤加生麻黄煎水泡洗治疗掌跖疣即是此意。

（4）助附子加强温通作用。附子（川乌、草乌）与麻黄、桂枝同用，能显著增强附子的温通作用，《医学衷中参西录》早有明训。

（5）引邪外出，以微汗给邪就近找出路。近几年，有学者提出，银屑病是由于"感受风寒，表邪未解，内伏腠理"而引起，此说可以解释部分病例，典型用药即是"麻桂各半汤"。

桂枝有和营、通阳、利水、下气、行瘀、补中六大功效，和营为其最重要的作用，故病关营卫不和者首选桂枝，典型病例即风寒型荨麻疹。同时，因桂枝为植物之枝，故善治人体四肢头面之病，用作引经之药。

9. 止痒"三白"：白鲜皮、白蒺藜、白茅根

白鲜皮味苦，苦能燥湿而善走，内达脏腑，外行肌肤，用于湿热引起的皮肤病，如慢性湿疹、皮肤瘙痒、丘疹性荨麻疹、神经性皮炎等。

白蒺藜带刺，疏风止痒之效更强，常用于肝郁气滞引起的顽固的皮肤瘙痒性皮肤病，或因瘙痒而致情绪异常者。

白茅根清热凉血，解毒祛湿，常用于毒热入血而致的血热发斑类疾病。张锡纯认为本品"最善透发脏腑郁热，托痘疹之毒外出"，善治病毒疹、紫斑、鼻衄、银屑病、玫瑰糠疹、湿疹、药物性皮炎、淋病等。

"三白"虽同时使用，但其偏重各有不同。其中白鲜皮偏于清热解毒，除湿而止痒；白蒺藜偏于疏肝祛风止痒；白茅根偏于凉血解毒，在皮肤病治疗中有祛湿作用。又因为白茅根虽是根茎，但中空质轻，具上扬之性，还可用于头面部的血热、湿热之症，典型病例即是脂溢性皮炎、脱发、湿疹、痤疮、面部激素依赖性皮炎等。

10. 白花蛇舌草、半边莲、半枝莲

三药皆有清热解毒作用。其中白花蛇舌草解毒兼利湿，故宜于粉刺、油性脱发、酒糟鼻及其他皮脂分泌旺盛的疾病；半边莲兼有

利湿消肿作用，故宜于有渗出的湿疹及皮炎类疾病；根据临床使用效果来看，半枝莲对湿热型、血热型银屑病有良好疗效。

11. **凉血补虚：白茅根、仙鹤草、旱莲草**

三药均有凉血止血作用。白茅根《神农本草经》载："主劳伤虚羸，补中益气，除瘀血、血闭寒热，利小便"；仙鹤草止血之中兼有补益，善治脱力劳伤，故有脱力草之名；旱莲草滋肝益肾，凉血止血。三药可看作是止血药中的补益药。

12. **漆疮三药：杬木、韭菜、野菊花**

杬木药名为鬼箭羽，煎水外洗是习传已久的漆疮外用药；韭菜捣烂外敷治漆疮也有佳效；野菊花煎水外洗治疗漆疮简便易行，疗效肯定。以上三药皆为韩老师整理的民间治疗漆疮效方，机理不甚明了。因民间相传治漆（七）要比漆（七）大，用大治小，故杬木占"八"，韭菜占"九"，野菊花为"九月"，也占"九"。细究其理不外乎清热解毒而已。然药有选择性作用，专病用专药，且通过民间长期大量的临床验证，足资临床选择。

13. **祛斑之"五花"：红花、菊花、凌霄花、玫瑰花、月季花**

凌霄花性善上行，善治面、鼻血瘀、血热之症；玫瑰花和月季花为同科近亲植物，玫瑰花偏于行气解郁、利血散瘀而祛斑，月季花因每月开花，与女子月经暗合，故除具有玫瑰花功效主治外，更有调经而祛斑的作用。

因"诸花皆升"，均具有上行头面之效，故"五花"配合而善治血瘀型之黄褐斑及其他面部色素沉着病。

14. **群炭退紫癜**

"群炭"即生地炭、大蓟炭、小蓟炭、侧柏炭、棕榈炭，加上草药白茅根、地榆、仙鹤草、旱莲草、茜草、三七。

生地炭、大蓟炭、小蓟炭三药均堪重任，凉血止血，急则治标，共奏"塞流固脱"之功。侧柏炭、棕榈炭、地榆，性兼苦涩，三药同用，所谓"涩可去脱也"。茜草量小止血，量大活血，止血一般用10g，超过20g即具活血作用，类似丹参；三七以止血为主兼有活血之功。茜草与三七可看作是止血药中的活血药。

韩老师认为紫癜一症治疗分三步：先止后活再补。首先取《十药神书》十灰散急则治标，取涩流固脱之意，但不可一味止血，佐以少量活血补益之药，常获得止不留瘀、活不伤正的效果，从而也使紫癜方显得活泼灵动。

15. 白斑专药：八月札、无花果、自然铜、补骨脂、沉香、白芷、姜黄、白蒺藜、青龙衣

八月札，疏肝理气而治白斑；自然铜归肝经，有补充白斑患者微量元素不足的作用；姜黄归肝脾经，破血行气而治色素脱失；白蒺藜归肝经，疏肝祛风而治白斑，尤宜于患处瘙痒明显者；补骨脂、白芷、无花果皆含光敏成分，可刺激黑色素生长；沉香、姜黄、白蒺藜为治疗白斑之古老验方。青龙衣即核桃青皮，盛夏季节取之涂擦白斑部位，使其自然汁液均布白斑，疗效确切。近年有人试将其用于神经性皮炎的治疗，也有一些疗效。

16. 软坚散结五将：皂角刺、连翘、夏枯草、浙贝母、牡蛎

对于需要软坚散结的硬皮病、瘢痕疙瘩、囊肿、结节类疾病多选本组中药，症状减轻时，可只用生牡蛎、夏枯草。

17. 润燥五味：黄精、生地、白及、鸡血藤、地骨皮

这是韩老师外用治疗干燥、皲裂、脱屑性皮肤病的一组药，主要治疗手足干燥、皲裂等。"外治之理即是内治之理，外治之药即是内治之药"，"燥者润之"。五药相合，共奏滋阴润燥、凉血生肌作用，并有"补隙填缺"之能，对疮疡久不收口也可选用。韩老师特别指出，皮肤病的外治选药也应坚持辨证论治原则，坚决摒弃某些医者每遇皮肤病一概施用黄柏、苦参、花椒、白矾等清热燥湿之品的套路，避免"以燥治燥"之弊。

18. 治癣达表之浮萍

浮萍在皮肤病防治上主要有以下作用：一是发汗之轻剂，在不需要麻黄强力发汗时使用；二可祛风止痒，适用于风疹、湿疹、荨麻疹等；三可用于治疗白癜风，韩老师研发的"萍香丸"即以浮萍

为君药；四可善治各型脱发，与升麻同用效果更好；五可引药达表，作为引经药使用。浮萍还具有良好的解酒作用，可用于因酒引起的各种皮肤瘙痒患者。

19. 除癣杀虫之土槿皮

本品为传统燥湿杀虫药，杀虫止痒，软坚散结，为治疗皮肤疥癣的特效药，对真菌性、细菌性、病毒性等其他感染性皮肤病均有特效。此药有毒不可内服，外用时量一般为 30~60g。

20. 散结除疣之商陆

本品为泻下利水峻剂，同时具有消肿散结之功。韩老师用商陆治疗银屑病，内服外用均有良效。以白花、白茎、绿叶为正品，无毒，药名白商陆，又称野萝卜、山萝卜。红叶、红茎、红花之商陆一般不入药。

21. 软坚散结之威灵仙

本品性急善走，通行十二经脉，与附子为动药之首。除常用以除湿止痛外，民间常利用其软坚散结作用治疗鱼刺梗喉。韩老师常用其治疗硬皮病、瘢痕疙瘩、结节类皮肤病、银屑病，疗效尚称满意。韩老师以灵仙为君药配合山豆根、蜈蚣、乌梅制成"瘢痕软坚散"，用陈醋、蜂蜜调膏外敷治疗瘢痕疙瘩可获得很好的效果。

22. 善化老痰顽痰之海浮石

本品清肺化痰，软坚散结，通淋，可用于治疗痰热喘嗽，老痰积块，瘿瘤，瘰疬，淋病，疝气，疮肿，目翳等。朱震亨谓："海石，治老痰积块，咸能软坚也。"《本草纲目》云："浮石，气味咸寒，润下之用也。故入肺除上焦痰热，止咳嗽而软坚，清其上源，故又治诸淋。"《本草正》云其"消食，消热痰，解热渴热淋，止痰嗽喘急，软坚癥，利水湿"。

海浮石性味咸寒，咸能软坚，寒能清热，又体虚轻浮，能治疗痰热胶结肌肤之病证。临床上，常以本品配合连翘、浙贝母、生牡蛎、皂角刺、夏枯草等治疗痰热互结之聚合型痤疮、头部脓肿性穿掘性毛囊周围炎以及闭合性粉刺等；伍以土贝母、香附、木贼、板蓝根、蜂房、山豆根、连翘、威灵仙等水煎外洗，治疗热毒痰瘀结聚肌表的疣类皮肤病证等。

韩老师认为，海浮石虽属石类药，但不比其他石类药，其形多孔窍似肺，质轻走上而无沉降之性，专入肺经，善化肺中老痰顽痰。临床上，对于系统性硬皮病合并肺痹（肺纤维化），症见痰多、气短、呼吸表浅等，辨证属痹邪阻肺，痰瘀胶结者，常以本品合白芥子、浙贝母等治疗。另外，本品内服外用，伍入辨证方药中治疗"垢着病"，常收良效，已成为韩世荣老师治疗该病的必用之药。

23. 料姜石

《别录》谓其"主脚冷痛弱"。陕西省中医院前辈名家贾堃先生用之治疗肿瘤，取石药能软坚散结作用。韩老师用之外治硬皮病，系软皮热敷散的成分之一。根据取样对比，产于西安临潼区的料姜石微量元素含量最高，可作为首选之道地药材。

24. 合欢皮

安神解郁，活血消痈，主治心神不安，忧郁，失眠，内外痈疡，跌扑伤痛等。

合欢皮为豆科植物合欢的树皮，有安神解郁、活血消痈的功效，多用于皮肤病伴见失眠多梦、郁郁寡欢、心神不安者。

本品入心、肝二经，有安神止痒之功，常用于皮肤病证属血燥生风、心肝火旺者，如神经性皮炎、银屑病、老年性皮肤瘙痒等病，用之得当，常取捷效。

若见皮肤病证伴忿怒忧郁、烦躁不宁、失眠多梦者，常用本品使五脏安和，心志欢悦而利于某些皮肤病恢复，常单用本品或与酸枣仁、郁金等合用，伍入辨病方药中应用。本药价廉易得，可代酸枣仁，减轻病家负担，故每喜用之。

若症见皮肤痈疡、疮毒，证属热壅血瘀者，常取本品活血祛瘀，消痈止痛之功，配用蒲公英、鱼腥草、连翘等清热解毒之品，相须为用。

本品属皮类中药，有以皮达皮之作用，可引诸药外达肌表，且有活血之功，故常用以治疗多种顽固性皮肤病，病久入络，伴有气血瘀滞者，如硬皮病、皮肤淀粉样变性、银屑病、神经性皮炎等。

治疗神经性皮炎、瘙痒症、痒疹类以剧烈瘙痒为主，伴有失眠时，常配以酸枣仁、夜交藤，合称"神三药"，有安神止痒作用。内科用合欢皮取其安神解郁之功。韩老师提示此药还有活血消肿散结之效，并具有"以皮达皮"的引经作用。

25. 口咽唇舌之良药——鸡冠花

鸡冠花除常用于血热发斑的病证外，云南傣族医学认为本药还能治疗咽喉肿痛及口腔溃疡。韩老师经过长期实践，认为此药可广泛运用于口腔溃疡、白塞氏症、唇炎、口腔扁平苔藓等。对发于口、咽、唇、舌之病，在辨证用方基础上加入此药，疗效会大大提高。用量宜20～30g。

26. 虫类药：蜈蚣、乌蛇、僵蚕、全虫、土鳖虫、螃蟹、壁虎、穿山甲

虫类药性善走窜，药力峻猛，具有祛风止痒解毒、通络止痛、活血破瘀、搜经剔络功效。对于痰瘀胶结积久之顽症，难愈之沉疴，一般药物很难奏效，唯有虫类药可担当大任。如硬皮病、带状疱疹后遗神经痛、马疥（结节性痒疹）之类皮肤病顽固难愈，在处方中选加虫类药，取其善行之性入络搜风，倚其毒性之偏以毒攻毒，用之得当，常获奇效。

（1）息风通络——蜈蚣：息风镇痉，攻毒散结，通络止痛。主治风湿顽痹，疮疡，瘰疬，毒蛇咬伤等。

《本草纲目》载："按杨士瀛《直指方》云，蜈蚣有毒，惟风气暴烈者可以当之，风气暴烈，非蜈蚣能截能擒，亦不易止，但贵药病相当耳。设或过剂，以蚯蚓、桑皮解之。又云，瘰疮一名蛇瘴，蛮烟瘴雨之乡，多毒蛇气，人有不服水土风气，而感触之者，数月以还，必发蛇瘴，惟赤足蜈蚣，最能伏蛇为上药，白芷次之。然蜈蚣又治痔漏、便毒、丹毒等病，并陆羽《茶经》载《枕中方》治瘰病一法，则蜈蚣自能除风攻毒，不独治蛇毒而已也。"

《医学衷中参西录》云："蜈蚣，走窜之力最速，内而脏腑，外而经络，凡气血凝聚之处皆能开之。性有微毒，而转善解毒，凡一切疮疡诸毒皆能消之。"

蜈蚣息风止痉作用，可用于皮肤科祛风止痒方中。

其解毒散结作用，对硬皮病之皮肤顽硬、疤痕性痤疮、囊肿结节皆可选用。陕西省中医医院院内制剂"瘢痕软坚散"即以蜈蚣为主药。

其通络止痛作用，对带状疱疹之后遗神经痛有肯定疗效。

其走窜之性，韩老师将其作为通达四肢的引经药。多例疗效表明，其对发于手指部位的神经性皮炎、湿疹及其他皮肤病疗效不凡。临床处方以"条"为单位，大小相差数倍，医生应查看质量，选用长而大者 1~2 条即可，短而小者 3~5 条不等，去头足后同煎。

（2）祛风止痛——全蝎：功效与蜈蚣相近，更擅祛风止痛，带状疱疹疼痛非此不可。院内自制"疱疹止痛搽剂"即以此药为主，配以王不留和蝉蜕治疗带状疱疹疼痛屡试不爽。临床应选用清水全蝎为佳（色淡黄质轻，腹内无泥杂物）。

（3）疏风止痒——僵蚕：有疏风止痒作用，临床上多配伍蝉衣用于荨麻疹及湿疹的治疗。因僵蚕还具有散结化痰的作用，还可用于治疗局部具有"顽麻肿硬"特征的皮损。常与白芥子配合使用。现代研究僵蚕有很好的抗过敏作用，用其治疗过敏性鼻炎及咳嗽伴有咽喉瘙痒者。

（4）搜风通络——乌梢蛇：有强力祛风、活络作用，适用于顽固性瘙痒及硬皮病。根据陕西省中医医院过敏原检测报告，此药是过敏发生概率最高的单味虫药之一，用时需谨慎。临床应选用清水乌蛇为佳（色鲜质轻，腹内无泥杂物）。

（5）破血逐瘀——土鳖虫：有破血逐瘀之功，常用于硬皮病的治疗，可以配全蝎、蜈蚣、延胡索等药治疗带状疱疹后遗神经痛，也可仿"大黄䗪虫丸"之意而治疗瘢痕疙瘩或结节、瘢痕、囊肿型痤疮。

（6）通络专药——螃蟹：又名页虫、方海，是常用的接骨续伤药。韩老师认为螃蟹善于横行，故功专通络（纵者为经，横者为络）。一般的通利药物只注重通经而忽视了通络，此药可补充他药之不足，使药力纵横贯通，无所不达。同时，因螃蟹一生之中要蜕皮数次，每次蜕皮后，则换为软皮，将其用于硬皮病的治疗，符合中医取类比象的理论，使硬皮病的临床治疗别开生面。治疗硬皮病专药软皮丸、软皮热敷散均选用了此药。

（7）治疗食道痹专药——壁虎：该药功擅活血散结通络。王三虎教授擅用壁虎治疗食道癌。韩老师认为壁虎生来喜攀爬墙之上方角落，根据取类比象的理论，用此药治疗硬皮病并发食道硬化之食道痹有良效。曾在辨证方中重用壁虎治疗一例食道痹患者安装了支架，用药 6 个月后去掉支架可进食半流质饮食，整体恢复得也不错。

27. 清肺润肤——鱼腥草

本品清热解毒，归肺经，可治皮脂分泌旺盛引起的头面部实热性疾病。根据患者反馈，内服鱼腥草一段时间后，可使皮肤柔软细腻、光滑。此外，本品鲜药有腥味，但干品泡茶并无怪味，可长期饮用，对咽喉及胃部无刺激。用治实热性皮肤病及咽喉肿痛。

28. 散结除疣——桃儿七

本品祛痰散结，解毒祛瘀，治痨伤，咳嗽，吐血，胃痛，瘿瘤，瘰疬，痈肿，疔疮，跌打损伤，蛇伤等，是治疗皮肤各种疣及肿瘤的良药。韩老师常外用治疗皮肤疣及银屑病。

29. 清热解毒——灯台七

本品具有清热解毒，平喘止咳，息风定惊作用，治疗痈肿，疔疮，瘰疬，喉痹，慢性气管炎，小儿惊风抽搐，蛇虫咬伤等。韩老师常用其治疗皮肤痈毒疔疮、白疕、丹毒等各种皮肤感染性疾病。

30. 半枝莲

本品清热解毒，散瘀止血，利尿消肿，主治热毒痈肿，咽喉疼痛，肺痈，肠痈，瘰疬，毒蛇咬伤，跌打损伤，吐血，衄血，血淋，水肿，腹水及癌症等。

《泉州本草》谓本品："清热，解毒，祛风，散血，行气，利水，通络，破瘀，止痛。内服主血淋，吐血，衄血；外用治毒蛇咬伤，痈疽，疔疮，无名肿毒。"

《南京民间药草》载该药能"破血通经"。

银屑病多因血分热盛，或湿热蕴肤，复为风热之邪相为召引，内外合邪，相搏肌肤而发病。病久入络，瘀阻络脉，营卫不和，肌肤失养，而致病情加重。故银屑病之发病多与风（湿）热、血热、血瘀有着密切关系。韩老师认为，半枝莲清热解毒而不凝滞气机，又能利水而使湿热从小便去，且无燥伤阴液之弊；同时兼散瘀通络之功，既可达邪出表，又可通调营卫，以荣养肌肤，固密肌腠，使邪气不可外犯。现代药理研究证实，半枝莲抗肿瘤效果明显，具有增强机体免疫力、诱导肿瘤细胞凋亡、抗突变、抑制端粒酶活性、抑制肿瘤细胞增殖等共同的作用。故常以本品作为治疗银屑病之要药，对于血热或风热型银屑病，以及热证夹湿、夹瘀的银屑病均适用。

韩老师治疗银屑病，凡辨证属于风热的患者，组方时常以本品伍以金银花、连翘、荆芥、防风、菊花、蝉蜕等，多以半枝莲方加减；证见邪阻络瘀者，则配用当归、赤芍、红花，或威灵仙、乌梢蛇、全虫等，常用桃红四物汤化裁；证属热入血分，热瘀互结者，常合用丹皮、丹参、生地等，每以凉血四物汤加减。

31. 皮痹佳对——血竭、落得打

血竭是生肌要药，治疗皮痹肌肉萎缩时，血竭必不可少；落得打一名积雪草，功同刘寄奴，活血化瘀，软坚散结。治疗硬皮病的软皮热敷散、软皮丸、软皮膏中都加入了这两种药，以达到活血散结，生肌长肉的作用。

32. 化湿专药——荷叶

荷叶性味苦涩，平，入肝、脾、胃经，清暑化湿，升发清阳，

活血化瘀，凉血止血，用于暑热烦渴，暑湿泄泻，脾虚泄泻，血热吐衄，便血崩漏等症；荷叶炭收涩化瘀止血，用于多种出血症及产后血晕。

据中医古代文献记载，荷叶功效较多，概而言之，一则，健脾化湿，绝生湿之源。如《本草纲目》云其"裨助脾胃"，《医林纂要》又云："荷叶去湿。"二则，升发清阳，并使上蒸之湿热而下从小便出，前贤所谓"升清所以降浊也"。三则，活血止血，所谓"散瘀血，留好血"。四则，"上清头目之风热"，能上清头面郁热及风热。此外，本品还有清暑除湿、凉血、减肥降脂等功效。

韩老师认为，荷叶浮于水上，则其利水祛湿作用可知。色青入肝，质轻达表。一药而肌肤脉络之湿、热、瘀、风等诸邪并治，又气味清香微苦，悦脾快胃，可健脾升清而调后天之本。临床常以荷叶治疗湿热上蒸所致之症，如脂溢性脱发、痤疮、脂溢性皮炎、皮脂溢出等。对于脂溢性脱发，辨证属脾虚水泛，浸蚀发根，或湿热蕴阻，气血瘀滞，毛窍失养者，尤以本品为妙药。临床上，热重于湿者，伍以白花蛇舌草、丹参、生山楂等；湿盛于热者，伍茯苓、泽泻、生薏苡仁；脾虚湿盛者，伍以党参、茯苓、白术等。韩老师治疗口中异味难闻，常以荷叶、藿香等分泡水代茶饮，一周即愈。荷叶配苍术即是"清震汤"，震者肝也，此配方对脂肪肝、肥胖症及皮脂过度溢出症有良效。

第三节　丹药的临床应用体会

韩老师使用的丹药主要有红升丹和白降丹两种。

一、红升丹

红升丹包括大升丹、红粉霜、五升灵药、三仙丹、小升丹、红升药、红粉等，自古以来秘而不传，所以很多医生说，只见书上载，不见手中用。其炮制方法比较繁琐，临床运用的也就越来越少。

小升丹又称三仙丹，由水银、火硝、白矾三药为原料，经过炼丹方法炼制而成，据古书载，其处方为：水银、火硝、白矾各31.25g（用量各家不同，亦有按七硝八矾一两银比例的）。炼制方法与红升丹基本相同。其配方较红升丹简单，药力也较弱。人们通常将红升丹称为大升丹、五升灵药，以示与小升丹区别。

红升丹系由水银、火硝、白矾、雄黄等为主的矿物药，因其炼制时"结胎"在下，丹结于上，其色鲜红，故有红升丹之名。韩老师常用的炼制方法大致分以下几个步骤：

第一步：备料。取水银、火硝、明矾各31.25g，先将明矾、火硝研细，再入水银研至不见水银星为度，然后全部倾入生铁锅内，上盖无裂纹且用生姜擦过的大瓷碗，并用草纸刷上糨糊密封碗锅接缝处4～5层，外以醋调黄泥填其边缘3～4cm厚，再用煅石膏研细末醋调封固，不令泄气，待干后再以细沙覆盖碗旁，露出碗底，将碗锅用铁丝扎紧放于三角铁架上，碗底放数粒大米，并以砖压住碗底。

第二步：观火候计时炼制。火炉一个，木炭数节。将木炭烧红置于锅底，第1h宜用文火，火焰限于锅底，以防火太大使药中水银先行飞散；第2h的火候掌握到火焰刚好外窜到锅旁为佳；第3h用武火，使火焰与锅口平齐，并扇风以增强火力。此时要留神锅碗接缝处有无裂纹，若见碗口绿烟喷出或见黄赤色细粒，那是丹粉外走现象，须急用醋调黄泥补之，勿使泄气。3h后去火，待冷后轻轻除去黄泥草纸，揭开瓷碗，可见碗底粉霜状物质，其颜色为黄色或红色，形似天畔朱霞，此即成品升丹。此时将升药刮下，红色者便是红升丹，黄色者为黄升丹。将其研极细末盛瓷瓶备用，以久存为良。一次炼制所得升药的重量为19～27g不等。留在锅底中的为残渣，俗称红粉底。

本品上乘者为颜色鲜红之结块。兼有朱红或深红色者，质重，无异味，不溶于水，能溶于稀盐酸或稀硝酸中，其主要成分为氧化汞，此外尚有二硫化砷等。如果出现黑、黄、青、白等杂色，或结为针形，均是质量不好的残次品，为炼制过程中火候不当所致，可弃之不用。

红升丹的临床应用：红升丹辛、热、燥，有大毒，拔毒排脓，祛腐生肌，燥湿杀虫。清《外科真诠》称其"专治一切疮毒，溃后拔毒生肌"。《谦益斋外科医案》解释道："升者春升之气。既可祛腐，又可生新。"

《疡科心得集》谓三仙丹："治一切疮疡，溃后拔毒去腐、生肌长肉敛口。是外科必用之药。"《疡医大全》说："三仙丹小升力单，只能施于疮疖。若痈疽大症非大升不能应手。"《疡科纲要》进一步指出三仙丹的使用范围："一切溃疡皆可通用，拔毒拔脓最为应验，凡寻常之症得此已足。但湿疮有水无脓及顽疮恶腐不脱，或肛口或腐黑黏韧久溃败疡，则别有应用药末，非此可愈。"

大、小升丹都具有提脓祛腐的作用，能使疮疡内蓄之脓毒，得以早日排出，腐肉迅速脱落。大凡溃疡脓栓未落，腐肉未脱，或者脓水不净，新肌未生的情况，均可选择使用升丹。具体应用注意事项如下：

（1）红升、三仙二丹，功用相近，用法亦相似。在疡科外治药中以腐蚀、生肌、燥湿、杀虫为主。一般都研为极细末作掺药用，也可以配入油蜡膏中使用。

（2）红升、三仙二丹，都有腐蚀作用，但三仙的作用较红升为弱，红升又比白降丹的腐蚀作用弱，因此，红升、三仙仅用于溃疡创面有腐肉者及瘘管等症，不能代替针药使用。

（3）大、小升丹与白降丹都有去腐作用，但是白降丹主要是蚀肉去腐，而升丹则有化阴回阳及去腐生新的作用，创面紫黯污秽者用后可变得红活，脓水清稀者使用后脓会变稠。

（4）二丹治疗溃疡创面时也会伤及好肉，如果单用刺激性较强，因此，除用在去腐肉、化瘘管时用量略大一点外，治疗紫黯污秽之创面及脓水清稀之疮使其化阴回阳时，药量都应该轻一些。可根据不同情况配成九一丹、八二丹、七三丹、五五丹等使用。

（5）具体用法：疮口大者，可掺于疮口上；疮口小者，可黏附于药线上插入；亦可掺于膏药、油膏上盖贴。因为纯粹升丹药性太猛，在临床应用时必须加上赋形药使用，阳证一般用10%～20%的比例，阴证一般用30%～50%的比例。凡对升丹过敏者则须禁用。如病变部位在口唇、眼周要禁忌使用丹药，非用不可时当谨慎使用。

（6）古书记载，升丹须用陈久者则不痛。《医门补要》谓："新者性燥，用于提脓散内则有燃痛蚀肌之虞。用于长肉方中则无毒尽肌生之效。"但是张山雷氏有不同体会和经验，他在《疡科纲要》一书中说："此说殊不尽然，颐尝以新炼之丹试用亦未作痛。但研必极细，用时以新棉花蘸此药末轻轻弹上，止见薄薄黄色已足。如多用之则大痛矣。"又说："火候不佳，药力不及，功用必有所不逮。市肆中有炼成者，尝试用之，病者皆嫌作痛，而自制者则不痛，此必有故。"说明疼痛与药之新旧无关，与炼制时观察的火候正确与否有关。韩老师的体会是，丹药没有研得极细，用量偏大是疼痛的主要原因。

（7）红升丹、三仙丹等丹剂用瓷瓶保存为佳，如果受潮或者被阳光照射均会变质。即使用深棕色玻璃瓶储存的升丹，久置室中亦能逐渐变成黑色。

（8）不同文献中的红升丹药物组成不同，录入下面作以比较。医家们历来视丹药如至宝，秘而不传，古有"传儿不传婿，传媳不传女"之规矩，各师各教，各承家技，各自相传，各家经验、体会不同，导致药方组成不尽相同。但是其主要成分基本一致，只是药量不同而已。白降丹的成分各家不同的原因同此。

不同文献中红升丹的药物组成

来源成分	（表中药物剂量为钱，1 钱 =3g）						
	水银	火硝	白矾	皂矾	朱砂	雄黄	铅
陕西省中医医院	30	30	30				
《医宗说约》	10	40	10		5	5	
《医宗金鉴》	10	40	10	6	5	5	
《疡医大全》	10	40	20	6	5	5	
《外科真诠》	10	20	20	6	5	5	
《外科证治全书》	10	30	20		4	3	9
《陕西省中医药大学附属医院》	31	22	25				
《外科十三方考》	10	40	15		5	5	
《串雅内编》	5	8	5		2.5	2.5	
《疡科心得集》	20	20	20	10	10		

附：几种升丹衍生品使用方法

（1）九一丹（见《医宗金鉴》）。

组成：熟石膏9份，升丹1份，共研极细末贮瓷瓶备用。

功用：提脓祛腐。治疗一切溃疡流脓未尽者。

用法：将药粉掺于疮口中，或用药线蘸药插入，外盖膏药或油膏。每日换药1~2次。

（2）八二丹（经验方）。

组成：熟石膏8份，升丹2份，共研极细末贮瓷瓶备用。

功用：排脓提毒祛腐。治疗一切溃疡脓流不畅，腐肉不化。

用法：将药粉掺于疮口中，或黏附于药线上，插入疮口中。每日换药1~2次。

九一丹与八二丹均用于痈疡脓排不畅，腐肉未脱之阳证。二者都是治疗属于阳证疮疡、痈疽的，但是疮有大小之别，疡有轻重之分，痈疽有阴阳之异，使用时要有区别，不可混为一谈。九一丹用于痈疡脓排不畅，腐肉未脱之轻症；八二丹用于痈疡脓排不畅，腐肉未脱之重证。

（3）七三丹（经验方）。

组成：熟石膏7份，升丹3份，共研极细末贮瓷瓶备用。

功用：提脓祛腐。治疗流痰、附骨疽、瘰疬、有头疽等证溃后腐肉难脱，脓水不净者。

用法：将药粉掺于疮口中，或用药线蘸药插入，外盖膏药或油膏。每日换药1~2次。

（4）五五丹（经验方）。

组成：熟石膏5份，升丹5份，共研极细末贮瓷瓶备用。

功用：提脓祛腐。治疗流痰、附骨疽、瘰疬等病溃后腐肉难脱，脓水不净者。

用法：将药粉掺于疮口中，或用药线蘸药插入，外盖膏药或油膏。每日换药1~2次。

七三丹与五五丹均用于痈疽脓排不畅，腐肉未脱之阴证。二者都是治疗阴证的，但是病有轻重不同，使用略有区别：七三丹用于痈疡脓排不畅，腐肉未脱属阴证之轻症；五五丹用于痈疡脓排不畅，腐肉未脱属阴证之重证。临证当分清阴阳寒热，轻重缓急，切勿盲目使用。

二、白降丹

白降丹又称降药、白灵药、水火丹。白降丹辛、热，有大毒。功能祛腐，蚀肉，提毒，杀虫。

组成：水银、火硝、明矾、青盐、皂矾、硇砂、白信。

其炼制方法分以下几个步骤：

第一步：备料结胎。先将火硝、明矾于乳钵内研细，入青盐、皂矾、硇砂、白信，再研细后纳入水银，研至不见水银星为度，取5cm×10cm雄阳城罐（罐内须用生姜普遍擦过，以防因高温而致碎裂）置于小炭火上，缓缓将药末分次注入罐中，取微火候其熔化，并令药物烤干凝结。应注意，要严格掌握火候，勿使火力太旺，否则会导致水银完全走失。这个过程药料先溶解成液体，继之呈固态，周围现微黄色，中央最后出现白色粉末，俗称"结胎"，离火过宿冷却。

将冷却后的雄阳城罐倒扣于雌阳城罐上，以草纸刷糨糊于两罐接口处严封 3~4 层，再以醋调黄泥涂 2cm 厚、3~4cm 宽，用铁丝将两罐接口处扎紧，阴干 2h。再选择避风的场地，挖一个深 30cm 的坑洞，洞底放一个 10cm×10cm 的大碗，碗内盛满水（作冷凝用），碗上盖一铁皮圈，将接好的雌阳城罐置于碗上铁皮窟窿中，周围用细沙堆固，与地面平齐，罐底略高出地面 2cm。

第二步：观火候计时炼制。炼制过程与红升丹相同。炼制完后离火过宿冷却。去除降丹罐周围的沙土，轻轻揭去黄泥，开罐可见雌阳城罐内满布着厚厚的状如雪花样的白色粉末即白降丹，扫下收贮瓷瓶备用。以久存者为良。将留于雄罐底的药渣刮下研细贮瓶，可外用治疗皮肤癣疾。

如果将白降丹与红升丹同时结胎，借一火候同时炼制，一起炼好二丹，名曰"一火二丹术"。具有节时省力的优点。

白降丹的组成及应用。白降丹处方中的药味与分量，历代各家有所不同，但主要以水银、火硝、白矾、绿矾、朱砂、雄黄、硼砂、青盐为主。从以下附表中即可看出。

附表：不同文献中白降丹的药物组成比较

文献来源	成分（表中药物剂量为钱，1 钱 =3g）										
	水银	火硝	白矾	绿矾	朱砂	雄黄	硼砂	白信	食盐	青盐	铅
《外科正宗》	14	14	10	17	5.3	5.3	4	2	3		
《医宗金鉴》	10	15	15	15	2		2	5	1.5		
《疡医大全》	25	25	25	25					2.5		
《外科真诠》	5	6	7	1	1					3	2.5
《证治全书》	10	25	25		2		2	5	2.5		

续表

文献来源	成分（表中药物剂量为钱，1 钱 =3g）										
	水银	火硝	白矾	绿矾	朱砂	雄黄	硼砂	白信	食盐	青盐	铅
《串雅》	9	9	9	9					9		
《霉疮秘录》	50	20	47	11	30						
《医宗说约》	10	10	10	4	0.9		0.7			3	3
《外科图说》	10	10	10	4	0.6	3	3				
《外科十三方》	20	20	20	10	3	3	8			10	

除表中所选录者外，在医籍中还有不称白降丹之名而实为白降丹者。例如《外科大成》记载的五色灵药，其处方为黑铅18g，水银、枯白矾、枯皂矾、火硝各60g，青盐18g。升炼如上法即得白色灵药。

临床应用：白降丹为疡科要药，主要用于治疗痈疽肿毒之类，杂症有时偶然用之。临床主要有以下4种用法：

（1）作为峻剂腐蚀药。古代医家常用其来腐蚀疮头，代针溃脓，去溃疡内之腐肉恶肉，去瘘管中之坚韧管壁。此外，又常用其点落瘿瘤、疣痣、息肉、痔核。如《外科大全》所载用丹药之法为："须在痈疽脓成之时，且须皮壳不厚者，用水调一二厘涂于正顶上，以膏贴之。一伏时脓自泄，不需刀针。"

（2）用作发泡药。通过发泡机制促使疮毒消散，炎肿吸收。如《疡医大全》记载："痈疽初起坚硬未成脓者，用水调一二厘涂于疮顶上，不可贴膏药。少顷起一泡，挑破出水自消。"

（3）用作杀虫剂。借用其杀虫之力以治疗各种疥癣，尤其是治疗各种皮肤肥厚的皮肤病，如局限性神经性皮炎、慢性湿疹、皮肤淀粉样变、结节性痒疹等。

（4）用作抗菌剂。本品具有极强的杀菌力，能够控制溃疡创面感染。研极细末使用。

白降丹使用方法：

有一种白降丹划涂法值得仿效：皮肤常规消毒，然后用手术刀轻轻划破表皮，刀口长 0.5~1.0cm，深度以见有少量渗血为宜。用无菌牙签蘸蒸馏水，再黏附少量白降丹，涂在刀口处，无须包扎。每 2~3d 1 次，6 次为 1 个疗程。其原理是通过局部的化学腐蚀作用和持续性的物理刺激作用，达到腐蚀硬块、结节、坚皮，拔毒外出，调和气血，通畅血脉的作用。

白降丹划涂法的适应证：鸡眼、疣赘、息肉、疖肿脓成不溃者、肥厚性湿疹、扁平苔藓、局限性银屑病、神经性皮炎、结节性痒疹等。

白降丹毕竟是外用药，有一定的毒副作用，使用时还得注意以下事项：①注意患者皮肤、划点器具及术者手指的消毒。②眼、口、唇、鼻等五官附近部位谨慎使用。③对汞过敏者禁用。④使用前告知患者可能有一定的疼痛感觉，以消除其精神紧张。剧痛难忍时，可给予适当的止痛剂。⑤治疗前首先观察患者对白降丹的耐受情况，先以白降丹 2 份、凡士林 8 份配成软膏试用 2~3d，若无反应可试行本法。⑥长期使用一般 3~5 个月，部分患者有蓄积性汞中毒的可能性，预防的方法是在用药过程中，常服绿豆甘草汤，一旦出现砷汞中毒迹象，立即停用丹药，对证治疗。

第四节　自拟经验方介绍

一、消风汤

方剂组成：金银花、连翘、生地、赤芍、荆芥、防风、羌活、独活、白芷、甘草。每日 1 剂，水煎 2 次混合后早晚饭后服。

方解：本方由四组对药构成。金银花、连翘合用清热解毒，又能疏散风热之邪，治疗疮毒斑疹，其中金银花甘寒质轻，能清能散，可表里两清；连翘兼能消痈散结，还有清心除烦、清热凉血作

用；生地、赤芍合用清热凉血解毒，善祛血分之热，生地质润滋阴
兼能祛瘀，赤芍兼有活血、消痈散肿的作用；荆芥、防风是消风止
痒的首选药对，荆芥善治斑疹、疮疖兼能理血，防风还可祛湿止
痛；羌活、独活祛风除湿止痒，羌活治表治上，发散风寒，通痹止
痛；独活治里治下，治疗风寒湿痹。白芷辛温，善于解表止痛，升
阳消肿，又能止痒；甘草能入十二经，善于泻火解毒，治疗疮疡肿
毒，又可缓急止痛，调和诸药。诸药相伍，清热解毒，祛风止痒，
是治疗风热之邪在表最常用的方剂之一。

适应证：急性湿疹、接触性皮炎、日光性皮炎、过敏性皮炎、
激素依赖性皮炎、玫瑰糠疹等皮肤病，证属风热在表，皮疹以躯干
以上为主者。

加减变化：皮损在上半身者本方去独活，瘙痒剧烈者加白鲜
皮、白蒺藜、蝉蜕，属于日光过敏者加青蒿、地骨皮、茵陈，玫瑰
糠疹加紫草、板蓝根，头面部急性过敏性疾病加白茅根、野菊花、
鱼腥草等。

二、半枝莲汤

方剂组成：半枝莲、荆芥、防风、蒲公英、紫花地丁、紫草、
萆薢、野菊花、蝉蜕、白鲜皮、蛇床子、地肤子。每日1剂，水煎
2次混合后早晚饭后服。

方解：此方已被列入陕西省中医医院皮肤病院银屑病（风热
型）路径治疗用药第一方。半枝莲清热解毒；蒲公英、紫花地丁清
热解毒，消痈通淋；荆芥祛风解表止痒；防风祛风湿止痹痛；白鲜
皮、蛇床子、地肤子清热祛风，燥湿杀虫止痒；野菊花、紫草清热
凉血解毒，其中紫草又可透疹；萆薢祛风湿，止痹痛；蝉蜕搜风止
痒。全方以清热祛湿、凉血解毒、祛风止痒为主要功效，是治疗风
热毒邪引起的皮肤病最常用方剂之一。

适应证：银屑病、玫瑰糠疹等皮肤病，证属风热郁表者。

加减变化：皮损泛发全身，红斑、丘疹、大量脱屑，舌质红，

脉滑数有力，加白茅根、丹参；瘙痒剧烈加白蒺藜、合欢皮；皮损基底暗红，鳞屑厚积，加威灵仙、三棱；血热较盛者加水牛角、槐米等。

三、五花祛斑汤

方剂组成：玫瑰花、凌霄花、红花、菊花、月季花、六月雪、丝瓜络、丹皮、栀子、当归、白芍、柴胡、茯苓、白术、甘草。每日 1 剂，水煎 2 次混合后早晚饭后服。

方解：本方由"五花"合丹栀逍遥散化裁而成。方中玫瑰花、凌霄花、红花、菊花、月季花乃植物之精，质轻达上，善治头面之病。丝瓜络、红花活血化瘀，又能通络；菊花疏散风热，清肝明目；柴胡疏肝解郁；当归、白芍养血柔肝；茯苓、白术、甘草健脾和胃；丹皮清血分之郁热；栀子善泻三焦之火。诸药合用，共奏疏肝解郁，健脾养血，祛斑荣颜之功。

适应证：黄褐斑，黑变病，痤疮恢复期所留的痘印及其他色素沉着性疾病，证属肝脾不和者。

加减变化：伴有日光过敏，加青蒿、地骨皮；伴有乳腺增生，加郁金、山慈姑；伴有月经不调，加益母草、丹参；伴有胆囊炎，加金钱草、鸡内金等。

四、丹栀消风汤

方剂组成：丹皮、栀子、当归、白芍、柴胡、茯苓、白术、羌活、白蒺藜、甘草。每日 1 剂，水煎 2 次混合后早晚饭后服。

方解：本方由丹栀逍遥散加减而成。丹栀逍遥散疏肝解郁，健脾养血，治疗情绪激动，多愁善感，紧张，心烦急躁，失眠多梦等，从治病求本入手；伍入羌活治表治上，发散风寒，止痒祛湿，白蒺藜疏肝祛风止痒。全方共奏疏肝解郁，健脾养血，祛风止痒之功。

适应证：神经性皮炎、湿疹、银屑病、瘙痒症等。病情与情绪波动、失眠多梦等有关，女性常在月经前后发作或者加重者均可选择使用。

加减变化：瘙痒剧烈者加蝉蜕、荆芥、防风、乌梢蛇；失眠多梦加合欢皮；瘙痒夜甚，夜卧不安，加珍珠母、龙齿；治疗湿疹、银屑病、瘙痒症等在月经前后加重的患者，加益母草、丹参、墨旱莲；病位在身半以下者羌活易独活。

五、五生止血汤

方剂组成：生龙骨、生牡蛎、生白芍、川牛膝、生代赭石各30g（小儿适当减量）。每日1剂，水煎2次混合后早晚饭后服。

方解：此方专为鼻衄而设，乃先师高有哲生前所传。

鼻衄一病任何年龄都可发病，但以儿童多见，常常在夏天发作。儿童处在生长发育期，血热易见，肝火常旺，夏天暑热当令，两热叠加，热性炎上，迫血妄行，发为衄血。唐容川《血证论》称治疗上窍出血有三绝："宜降气不宜降火（气有余便是火），宜平肝不宜伐肝（伐肝则肝失调血之能），宜活血不宜止血（止血有留瘀之弊）。"此方重在柔肝凉血，平肝气为主，方中无一味止血药，而治疗鼻衄屡试不爽，常常只需3剂即愈。曾治长安一中年男性农民，患鼻衄多年，西医检查为血管破裂，焊接治疗多次，屡治屡犯。由他医转诊于余，予上方3剂后，喜告奇效，继进3剂，随访再未发作。

适应证：鼻衄。

加减变化：儿童根据具体年龄适当减量。伴有阴虚血热者加生地黄、麦冬、玄参。

一般3剂见效，6剂治愈，愈后多不再复发。

六、荆防止痒汤

方剂组成：荆芥10g，防风10g，金银花20g，连翘10g，生地20，赤芍10g，僵蚕10g，知母10g，白鲜皮20g，地肤子（炒）

20g，蝉蜕10g，乌梅10g，浮萍10g，苍耳子5g。每日1剂，水煎2次混合后早晚饭后服。

方解：方中荆芥辛温发散，善去血中之风；防风能发表祛风胜湿，长于祛一切风邪；加苍耳子开发肌腠，达邪外出，疏风以止痒；银花、连翘辛凉解表，清热解毒；蝉衣、浮萍疏散风热，透疹止痒；乌梅味酸敛肤，与祛风发散之剂相合，一开一阖，使邪去而正不伤，且有抗过敏作用；白鲜皮、地肤子除湿祛风止痒；生地、知母养阴生津，清热凉血；赤芍凉血活血，以使血行风灭。全方凉温并用，散中有敛，祛邪而不伤正，润养而不恋邪，共达疏风解表，清热止痒之功。

适应证：本方常用治重型荨麻疹以及血管神经性水肿等，症见风团颜色鲜红灼热，遇风受热后加重，瘙痒甚，好发于暴露部位，伴鼻塞流涕，口干咽痛，大便干结，舌红苔黄，脉浮数等，辨证属风热者。

加减变化：若正虚邪恋，病程较久者，加黄芪、白术等，以益气固表，祛邪外出；热伤营阴，肝气失和，兼腹痛者，加白芍、甘草以酸甘养阴，柔肝止痛；若风热郁表，腠理不开，见汗出不畅，或全无汗出者，加麻黄、桂枝以宣畅肌表，达肌腠，开鬼门，使邪有出路。也可辨证加入黄芪以鼓邪外出。

七、软皮丸

方剂组成：附子、桂枝、麻黄、黄芪、螃蟹、土鳖虫、浮萍、穿山甲、麻黄、石斛、当归、熟地、紫河车、血竭、积雪草、刘寄奴、威灵仙、蜈蚣等。

用法用量：将部分中药制成极细粉及部分中药提取物，制成水丸剂，每日2～3次，每次6g。小儿可根据年龄、体重适当减量，饭后温开水服。

功效主治：温阳益气，活血通络，散寒祛湿生肌。用于硬皮病、冻疮、雷诺氏病、皮肤萎缩等皮肤病。

注意事项：阴虚内热患者禁用。

八、软皮热敷散

方剂组成：血竭、生艾叶、桂枝、三棱、刘寄奴、断肠草、透骨草、料姜石、山豆根、土鳖虫、螃蟹、生麻黄、红花、黄药子、穿山龙、马笼头、穿地龙、落得打等18味（本品为粗粉碎的中草药颗粒剂，300g/包）。

功效主治：温阳活血通络，散寒祛湿止痛。用于硬皮病以及冻疮、雷诺氏病、带状疱疹后遗神经痛、皮肤淀粉样变等病。

使用方法：根据患处皮损形状及范围做成条状及饼状热敷包，每次1包，加黄酒拌湿蒸热后在局部热敷，每次30min，每日2次。

注意事项：软皮热敷散无明显副作用，仅少数患者用后可能出现皮损部位疼痛、肿胀，停用或缩短热敷时间或降低温度即可消失。硬皮病患者若用后皮损处发痒如虫行或者轻微疼痛，是治疗有效之征，不必停药。局部有破损或高烧患者忌用，孕妇及月经、哺乳期妇女禁用或慎用。严禁内服。

方解：中医称硬皮病为肌痹、顽皮、皮痹等，其病机主要是先天禀赋不足，脾肾阳虚，寒湿凝结腠理，络脉瘀阻不通。韩老师数十年来采用软皮热敷散在病变局部热敷治疗取得很好疗效，无副作用，明显优于其他疗法。方中断肠草、穿山龙、马笼头、穿地龙、艾叶等有搜风散寒胜湿、温中通络、活血散结作用；三棱、刘寄奴、料姜石、浮萍、山豆根、生麻黄、血竭有解毒消肿、软坚散结作用；透骨草善疗硬斑金疮；红花活血祛瘀生新；桂枝、黄药子能通利血脉关节，消肿散结；土鳖虫、螃蟹、料姜石可软坚散结，治疗顽痹死肌，防治癌瘤。诸药共奏温经散寒，祛风止痛，活血通络，软坚散结作用。局限性硬皮病多为局部损害，局部热敷具有药力直达病所，就近治疗之优势，故疗效卓著。临床观察，软皮热敷散治疗局限性硬皮病81例，痊愈61例，好转20例，全部有效。用药时间最短5个月，最长2年，平均11个月。

九、漏洗散

方剂组成：生地榆、苦参、苍术、黄柏、马齿苋、白矾（本品为粗粉碎的中草药颗粒剂，200g/包）。

使用方法：每次取1包，水煎后滤渣取汁。病在慢性期用药汁温洗，病在急性期用棉口罩或多层纱布蘸药汁在局部冷湿敷。每日2次，每次20min。

功效主治：具有清热解毒，除湿杀虫，收敛止痒作用，用于治疗手足癣、湿疹、丹毒、股癣、疥疮等。

注意事项：局部外伤不宜热敷；对本品过敏者禁用，过敏体质者慎用。

十、疤痕软坚散

方剂组成：山豆根、乌梅肉、五倍子、马笼头、蜈蚣。共为极细末备用。

使用方法：根据皮损大小和数量多少，每次取适量药粉用老陈醋拌湿，再用蜂蜜调成软膏状敷在疤痕处，外用黑布覆盖，胶布固定，2d换1次药。

功效主治：活血解毒，软坚散结，收敛止痒。用于治疗疤痕疙瘩、外伤性疤痕等。

注意事项：局部外伤、破损、糜烂者不宜使用；对蜈蚣过敏者禁用，过敏体质者慎用。

十一、软皮膏

方剂组成：血竭、积雪草、刘寄奴、威灵仙、麻黄、蜈蚣等。制成软膏备用（本品为中草药的极细粉及部分中药提取物配制的软膏，100g/盒）。

使用方法：每次取适量涂于皮损处，用力按摩至皮肤发热后，用保鲜膜封包半小时，再以软皮热敷散局部热敷。

功效主治：温阳活血通络，散寒祛湿生肌。用于皮痹、冻疮、雷诺氏病、皮肤萎缩等病。

注意事项：局部外伤、破损、糜烂者不宜使用；对本品过敏者禁用，过敏体质者慎用。

十二、归元散

方剂组成：肉桂、吴茱萸各等份，共研为极细粉，装瓶密封待用。

功效主治：导龙入海，引火归原。用于治疗痤疮、面部激素依赖性皮炎、化妆品皮炎、日晒疮、口腔溃疡等，证属虚火上炎或上热下寒者。

使用方法：用时取药粉 1～2g，可加少许面粉以增加药膏黏性，以醋调为膏状，做成药饼，贴敷于涌泉穴（男左女右），胶布固定，每晚 1 次。

第五节　经方、时方临床使用体会

祁尔诚在《傅青主女科》序中曰："用古方治今病，如拆旧屋盖新房，不经大匠之手，经营如何得宜。"古今中外的中医学家常以经方为母方，依辨证论治的原则而化裁出一系列方剂，在经方框架理论指导下应用。经方为可重复验证的方剂，其特点是组方严谨、药少力专、疗效可靠。

韩老师在临床应用经方古方时，既学习与掌握其严谨的组方理论和宝贵的临床经验，又注意运用中医辨证论治的方法，结合皮肤病的具体情况，对其经方古方进行灵活化裁，使方证合宜，以确保临床疗效。

韩老师常用的方剂有黄芪桂枝五物汤、桂枝汤、玉屏风散、半夏泻心汤、桃红四物汤、除湿胃苓汤、丹栀逍遥散、当归四逆汤、补中益气汤、凉血四物汤、六味地黄汤、玉女煎、清胃散、小柴胡汤、麻杏薏甘汤、栝楼薤白半夏汤、大黄䗪虫丸等。

一、黄芪桂枝五物汤

来源：《金匮要略》。

组成：黄芪9g，桂枝9g，芍药9g，生姜18g，大枣4枚。

功用：益气温经，和血通痹。

主治：营卫气血不足，风邪入侵，营血痹阻，肌肉麻木不仁，半身不遂，手足无力，脉微涩而紧等症。原方谓："血痹阴阳俱微，寸口关上微，尺中小紧，外证身体不仁，如风痹状，黄芪桂枝五物汤主之。"

方剂特点：本方从意义上说是"针引阳气"之法，但这里不用针法，因为这种血痹是"脉阴阳俱微"的，根据《黄帝内经》所说"阴阳形气俱不足者，勿取以针，而调以甘药"，用汤药而不用针治。黄芪桂枝五物汤即桂枝汤中除去甘草，增入黄芪，并以黄芪为主药，一则是因为这种病人多是虚证，再则取"治血先治气，气足则血行"之意。

临床运用与体会：

（1）本方是治疗血痹常用方剂。以四肢麻木，或肌肤不仁，微恶风寒，舌淡，脉无力为辨证要点。

（2）若风邪偏重者，加防风以祛风通络；兼血瘀者，可加桃仁、红花以活血化瘀；用于产后或月经之后，可加当归、川芎、鸡血藤以养血通络。

（3）对于皮肤病、末梢神经病变、中风后遗症等有肢体麻木疼痛，证属气虚血滞，微感风邪者，均可加味用之。

（4）本方不仅适用于血痹，亦可用于中风之后，半身不遂，或肢体不用，或半身汗出，肌肉消瘦，气短乏力，以及产后、经后身痛等。

（5）本方可重用黄芪至60g，加土鳖虫、伸筋草、浮萍、蜈蚣、麻黄、附子、乌梢蛇、王不留行等治疗硬皮病；加蜈蚣、细辛、蝉蜕治疗冻疮、寒性多形红斑；加蝉蜕、地肤子、附子、防风治疗寒冷性荨麻疹；加蜈蚣、细辛、王不留行、附子治疗雷诺氏病等。《金匮要略方论本义》："黄芪桂枝五物汤，在风痹可治，在血痹亦可治也……五物而营卫兼理，且表营卫里胃肠兼理矣。推之中风于皮肤肌肉者，亦兼理矣。固不必多求他法也。"

二、桂枝汤

来源：《伤寒论》。

组成：桂枝 9g，芍药 9g，甘草 6g，生姜 9g，大枣 3 枚。

功用：解肌发表，调和营卫。

主治：外感风寒表虚证。头痛发热，汗出恶风，鼻鸣干呕，苔白不渴，脉浮缓或浮弱者。原方谓："太阳中风，阳浮而阴弱，阳浮者，热自发，阴弱者，汗自出，啬啬恶寒，淅淅恶风，翕翕发热，鼻鸣干呕者，桂枝汤主之。"

方剂特点：桂枝汤中桂、芍相伍，二药用量相等，一治卫强，一治卫弱，一散一收，相须为用。

临床运用与体会：

（1）本方是治疗外感风寒表虚证的代表方剂。以发热，恶风，汗出，脉浮缓为证治要点。对于表虚无汗，或表寒里热，不汗出而烦躁，以及温病初起，见发热口渴，咽痛脉数者，皆不宜使用。

（2）常用此方加减治疗感冒、流行性感冒、原因不明的低热，或多形红斑、荨麻疹、皮肤瘙痒症、冬季皮炎、冻疮以及妊娠呕吐、产后病后低热等病，属阴阳营卫不和者。

（3）桂枝汤乃仲景《伤寒论》开篇第一方，"此汤本为解肌而设"，后经历代医家推衍发挥，其作用已大为开阔，尤其在皮肤病方面治验殊多。很多方剂都是从桂枝汤衍化而来，老师常用本方加味治疗月经不调，屡试不爽。

三、玉屏风散

来源：《世医得效方》。

组成：黄芪 30g，白术 10g，防风 10g。

功用：益气，固表，止汗。

主治：表虚自汗。恶风，面色㿠白，舌淡苔薄白，脉浮虚。亦治虚人腠理不固，易感风邪者。

方剂特点：补气固表为主，补中寓散，相反相成。玉屏风散中黄芪用量独重，以健脾益气，实卫固表。黄芪与防风相配，补散兼施之法，固表不留邪，祛邪不伤正，是典型的"风药壮气"用法。

临床运用与体会：

（1）本方是治疗表虚自汗证的代表方剂。以发热，恶风，汗出，脉浮缓为证治要点。常用其治疗慢性荨麻疹见有以上症状者。

（2）常用此方加减治疗感冒、流行性感冒、原因不明的低热，或多形红斑、皮肤瘙痒症、冬季皮炎、冻疮、慢性荨麻疹、产后低热等病，属阴阳营卫不和者。

（3）本方与桂枝汤功效同中有异，皆治发热、汗出、脉缓等症。但桂枝汤偏于阳虚体质，玉屏风散偏于气虚体质，玉屏风散中之黄芪以生黄芪为佳，因蜜炙有碍邪之弊；白术以土炒为宜，是"四时脾旺不受邪"之意；防风者，风病之正药也，三药相合，益气固表，尤宜于缠绵难愈的荨麻疹、多形红斑，及受邪加重的"复感复发"之疾。防风用量略大于白术效果更佳。散剂的功效大于汤剂，此乃"王道无近功，常服多有益"之意。

四、半夏泻心汤

来源：《伤寒论》。

组成：半夏 12g，黄芩、干姜、人参各 9g，黄连 6g，大枣 3枚，炙甘草 9g。

功用：寒热平调，散结除痞。

主治：寒热互结之痞证。心下痞，但满而不痛，或呕吐，肠鸣下利，舌苔腻而微黄。原方谓："伤寒五六日，呕而发热者，柴胡汤证具，而以他药下之，柴胡证仍在者，复与柴胡汤。此虽已下之，不为逆，必蒸蒸而振，却发热汗出而解。若心下满而硬痛者，此为结胸也，大陷胸汤主之。但满而不痛者，此为痞，柴胡不中与之，宜半夏泻心汤。"《金匮要略·呕吐哕下利病脉证治》谓："呕而肠鸣，心下痞者，半夏泻心汤主之。"

方剂特点：半夏泻心汤是小柴胡汤去柴胡、生姜，加黄连、干姜而成，配伍体现了寒热并用、辛开苦降之法。脾喜燥恶湿，胃喜润恶燥，脾胃不和，非得辛开苦降之法才能见效。方中半夏、干姜辛开散寒结，温胃止呕；黄连、黄芩苦降泄热结，清肠止泻。故寒热分解，升降复常，痞满自消。

临床运用与体会：

（1）凡中气虚弱，寒热互结，升降失常，而致肠胃不和者，多用本方治疗。以心下痞满，呕吐泻痢，苔腻微黄为证治要点。

（2）痞证呕甚而中气不虚，或舌苔厚腻者，可去人参、大枣，加枳实、生姜以理气止呕。

（3）急慢性胃肠炎、慢性结肠炎、神经性胃炎、慢性肝炎、早期肝硬化等，属中气虚弱，寒热互结，症见痞、呕、下利者，均可应用。

（4）本方尤宜于治疗脾胃不和型荨麻疹，凡皮肤病辨证属寒热错杂、痰湿阻滞中焦者皆可投之，常用于湿疹及皮炎的善后治疗。与甘草泻心汤甘草用量不同而异。韩老师宗"上下交病取乎于中"之意，用甘草泻心汤治疗白塞氏病兼有口腔、外阴症状者屡试不爽。

五、桃红四物汤

来源：《医宗金鉴》。

组成：熟地黄 12g，当归 9g，白芍药 9g，川芎 6g，桃仁 9g，红花6g。

功用：养血活血。

主治：妇女经期超前，血多有块，色紫稠黏，腹痛等。

方剂特点：桃红四物汤是在四物汤的基础上加桃仁、红花，因此偏重于活血化瘀，适用于血瘀所致的月经不调、痛经等。

临床运用与体会：

（1）色素脱失性皮肤病，加浮萍、八月札、白蒺藜、自然铜、菟丝子、补骨脂等；色素沉着性皮肤病，加"五花"、六月雪、丝瓜络等。

（2）顽固性脱发久治不愈者，久病多瘀，毛窍闭塞。治当活血通窍，加侧柏叶、松针、菊花、白芷等。

（3）痤疮之辨证属血瘀者加软坚五将、白芥子、白花蛇舌草。

（4）斑块或钱币状银屑病瘙痒不明显，属血瘀型者加威灵仙、半枝莲、合欢皮、丹参、白商陆等。

（5）皮肤淀粉样变、紫癜性皮炎、扁平苔藓等发于下肢者加川牛膝、木瓜、合欢皮、虫类药。

（6）本方是活血化瘀的基础方，王清任逐瘀诸方皆以其化裁而来。凡病在头面者，可选通窍活血汤；病泛发于全身者，可选血府逐瘀汤、身痛逐瘀汤；发于少腹者，可选少腹逐瘀汤，临床上常用于硬皮病、银屑病、脱发、神经性皮炎、色素沉着或脱失等。古训"久病多瘀、怪病多瘀"，临证束手无策时，本方可供选择。

六、除湿胃苓汤

来源：《医宗金鉴》。

组成：苍术、厚朴、陈皮、猪苓、泽泻、茯苓、白术、滑石、防风、栀子、木通各9g，肉桂、甘草各3g。

功用：清热祛风，健脾燥湿，和中利水。

主治：带状疱疹（湿盛型缠腰火丹），湿疹（湿疮），银屑病（寒湿性白疕）。

方剂特点：温阳与清利并用，健脾与行气兼施，温而不燥，补而不滞。

临床运用与体会：本方常用于治疗带状疱疹、慢性及亚急性湿疹、天疱疮类皮肤病、神经性皮炎、皮肤瘙痒症、银屑病以及其他疱疹性和渗出性皮肤病等辨证属水湿为患者。

如虑木通有毒，可以通草易之。一般情况下用桂枝不用肉桂，但发于阴部或生殖器之皮患，还应以木通、肉桂效佳。发于下肢者，常加入萆薢、生薏苡仁之类。本方是治疗天疱疮类皮肤病慢性期的代表方，使用本方应以舌质淡红，苔白厚腻为主要指征。

七、丹栀逍遥散

来源：《内科摘要》。

组成：当归、芍药、茯苓、白术（炒）、柴胡各6g，牡丹皮、炒山栀、炙甘草、生姜、薄荷各3g。

功用：养血健脾，疏肝清热。

主治：肝郁血虚生热证。或烦躁易怒，或自汗盗汗，或头痛目涩，或颊赤口干，或月经不调，少腹胀痛，或小便涩痛，舌红苔薄黄，脉弦虚数。

方剂特点：本方由逍遥散加丹皮、山栀而来。当归、芍药与柴胡同用，补肝体而助肝阴，血和则肝和，血充则肝柔，丹、栀清郁热。诸药合用，使肝郁得疏，血虚得养，脾弱得复，郁热得清，气血兼顾，体用并调，肝脾同治。

临床运用与体会：黄褐斑、神经性皮炎、湿疹、口疮、痤疮、银屑病等辨证属肝脾不和、肝郁化火者皆可使用。

本方适宜于神经及精神因素相关的皮肤病，如神经性皮炎、银屑病、瘙痒症、痒疹等。常加乌梢蛇、合欢皮、羌活、荆芥、防风、白蒺藜等。神经性皮炎患者临床常伴有焦虑、烦躁、喜怒无常、紧张、压力大、失眠等。高智商、高职位及忙碌人群选用此方最为合拍。

八、当归四逆汤

来源：《伤寒论》。

组成：当归12g，桂枝9g，细辛3g，芍药9g，炙甘草6g，通草6g，大枣5枚。

功用：温经散寒，养血通脉。

主治：血虚寒厥证。手足厥寒，口不渴，或腰、股、腿、足疼痛，舌淡苔白，脉沉细或细而欲绝。原方谓："手足厥寒，脉细欲绝者，当归四逆汤主之。"

方剂特点：本方以桂枝汤合细辛、通草、当归而成，加强了温与通的作用，使发于四末的阳虚症治疗上更有方向性及针对性。

临床运用与体会：

（1）本方为素体血虚寒凝经脉所致之证而设。以手足厥寒，脉细欲绝，舌淡为证治要点。本方加黄芪可治疗冻疮、寒冷性多形红斑、雷诺氏病等。

（2）治疗腰、股、腿、足疼痛属血虚寒凝者，可酌加川断、牛膝、鸡血藤、木瓜等活血祛瘀之品；加吴茱萸、生姜，可治本方证内有久寒，兼有水饮呕逆者；用治妇女血虚寒凝之经期腹痛，及男子寒疝，睾丸掣痛，牵引少腹冷痛，肢冷脉弦者，可酌加乌药、茴香、良姜、香附等理气止痛；用治手足冻疮，不论初期未溃或已溃者，均可加减运用。

（3）血栓闭塞性脉管炎、无脉症、小儿下肢麻痹等属血虚寒凝者，可用本方加牛膝、木瓜、蜈蚣、土鳖虫、黄芪等。

（4）用于寒性荨麻疹、硬皮病早期及雷诺氏综合征、冻疮、寒冷性多形红斑，同时可用药渣煎汤外洗，能明显提高疗效。

九、补中益气汤

来源：《脾胃论》。

组成：黄芪18g，甘草9g，白术9g，人参6g，当归3g，升麻

3g, 柴胡 3g, 陈皮 3g。

功用: 补中益气, 升阳举陷。

主治: 原方阐述应用指征为, "气高而喘, 身热而烦, 其脉洪大而头痛, 或渴不止, 其皮肤不任风寒而生寒热"; "内伤脾胃, 乃伤其气; 外感风寒, 乃伤其形。伤其外为有余, 有余者泻之; 伤其内为不足, 不足者补之。内伤不足之病, 苟误认作外感有余之病而反泻之, 则虚其虚也"。唯以甘温之剂, 补其中而升其阳。

(1) 脾胃气虚证。饮食减少, 体倦肢软, 少气懒言, 面色㿠白, 大便稀溏, 脉大而虚软。

(2) 气虚下陷证。胃下垂, 脱肛, 子宫脱垂, 久泻, 久痢, 崩漏等, 气短乏力, 舌淡, 脉虚者。

(3) 气虚发热证。身热, 自汗, 渴喜热饮, 气短乏力, 舌淡, 脉虚大无力。

方剂特点: 方以参芪为君, 伍四君而去茯苓乃去向下之势, 用当归是气血同源之理, 柴胡、升麻升提前药之势, 佐少许陈皮使气机灵动, 补而不滞。

临床运用与体会:

(1) 本方为李杲根据《黄帝内经》"损者益之""劳者温之"之旨而制定。为补气升阳, 甘温除热的代表方。以体倦乏力, 少气懒言, 面色㿠白, 脉虚软无力为证治要点。

(2) 本方在临床应用范围甚广, 如内脏下垂、久泻、久痢、脱肛、重症肌无力、乳糜尿、慢性肝炎等; 妇科之子宫脱垂、妊娠及产后癃闭、胎动不安、月经过多; 眼科之眼睑下垂、麻痹性斜视等, 属脾胃气虚或中气下陷者, 均可加减应用。

(3) 本方升阳举陷, 凡皮肤病属气虚不举者皆可选用。如脱发、头面部的硬皮病、黄褐斑、面部皱纹、耳鸣、头晕等。也可作为大病、久病之后及放疗、化疗之后的补益调理方剂。可伍入黑附片而起到升压作用。韩老师曾使用此方加辛夷花、青蒿治愈一例气虚型酒糟鼻。

十、凉血四物汤

来源：化裁自《医宗金鉴》。

组成：当归10g，生地20g，川芎10g，赤芍10g，黄芩10g，丹皮10g，栀子10g，陈皮10g，红花10g，枳壳10g，甘草6g。

功用：清热凉血，养血活血，健脾化瘀。

主治：寻常痤疮、脂溢性皮炎、脂溢性脱发、激素依赖性皮炎、酒糟鼻、面部皮炎、日光性皮炎、过敏性紫癜、结节性红斑、银屑病、荨麻疹等。

方剂特点：方由四物汤合黄芩、山栀、陈皮、丹皮、枳壳、红花、甘草而成，凉血之中有活血、清热之中有燥湿，佐陈皮、丹皮、枳壳皆是"以皮治皮"之意。

临床运用与体会：本方运用极为广泛，凡脂溢性皮炎、湿疹、粉刺、脱发、酒糟鼻、日光性皮炎，辨证属"血分有热"者，均可服用。

在运用时可随病加减，如寻常痤疮、脂溢性皮炎、脂溢性脱发加白花蛇舌草、荷叶、桑白皮等；酒糟鼻、日光性皮炎加青蒿、地骨皮、茵陈等；过敏性紫癜以生地炭易生地，加茜草、棕榈炭、地榆、仙鹤草、墨旱莲等。

皮肤科常用的"消风散"（《外科正宗》方）属辛凉重剂，鲜有不伤脾胃者。本方属辛凉平剂，取舍得宜，临证中使用范围最广。

十一、六味地黄汤

来源：《小儿药证直诀》。

组成：熟地黄24g，山萸肉、干山药各12g，泽泻、牡丹皮、茯苓各9g。

功用：滋阴补肾。亦即王冰所说："壮水之主，以制阳光。"

主治：肾阴虚证。腰膝酸软，头晕目眩，耳鸣耳聋，盗汗，遗精，消渴，骨蒸潮热，五心烦热，舌燥咽痛，发落齿摇，足跟作痛，大便干，小便黄，以及小儿囟门不合，渴喜冷饮，舌红少苔，脉沉细数。

原方谓："治肾怯失音，囟开不合，神不足，目中白睛多，面色㿠白等。"

方剂特点：本方三补三泻，补大于泻，于肝脾肾三脏兼顾，由仲景"肾气丸"去桂、附而来，从而功专滋阴。适用于一切肝肾阴虚之症。

临床运用与体会：

（1）本方是治疗肾阴虚证的基本方。以腰膝酸软，头晕目眩，口燥咽干，舌红少苔，脉沉细数为证治要点。

（2）若阴虚而火旺盛者，加知母、玄参、黄柏等以加强清热降火之功；兼有脾虚气滞者，加焦白术、砂仁、陈皮等以防碍气滞脾。

（3）慢性红斑狼疮、皮肌炎、鱼鳞病、糖尿病并发皮肤瘙痒、紫癜性肾炎、白塞氏病、脱发、白癜风、更年期皮肤瘙痒症等属肾阴虚弱为主者，均可选择加减应用。

（4）韩老师常以本方加味治疗红斑狼疮之稳定期，效果肯定；治疗与遗传有关的各种皮肤病以为基础方；同时，本方与补中益气汤合用，可明显改善使用放疗、化疗等"克伐"药的副作用。

十二、玉女煎

来源：《景岳全书》。

组成：石膏 30g，生地 20g，麦冬 10g，知母 10g，牛膝 10g。

功用：清胃热，滋肾阴。

主治：胃热阴虚证。各种原因引起的唇炎、口周皮炎、口舌生疮、齿松牙衄、烦热干渴，舌红苔黄而干。亦治消渴，消谷善饥等。原方谓："治水亏火盛，六脉浮洪滑大，少阴不足，阳明有余，烦热干渴，头痛牙疼，失血等症。若大便溏泻者乃非所宜。"

方剂特点：本方由白虎汤化裁而来，加麦冬、生地增强养阴止渴之力，佐牛膝有引热下行之意，与六味地黄丸相比，清热养阴之力更强，而补益之力稍逊。

临床运用与体会：临床以牙痛齿松，烦热干渴，舌红苔黄而干为证治要点。凡胃火炽盛，肾水不足之唇炎、口周皮炎、牙衄等，皆可选择本方加减治疗。

（1）唇炎、口周皮炎类可加鸡冠花，且宜重用。

（2）血分热盛，齿衄出血量多者，加玄参以增清热凉血之功。

（3）牙龈炎、糖尿病、急性口腔炎、舌炎等属阴亏而胃火盛者，可加天花粉、生山药。

（4）临床常以本方治疗干燥综合征、口唇疾病、口周皮炎、口腔溃疡、扁平苔藓、白塞氏综合征属于胃阴虚者。

十三、清胃散

来源：《脾胃论》。

组成：生地黄 15g，当归 10g，牡丹皮 9g，黄连 6g，升麻 9g。

主治：胃火牙痛。牙痛牵引头疼，面颊发热，其齿喜冷恶热；或牙龈出血；或牙龈红肿溃烂；或唇舌颊腮肿痛；口气热臭，口干舌燥，舌红苔黄，脉滑数。

功效：清胃凉血。

方剂特点：本方与玉女煎相比增强了凉血药味，而突出升麻一味，升麻为阳明经之引经药，提示更注重唇、舌、牙之实热及邪热。

临床运用与体会：本方为治牙痛的常用方剂，凡胃热证，或血热火郁者均可使用。以牙痛牵引头痛，口气热臭，舌红苔黄，脉滑数为证治要点。

（1）若兼肠燥便秘者，可加大黄以导热下行。

（2）口渴饮冷者，可加石膏，以清热生津。

（3）胃火炽盛之齿衄，可加川牛膝，导热下行。口腔炎、牙周炎、三叉神经痛等属胃火上攻者，可用本方治疗。

（4）临床常以本方合玉女煎治疗干燥综合征、口唇疾病、口周皮炎、口腔溃疡、扁平苔藓、白塞氏综合征等属胃阴虚者。同时两方相合还可以明显降低血糖，治疗糖尿病之属于"中消"者。方中之升麻不可少，可作为口腔病之引经药。常伍以大剂鸡冠花治疗咽、舌、唇、齿病，效果良好。

十四、麻杏苡甘汤

来源：《金匮要略》。

组成：麻黄 6g，杏仁 6g，甘草 3g，薏苡仁 12g。

主治：风湿一身尽疼，发热，日晡所剧者。

功效：解表祛湿。

方剂特点：本方实为"三拗汤"加薏苡仁而成，发汗解表，祛湿利水并用，解表中增强了祛湿作用，使寒湿之邪一并而去。

临床运用与体会：本方主治风湿喘症、风湿咳嗽、风湿痹症、咽喉发热。

韩老师用此方加桃红四物汤、香附木贼汤取名"三合祛疣汤"，治疗皮肤各种疣。"三拗汤"有引药达皮的作用，同时也可以引邪外出。薏苡仁利水渗湿，结合现代医学研究，薏苡仁有良好的抗病毒作用，有类似干扰素样物质。

十五、栝楼薤白白酒汤

来源：《金匮要略》。

组成：栝楼实 12g，薤白 9g，白酒适量。

主治：胸痹。胸中闷痛，甚至胸痛彻背，喘息咳唾，短气，舌苔白腻，脉沉弦或紧。

功效：通阳散结，行气祛痰。

方剂特点：栝楼祛胸膈之痰，薤白通阳散结，白酒增加活血之力，更适于痰瘀互结之症。

临床运用与体会：

（1）本方是治疗胸阳不振，气滞痰阻之胸痹证的基础方剂。以胸痛，喘息短气，舌苔白腻，脉弦紧为证治要点。

（2）若寒邪较重者，可酌加干姜、桂枝、附子等以通阳散寒；气滞甚者，可酌加厚朴、枳实以理气行滞；兼血瘀者，可酌加丹参、赤芍等以活血祛瘀。

（3）冠心病心绞痛、非化脓性肋软骨炎、肋间神经痛等，属胸阳不振，痰浊内阻见症者，可加减用之。

（4）《王旭高医书六种·退思集类方歌注》："薤白滑利通阳，栝楼润下通阴，佐以白酒熟谷之气，上行药性，助其通经活络，而痹自开。胸中阳也，而反痹，则阳不用矣。阳不用则气上下不相顺接，其津液必凝滞而为痰，故喘息咳唾，胸背痛，短气等证见矣，脉紧沉迟为阳虚之验，故主以通阳。"

韩老师临床取其上走胸背之性而作为带状疱疹后遗神经疼的主方，若带状疱疹发生在胸背部以本方为主药，重用栝楼至15～30g，配合活血化瘀、通络止痛药，常能药到病除。

十六、大黄䗪虫丸

来源：《金匮要略》。

组成：大黄300g，黄芩60g，甘草90g，桃仁60g，杏仁60g，芍药120g，干地黄300g，干漆30g，虻虫60g，水蛭60g，蛴螬60g，䗪虫30g。

主治：五劳虚极，干血内停证。虚劳内有干血，形体羸瘦，腹满不能饮食，肌肤甲错，两目黯黑；亦治妇女经闭，腹中有块，或胁下癥瘕刺痛。

功效：祛瘀生新。

方剂特点：本方诸药合用以通为补，祛瘀生新，缓中补虚。共奏祛瘀血、清瘀热、滋阴血、润燥结之效。

临床运用与体会：本方功能祛瘀生新，其中诸虫类药均有通经活血、软坚散结之功，韩老师常用其治疗结节性痒疹、皮肤各种疣、鱼鳞病、毛囊角化病、囊肿性皮肤病、聚合性痤疮、肿瘤、瘢痕疙瘩及硬皮病等。皮损在头面部者，用正常量的三分之一，取其轻扬上行之势，缓以图功。

注意：月经期、患有出血性疾病、血友病等忌用。

十七、六神丸

来源：六神丸系江南姑苏雷氏方，问世于清朝同治三年（1864年），据《喉科心法》记载。

组成：蟾酥2份，牛黄3份，冰片2份，麝香3份，雄黄2份，珍珠粉3份。本药属国家保护的处方中成药，为喉科专药。

功效：具有清热解毒，消炎止痛的功效，无论内服外用，均有特效。

使用体会：韩老师已将其使用范围扩大至多个皮肤病种，如疮疖、痈肿、毛囊炎、毒虫咬伤、无名肿毒等，对治疗一些病毒性、细菌性皮肤病也有肯定的疗效。

兹举韩老师以之治疗缠腰火丹的验案：

患者李某，男，59岁，初诊日期：1978年8月19日。左腰腹部簇集性红斑、水疱呈带状分布，疼痛逐渐加重，舌红苔黄腻，脉象弦而有力。诊断为左腰部带状疱疹。给予龙胆泻肝丸，每日2次，每次6g，口服；外用六神丸100粒，研细末用白醋调成糊状涂于患处，每日3次。2d疼痛减轻，3d后皮损干燥结痂，6d后痂脱落，疼痛消失，病告痊愈。

十八、合方

合方就是根据病情，将几个方剂组合在一起。如治疗急性胃痛用三合汤、四合汤；治疗带状疱疹后遗神经痛用四合止痛汤；治疗皮肤疣用祛疣三合汤；治疗荨麻疹用桂枝汤加玉屏风汤；治疗脱发常用神应养真汤加二至丸；治疗肝郁脾虚型黄褐斑常用逍遥散加完带汤。

韩老师常说，书本上讲的病是单独的一个病一个病地讲，方剂也是一个方剂一个方剂地讲，而病人的体质不同，禀赋的寒热阴阳不同，工作性质及所在的环境不同，这时就要灵活使用经方，有时将几个方合在一起使用，称为"合方"。

1969年韩老师随师父出诊，在农村由于饮食不洁或不节的原因，胃脘疼痛的病人特别多，师父常给韩老师讲治疗胃脘疼痛的大法，"痛在心口窝，三合并四合"。胃脘疼痛症状比较轻的病人使用三合汤，即丹参饮加左金丸加金铃子散，3个方剂组合在一起；疼痛症状比较严重的病人使用四合汤，即三合汤再加百合汤。治疗胃脘疼痛效果特别好，一般1剂止痛，2剂病愈。

受师父使用合方治病的启发，韩老师治疗皮肤各种疣类疾病时，将常用的桃红四物汤、麻杏薏甘汤、香附木贼汤3个方剂组合在一起，取名"祛疣三合汤"，内服治疗皮肤各种疣，达到了意想不到的效果。

带状疱疹后遗神经痛是皮肤科比较棘手的疾病，韩老师将常用的桃红四物汤（病位在头部者用通窍活血汤）、芍药甘草汤、金铃子散、栝楼薤白汤4个方剂组合在一起，取名"四合止痛汤"，加乳香、没药、全蝎，内服治疗带状疱疹后遗神经痛，屡试不爽。

韩老师治疗慢性荨麻疹，辨证属于营卫不和型时常常选择桂枝汤加玉屏风汤治疗；治疗脱发常用神应养真汤加二至丸；治疗肝郁脾虚型黄褐斑常用逍遥散加完带汤治疗，都能取得很好的效果。

第六节　丹栀逍遥散加减
治疗皮肤病经验

韩老师在50多年的工作实践中积累了丰富的临床经验，他认为很多皮肤病的发生和加重与情绪变化密切相关。肝有五怕：郁闷、熬夜、酒、药、胖，而这些原因的形成与现代人的生活压力大息息相关。常说女子十病九郁，实践中男性肝郁患者也很常见。在皮肤科因肝郁引起的常见疾病如神经性皮炎、脱发、瘙痒性皮肤病、银屑病、黄褐斑、皮肤淀粉样变性、扁平苔藓、瘙痒症等，实验室检查一般没有阳性结果，皮肤症状非常明显，患者痛苦之情难以言表，现代医学又无特效药物。韩老师认为这类皮肤病常由情志失调，肝郁气滞日久引起肝脾不调，致肝郁脾虚引起皮肤功能紊乱而发病。有的皮肤病兼有肝郁脾虚证，有的本身就是肝郁脾虚证，有的初发时为他证，失于及时正确调理，则演变成肝郁脾虚证。只要表现为皮肤色斑、瘀斑、青斑或紫斑、赘生物以及麻木、疼痛、瘙痒、脱发等，病程较久，以胸胁胀满、善太息，性急易怒，脉弦为主要指标，女性出现月经不调，经期前后皮肤病加重，乳房作胀等征象均可用疏肝理气健脾法治疗。韩老师常用的方剂是丹栀逍遥散加减。本方又称加味逍遥散，出自《内科摘要》，由丹皮、栀子、当归、柴胡、白芍、白术、茯苓、甘草、生姜、薄荷组成，疏肝解郁，养血健脾，主治肝郁血虚脾弱，郁久化热等证。韩老师应用本方治验多例。

一、神经性皮炎

屈某，男，36 岁，2002 年 8 月 23 日初诊。颈部及四肢伸侧，骶骨部皮肤粗糙瘙痒反复发作 10 年余，近 2 年来复发并加重，已延及上睑部及耳后，皮肤变粗变厚，晚间瘙痒加重，不能入睡，情绪波动时加重。平时性格急躁，爱发脾气，多梦易醒，伴有两胁胀满，善太息，舌质红苔白，脉弦滑。西医诊断：泛发性神经性皮炎；中医诊断：牛皮癣。治宜疏肝理气，健脾祛风止痒。方用丹栀逍遥散加羌活、白蒺藜、合欢皮、乌蛇、荆芥、防风。每日 1 剂，水煎分 2 次服，不用其他西药及外用药，嘱其保持心情舒畅，注意休息。服 7 剂后瘙痒明显减轻，皮肤已变滋润柔软。继用前方水煎服，每日 1 剂，共服 21 剂，皮肤基本恢复正常，胁胀等症已消，病告痊愈。

按语：神经性皮炎多由精神神经因素引起，主要表现为皮肤剧烈瘙痒、粗糙、苔藓化，常因情绪波动而诱发或加重。本病的特点是阵发性剧烈瘙痒，皮疹有特发区域，部位相对固定。其症状在皮肤，但病之根本在肝经。因情志不遂，郁闷不舒，导致肝郁气滞脾虚，气血运行失调，则急躁易怒，胁胀，善太息，外应于肝经之络脉，凝滞于肌肤则表现为皮肤剧痒难忍。西医无特殊疗法，中医治疗应重视调理肝脾，理气祛风止痒。选用原方重在疏肝理气，佐以健脾兼清郁热，加羌活引药入足太阳膀胱经，使药力直达病所，且有祛风止痒作用；加蒺藜、荆防疏肝祛风止痒，配合欢皮既有安神止痒散结作用，又能以皮达皮，引药达表；乌蛇乃搜剔之品，功善祛风通络止痒。皮肤粗糙顽厚，必借乌蛇之类搜剔窜透，方能使浊去凝开，经行络畅，邪除正复。诸药相伍正切病机，故收效甚佳。

二、性病恐怖症

李某，男，27 岁，1997 年 6 月 20 日就诊。患者 5 个月前有不洁性行为，4d 后即感尿道口发痒，龟头灼热发红，排尿不适，在某市医院作 PCR 及支原体培养（＋），诊断为非淋菌性尿道炎。使用罗红霉素、利福平、阿奇霉素等联合治疗数月，支原体培养（－）。自觉症状没有全部消失，继而出现头痛、心悸、纳减、失眠多梦、性功能减退、阴部潮湿等症。检查：系统检查未见异常，尿道口无红肿，挤压无异常分泌物排出。支原体培养 3 次为阴性，血尿常规及前列腺液检查 2 次均正常，梅毒血清反应 USR、RPR（－）。舌红，苔白润，脉弦滑。西医诊断：性病恐怖症；中医诊断：郁症，证属肝郁血虚，湿热下注。治以丹栀逍遥散加味。处方：柴胡、白术、当归、丹皮、栀子、合欢皮、茯苓、桃仁、鸡内金、白芍、酸枣仁、甘草、薏苡仁。配合心理疏导排除性病疑虑。服药 10 剂后，自觉症状明显减轻，但仍觉阴囊潮湿，尿道口轻度灼热，大便秘结。原方加大黄，继服 6 剂，同时用加味二妙散（苍术、黄柏、透骨草、苦参、白矾等）煎水温洗阴部，每天 2 次，2 日 1 剂，3 周后所有症状消失，追访 3 个月未复发。

按语：性病恐怖症为一种本人无法控制，难以摆脱的强迫情绪，实际并无性病或性病已痊愈。此类病人多性格内向，长期心情抑郁，情绪不宁，自觉症状不断加重而不能自拔，中医辨证应属郁证范畴。韩老师采用逍遥散加味，补肝血，疏肝郁，佐以祛瘀安神药。同时结合心理疏导，打消患者恐惧心理及精神负担，治愈此病。

三、黄褐斑

陈某，女，32 岁，2002 年 6 月初诊。患者于 3 年前人流后面部出现色素斑，以鼻根及两颧部为主，范围逐渐扩大，颜色渐加深，伴心烦急躁，夜寐多梦，月经提前 8d 左右，经血量少，色黑，舌淡红苔白，脉弦涩。西医诊断：黄褐斑；中医诊断：面尘。因人流后气虚血弱，血不荣肤，血虚生热，加之急躁易怒，肝郁气滞，肤失所荣使颜面生褐斑，月经延期，治宜疏肝健脾，养血活血消斑。方用逍遥散加丹皮、红花各 10g，郁金 15g，玉竹、黄芪各 30g（取名丹栀祛斑汤）。每日 1 剂，水煎服。并嘱其避免日晒。服 10 余剂后色斑大减，遵原方加菊花 10g，继服 20 余剂，病告痊愈。

按语：现代医学认为黄褐斑的发生原因复杂，主要与内分泌失调有关，日晒及情绪不佳时加重，目前缺乏有效的治疗手段。本案与人流有关，七情不遂引起色素斑，日久则气滞不能行血，瘀血停滞而发生色素斑，故选用逍遥散疏肝理气、解郁，加丹皮、郁金、红花活血化瘀退斑，玉竹为历代本草论述中美容退斑之要药，配黄芪其效更宏。

四、扁平苔藓

李某，女，60 岁，2013 年 11 月 8 日初诊。患者 2 年前四肢及背部出现紫红色斑，剧烈瘙痒，近半年来延及腹部。在西安几所大医院皮肤科就诊，皮肤组织病理诊断为"扁平苔藓"。使用过不少西药及中成药内服、外涂，效果甚微，病情不断加重。平素性急易怒，眠差，瘙痒剧烈，经人介绍求韩老师诊治。查见：四肢、面部及腹部紫红色斑、丘疹，大小不等，边沿不规则，舌质红，苔薄白，脉象弦滑。西医诊断：扁平苔藓；中医诊断：紫癜风。给予疏肝理气，活血止痒法治疗，选用丹栀逍遥合桃红四物汤加减：丹皮10g，栀子10g，当归10g，白芍20g，柴胡10g，茯苓20g，白术10g，桃仁10g，红花10g，川芎10g，生地20g，木瓜10g，丹参20g，刺蒺藜20g，荆芥10g，防风10g，合欢皮20g，威灵仙10g，乌梢蛇10g。6剂，每日1剂，水煎2次混合后早晚饭后分服。药渣煎水外洗。上方加减服药2个月，症状明显好转。其顺序是先从上肢、躯干减轻，再见下肢好转，颜色明显变淡，瘙痒明显减轻，舌淡红，脉象弦细。病人有乏力感觉，又畏中药苦口难咽，故求成药疗之。乃以前方去乌蛇、荆芥、防风，加党参20g，10剂，制成水丸剂服用，每日2次，每次25丸。2个月后皮肤恢复正常，病告痊愈。

按语： 本例病程较久，患者平素性急易怒，剧烈瘙痒，眠差，脉象弦滑。乃由情绪因素引起，肝失疏泄，致气机阻滞，行血不力，久而血瘀肌肤络脉，肌肤失养则见斑疹色紫，营血不荣，燥盛生风，故觉瘙痒。治当疏肝理气，活血止痒，方选丹栀逍遥散与桃红四物汤加减。加刺蒺藜、乌梢蛇、荆芥、防风祛风止痒；加合欢皮引药达皮，安神止痒；威灵仙软坚散结。服药2个月余症状大减，痒止，因病人有乏力感觉，乃中气不足所致，畏中药苦口难咽伤胃，求成药疗之，故去乌梢蛇、荆芥、防风，加党参制成水丸以巩固疗效。本案关键在于所选用方药与其内在病机一致，故能使顽疾得愈。

五、阳痿

张某，男，28岁，2019年9月10日初诊。患者以性功能障碍1年余前来就诊。询问原因得知，女方家境好，工作优越，其自感压力大，性格内向，夫妻关系不和，日积月累导致此病。检查患者精子质量和数量皆正常。平日眠差，口苦咽干，眼周青黑，舌边尖红，苔薄稍黄，脉细弦。诊断：阳痿（肝郁气滞）。治疗：疏肝理气，补肾活血。方药：柴胡 12g，白芍 20g，当归 15g，茯苓 15g，白术 15g，丹皮 12g，甘草 10g，焦栀子 6g，郁金 15g，巴戟天 15g，淫羊藿 12g，炒麦芽 15g，焦杜仲 12g，酸枣仁 20g，牛膝 12g。7 剂，每日 1 剂，水煎 2 次混合后早晚分服。并对患者进行心理辅导。

2019 年 9 月 18 日二诊：服药 1 周后口苦咽干减轻，睡眠好转。仍勃起不坚，举而不硬，上方去酸枣仁，加肉苁蓉 15g，用法同上。

2019 年 9 月 30 日三诊：眼周青黑基本消失，舌苔正常，脉弦而有力。用上方柴胡减至 6g，取 7 剂，制成水丸，每日 2 次，每次 6g，巩固疗效。

按语： 肝主宗筋，本病乃肝郁气滞引起，肝肾同源，子病及母，日久则肝郁肾虚，治当疏肝理气，补肾强筋。用丹栀逍遥散加减，以柴胡、白术、郁金疏肝解郁；"忧虑太过，可致阳痿"，"肝不舒达，亦致阳痿"，以白芍、丹皮、当归补血柔肝；丹皮配焦栀子清郁热；巴戟天、淫羊藿、焦杜仲、牛膝补肾壮阳强筋；炒麦芽、茯苓补而不滞；酸枣仁安神助眠。药证相投，故效如桴鼓。

小结

以上五病，病虽不同，但病因病机相同，故采用异病同治，众病一法，均用丹栀逍遥散加味以调和肝脾而获效。韩老师常说，病人没有器质性病变，其病多因气血、阴阳失调，或是脏腑功能失调而致，故可通过调和阴阳、调理气血、协调脏腑功能达到愈病目的。这种异病同治法在皮肤科临床上使用非常广泛，与病同而病因病机不同，采用同病异治法异曲同工，体现了中医辨证的特色和优势，也是中医取效的奥妙所在。

第七节　血府逐瘀汤加减
治疗皮肤病经验

血府逐瘀汤见于《医林改错》，乃清代名医王清任创立，是治疗血瘀证之代表方。韩老师常用此方加减治疗皮肤顽疾屡试不爽。血瘀证在皮肤科很常见，有的皮肤病兼有血瘀，有的本身就是血瘀证，有的初发时为血热、血虚或气滞，日久则成血瘀证。只要表现为皮肤瘀斑、青斑、紫黑、赘生物以及麻木、疼痛，病程较久，舌紫黯有瘀点、瘀斑等征象均可选用活血化瘀法，用其代表方血府逐瘀汤加减治疗。

一、银屑病

张某，男，40岁，工人。患者以全身性红斑、鳞屑、瘙痒，反复发作20年加重1个月之主诉，于1998年7月6日初诊。查：膝前肘后及四肢伸侧、背部可见大片地图状红斑，呈斑块状上覆较厚的白色鳞屑，搔之易脱，小腿及背部皮损顽厚干裂，头发呈毛笔状，指甲变厚，表面凹凸不平状如顶针，舌黯红边有瘀点，脉沉涩。用血府逐瘀汤加槐米30g，三棱、莪术各6g，水煎服，连服20剂后，鳞屑变薄，瘙痒减轻，皮损变成岛屿状，继用上方加鸡血藤20g。再服30余剂，皮肤基本恢复正常，继以医院制剂愈银片巩固疗效，3年后随访未复发。

按语：银屑病初发以血热为主，本例反复发作20年，久病多瘀，加之皮损顽厚干裂，舌边有瘀点，乃血瘀于肤，郁久成块，瘀血不去则新血不生，肌肤失于营养而干裂作痒。治疗这类病证时多采用理气活血化瘀，佐以凉血解毒之法，并加用三棱、莪术以加强活血化瘀、软坚散结之力。

二、扁平苔藓

李某，男，76岁，于2014年2月8日初诊。半年多来两下肢紫蓝色色斑，剧烈瘙痒，近2个月来延及右上肢，在西安几所大医院皮肤科就诊，皮肤组织病理诊断为"扁平苔藓"。用过西药及中药内服、外涂（药名不详），效果不佳，病情不断加重。经人介绍求韩老师诊治。查：两下肢及右上肢可见紫蓝色斑、丘疹，大小不等，边缘不规则，舌质色黯，有瘀点，苔白腻，脉象沉细。按紫癜风（扁平苔藓）给予活血化瘀，通络止痒法治疗，选用血府逐瘀汤加减：桃仁10g，红花10g，当归10g，川芎10g，生地20g，赤芍10g，枳壳10g，川牛膝10g，三棱10g，莪术10g，丹参20g，乌梢蛇10g，威灵仙10g，连翘15g，合欢皮20g。每日1剂，水煎2次混合后早晚饭后分服。药渣煎水外洗。

2014年2月25日二诊：服药2周后皮肤瘙痒减轻，无其他不适症状。上方加黄芪、党参继续服用。药渣煎水外洗。共服药2个月余皮肤瘙痒消失，皮疹颜色明显变淡，舌质瘀点消失，呈淡红色，脉沉而有力。以原方加倍制成水丸继续服用月余，巩固疗效。

按语：本例年高体弱，气血渐衰，血行迟滞，瘀阻血络，血瘀聚而成形，故见肌肤斑疹色紫；气血不通，肌肤失荣，化燥生风故觉瘙痒。综其脉证，属血瘀阻络，故以桃红四物汤加丹参养血活血，荣养肌肤；乌梢蛇、威灵仙、木瓜祛风湿，通经络，合三棱、莪术活血破积；瘀血阻滞营血，积久而成瘀毒，故以连翘清热解毒，活血化瘀，且能透热达表；合欢皮活血解毒，以皮达皮，引药直达病所。复诊时增党参、黄芪益气扶正，推血助行，并防攻伐伤正。全方攻补兼施，以祛邪为主，而达瘀去络通，使瘀毒得以宣散，肌肤得养，血行风灭，故病向愈。

三、结节性痒疹

李某，女，34岁，患者以四肢出现坚硬结节，剧烈瘙痒6年之主诉于 1998 年 4 月 18 日初诊。4 年前被蚊虫叮咬后四肢发生丘疹、瘙痒，经治疗后大部分皮损消退，仅四肢伸侧遗留黄豆大坚硬结节，剧烈瘙痒，表面角化，四周有色素沉着，舌黯红边有瘀点，脉弦细。治疗以血府逐瘀汤加姜黄 10g，浙贝母 10g，10 剂，水煎服。服药 3 周后瘙痒减轻，结节变软变小，欲求速效，上方加山甲珠、水蛭各 6g，以加强软坚散结之功。继服 20 余剂，瘙痒消失，结节变平，皮肤恢复正常，病告痊愈。

按语： 此病例属中医顽湿聚结范畴，多由瘀血夹痰结滞于肤发为结节。治疗时以本方活血软坚散结为主，加姜黄活血化瘀兼以引经，浙贝母化痰散结，山甲、水蛭活血软坚散结，功大力专，以求效捷。

四、硬皮病

季某，男，12 岁，学生，以左下肢皮肤带状变硬 4 年之主诉于 1997 年 5 月 11 日初诊。4 年前因受寒邪侵袭，左股外侧淡褐色斑片，质地偏硬，轻度萎缩，难以捏起，因无痒痛之感而未重视，渐向远端延伸，就诊时已波及左侧小趾，局部少汗，无汗毛，活动不便，纳少羸瘦，舌黯红，脉沉细。用本方加黄芪 20g，蜈蚣 2 条，使君子仁 15g，鸡内金 15g，桂枝 6g，重在益气活血，温经通络，健脾开胃。水煎服，每日 1 剂，同时外用软皮热敷散（院内制剂）局部热敷。每日 1 次，每次半小时。3 个月后症状明显减轻，局部开始变软，已有汗毛长出，消化转好，嘱其继用前方化裁，继续治疗 5 个月后皮肤基本恢复正常，病告痊愈。

按语： 硬皮病属结缔组织病，中医谓之"皮痹"，西医无特效药物。此病由气虚血弱，外受寒邪所侵，日久导致血脉瘀滞，肌肤失养而变硬萎缩，用本方活血化瘀通脉，加黄芪以益气生血行血，蜈蚣功善走窜通络活血。血得温则行，得寒则凝，故加桂枝温经通阳，以助行血之功。使君子仁、内金健脾开胃，以育后天之本。

五、过敏性紫癜

高某，男，20岁，学生。患者双下肢出现多数针头大小之红色皮疹，轻度瘙痒，皮疹逐渐增多，曾在某国医馆应用犀角地黄汤加味凉血止血治疗2月余似有效果，停药即发，后又转他医处以归脾汤加味治疗数月，仍然反复发作不愈。经他人介绍转韩老师处治疗。查：双下肢可见大小不等的紫斑，压之不褪色，边界清楚，部分皮疹表面呈紫黑色，伴有色素沉着。舌质黯红，苔白润，脉弦。证属瘀血滞于经脉，阻于孙络，致血不归经。拟通因通用法，选择活血化瘀之血府逐瘀汤加减治疗：桃仁、红花、赤芍、当归、枳壳、川芎、桔梗、川牛膝各10g，墨旱莲、仙鹤草、生地炭各30g，柴胡8g，生草、三七粉各5g。每日1剂，水煎2次混合后早晚饭后分服。药渣煎水外洗。

用药2周后，大部分紫癜消退，上方加减继服20余剂后紫斑全部消失，仅遗留色素沉着，病告痊愈，6个月后随访未再复发。

按语： 对于过敏性紫癜，西医尚无特效疗法。本案病程缠绵数月不愈，乃因瘀血滞于经脉，阻于孙络，致血不归经，溢于脉外而发紫斑，久病多瘀亦在其中。治宜通因通用，选择活血化瘀之血府逐瘀汤加减治疗，以疏通经脉，消除瘀滞。用药特点是方中重用墨旱莲、仙鹤草、生地炭凉血止血于活血方中，使全方散中有收，活血而不伤正。

小结

以上数案，皆以血瘀为其致病的关键，故用活血化瘀之血府逐瘀汤治疗而获良效。方中桃仁、红花、川芎、赤芍活血祛瘀散滞；配以当归、生地养血活血，活血而无耗血之虑；又伍柴胡、枳壳疏肝理气，使气行则血行；桔梗载药上行，使药力发挥于上焦，宣通气血，有助于瘀血的化与行；牛膝破瘀通络，引瘀血下行。由此一升一降，一化一行，使气血营周不休，瘀去生新，功能正常，诸症遂愈。

血府逐瘀汤治疗皮肤病，首先强调辨证，注重皮肤症状与舌脉合参，凡见皮肤黑斑、紫斑、肿块、结节、疤痕、增生肥厚、干裂以及皮肤各种赘生物等，舌质黯有瘀斑、瘀点等都视为血瘀之象，均可取异病同治法，选用本方化裁。应用活血药时，要分清轻重缓急，轻者原方即可，重则加三棱、莪术之属，甚则选用山甲、水蛭。还要结合气虚、血热、血虚、夹痰之异，配用相应药物，活血药不可久用，因活血破瘀伤气。并注意平素有无出血现象，月经量过多等禁忌，只要详辨细察，用之得当，则收桴鼓之效。

第八节 治疗硬皮病经验

硬皮病是一种以局限性或弥漫性皮肤及内脏器官结缔组织的纤维化或硬化，最后发生萎缩为特点的结缔组织性疾病。其发病原因及病机目前尚不明确，临床无十分有效的治疗方法。

根据硬皮病的临床表现，常将其分为局限型和系统型两类。局限型硬皮病主要表现为局限性的皮肤硬化萎缩，根据其病程，可分为水肿期、硬化期及萎缩期，病变可累及皮肤、滑膜、肌腱、骨骼等组织，引起患部形态及功能的异常；系统型硬皮病，又称为系统性硬化症，除皮肤或者皮下组织外，尚可累及内脏，特别是胃肠道、肺、肾、心、血管系统等，引起相应脏器的功能不全。

本病可归属于中医"痹证"范畴，因硬皮病具有典型的皮肤损害，故在中医病名上，通常称之为"皮痹"，还可类似于中医的"肌痹""皮痹疽""顽皮"等病证。在《黄帝内经》中，已对硬皮病的病因病机、治疗原则、病情的发展转归及预后等方面有所论述。如《素问·痹论》云："风寒湿三气杂至，合而为痹也……以秋遇此者为皮痹。"并指出"诸痹不已，亦益内也""五脏皆有其合，病久而不去者，内舍于其合也……皮痹不已，复感于邪，内舍于肺。所谓痹者，各以其时重感于风寒湿之气也"。指出皮痹等五体痹证可由浅入深发展为五脏痹。在治疗原则上指出："逆其气（营卫）则病，从其气则愈。"

后世医家对痹证论述颇详，如仲师在《金匮要略·痉湿病脉证第二》中云："太阳病，关节疼痛而烦，脉沉细者，此名湿痹。湿痹之候，小便不利，大便反快，但当利其小便。"隋代巢元方曰："风湿痹状，或皮肤顽厚，或肌肉疼痛，由血气虚则受风湿而成此病，日久不愈入经络，搏于阳经，亦变全身手足不遂。"宋代严用和《严氏济生方·痹》指出："皆因体虚，腠理空疏，受风寒湿气而成痹也。"清代陈无择《三因极一病证方论》云："三气袭人经络，入于筋脉、皮肉、肌肤，久而不已，则入五脏。"《景岳全书》说："痹者，闭也，以气血为邪所闭，不得通而病也。"《医宗金鉴》云："痹在筋骨则受邪深，故痛久难已。痹在皮脉则受邪浅，故易治也。凡痹病日久内传所合之脏，则为五脏之痹。"可见，后世医家虽多有发挥，但仍是以《黄帝内经》所论为基础的。

临床中，局限型硬皮病，因其病变除皮肤损害外，常常还伴有局部的肌肉、骨骼、关节及血管等组织的损伤，故与中医的皮、肌、筋、骨、脉痹等"五体痹"类似；系统型硬皮病除皮肤病变外，同时伴有消化道、心、肺、肝、肾等脏器的功能异常，相当于中医的"五脏痹"。所以，硬皮病一般虽称为皮痹，实际上在其病程中则可出现五体痹和脏腑痹证的表现。可以说，中医的皮痹只是硬皮病病变过程中出现的一个阶段或一种表现，因而硬皮病并不能完全等同于中医的"皮痹"。

近现代中医各家在前人的基础上对硬皮病的病因病机认识更趋完善，治疗经验方法亦更加丰富成熟，显示了中医在治疗疑难顽症中独具的特色。

硬皮病属中医痹证范畴，是医学领域的顽症。韩老师经过50多年的临床实践研究，对其病机治疗方面均有独到见解，形成了一套较为全面的诊疗方案，认为皮痹治疗应标本兼顾，而以"通络"为其治疗大法，此为取效关键，验之临床，确有实效。提出"宣通为法，以宣为通，以通为补"的治疗大法，擅用附子、桂枝、麻黄、威灵仙、黄芪等宣散动药，慎用峻补滋腻碍胃之品，填补了硬皮病治疗上的不足。

一、病因病机

《素问·评热病论》云："邪之所凑，其气必虚。"《素问·生气通天论》中亦云："内外调和，邪不能害。"硬皮病的发病是由邪气外犯所致，而常以人体正气不足为其内在基础。如《灵枢·五变》云："腠理而肉不坚者，善病痹。"《济生方·痹》也说："皆因体虚，腠理空疏，受风寒湿而成痹也。"这里将硬皮病的病因病机归纳为正虚邪犯两个方面，而经络闭阻则为其基本病机。

（一）邪气外犯为条件

风寒湿邪是导致痹证发生的直接外因。患者常因调摄不慎，如劳力汗出受凉，涉水游泳，久居寒室，卧出吹风等，以致痹邪外犯。如《素问·五脏生成论》云："卧出而风吹之，血凝于肤者为痹。"《素问·调经论》云："寒湿之中人也，皮肤不收，肌肉坚紧，荣血泣，卫气去，故曰虚。"而对于硬皮病而言，其发病多为积渐而成，病变部位常固定不移，治疗非易，故韩老师认为本病所感之痹邪中以寒湿偏重。

（二）正气内损为根本

硬皮病的内因可概括为以下 4 个方面：

1. 阳气禀赋不足

患者素体禀赋不足，正气虚弱，则易感受寒湿之邪而引发痹证。如《素问·痹论》谈道："其寒者，阳气少，阴气多，与病相益，故寒也。其热者，阳气多，阴气少，病气胜，阳遭阴，故为痹热。"故皮痹作为痹证的一种，理应因人禀赋的不同而有寒热之分。但理论源自实践，经过对硬皮病多年的临床实践，进一步证实本病病性应属寒湿证，而无热证。

患者常因素体阳虚阴盛，即属"阳气少，阴气多"，或后天摄养不慎，阳气受损，临床多伴有不同程度的阳虚表现，如畏恶风寒，肢体清冷，耐夏不耐冬，喜温饮食等。由于同性相引，同气相求，故易感受风寒湿邪而引发皮痹。部分硬皮病早期表现为红肿或轻微痒痛等，是由于寒湿瘀阻血脉，邪正交争，欲驱邪外出，并非热证或湿热证，若误用寒凉势必如同助纣为虐，而致病情加重，迁延难愈。

2. 营卫失和

营卫二气皆由水谷精微化生及滋养，营属阴，其性精专柔顺，行于脉中而灌注脏腑肢节，上下表里，濡养周身；卫属阳，其性彪悍滑疾，循行于脉外而布散于分肉腠理之间，温煦卫外。营行脉中，卫行脉外，阴阳相贯，营周不休，方能使人体不病。可见，人体温煦、防御及脏腑调节等功能与营卫二气有着密切关系。若气血营卫调畅，就不会形成皮痹。如高士宗《素问直解》说："痹，闭也，血气凝涩不行也……荣卫流行，则不为痹。"反之，若营卫气虚或失调，特别是卫气不足，则可使筋骨肌肉以及脏腑失于温煦濡养，经脉涩滞，皮肤腠理疏松，藩篱不固。若此时感受风寒湿邪，痹邪盘踞肌肤腠理之间，闭结于脉络之中，导致营卫不通，脉络闭塞，肌肤失荣而发生皮痹，正如《素问·痹论》所谓："逆其气则病。"

对于硬皮病来讲，营卫失和主要表现在以下几个方面：

（1）卫气不固。"卫气者，为言护卫周身，温分肉，肥腠理，不使外邪侵犯也。"（《医旨绪余·宗气营气卫气》）若卫气不固，则可致痹邪乘隙而入，引发皮痹。如姚止庵所说："风寒湿之为痹也，皆因卫虚，不能悍之于外，以致内入，初非与风寒湿相合而然。是故痹止于荣而不及卫也。"（《素问经注节解》）清代章楠亦云："卫阳未固，风邪直入营分，以致血凝于肤者为痹。"（《灵素节注类编》）故而卫气不足往往是皮痹发病的重要内因。

（2）营卫俱虚。营卫充盛，则脏腑经络，表里上下皆得以濡养温煦，反之，脏腑失养，经络空虚，腠理疏松，藩篱不固，一旦为痹邪所伤，则会使经脉闭阻，气血凝滞，产生皮痹。正如林佩琴《类证治裁·痹证》云："诸痹……良由营卫先虚，腠理不密，风寒湿乘虚内袭，正气为邪气所阻，不能宣行，因而留滞，气血凝涩，久而成痹。"

（3）营卫不畅。脏腑气机失调，气血郁滞，或阳气不足，鼓动无力，或邪气闭阻血脉等，均可致营卫不畅，继而使肌腠失养，卫外不力，藩篱不密，致痹邪乘虚而入引发皮痹。故高士宗云："荣卫流行，则不为痹。"（《素问直解》）

3. 脾肾阳虚

硬皮病的发生与五脏功能失调均有密切关系，尤其以脾肾阳气不足为根本原因。"阳气者，若天与日，失其所，则折寿而不彰。故天运当以日光明。是故阳因而上，卫外者也。"（《素问·生气通天论》）肾为先天之本，内藏元阳元阴，为一身阳气之本，亦为卫气之根，肾阳充盛，卫气必然充沛，藩篱密固，且能温煦五脏，使五脏气机调达，气血经脉和畅，百病不生。脾胃为后天之本，运化水谷精微，为气血营卫化生之源，脾胃之气健旺，运化有常，则气血营卫充盛，温煦濡养周身表里。故脾肾阳气充足，五脏安和，卫外密固，则痹邪无由而入，即使犯人，也轻浅而易除。若患者失于调摄，情志失调，妄于劳作，居处寒湿，药食寒凉等，日久伤及脾肾阳气，乃至五脏气化功能失常，使气血营卫温煦布散失常，则可导致痹邪伤犯人体，引发硬皮病。

4. 经络闭阻

经络以通为用，具有沟通表里上下，联系脏腑百骸，通行气血，濡养脏腑组织，感应传导，调节脏腑器官机能活动等功能。《灵枢·本藏》云："经脉者，所以行血气而营阴阳，濡筋骨，利关节者也。"

当痹邪外犯肌肤，则盘结肌腠，闭阻经络，致使气血营卫不通，肌肤失养而形成硬皮病。如《景岳全书·风痹》云："盖痹者，闭也，以血气为邪所闭，不得通行而病也。"《顾松园医镜·痹》亦云："痹者，闭也，三气杂至，则经络闭塞，血气不流，而痹斯作矣。"故在硬皮病形成之初即存在经脉不通的病机。

综上所述，硬皮病的病机总为本虚标实。以风寒湿邪为外因，以营卫不和，特别是卫气不足为内因，以脾肾阳虚为根本，而经脉闭阻是硬皮病形成的基本病机，存在于皮痹的整个病程之中。

二、证候分析

根据硬皮病病机，将其常见临床表现分析如下：

1. 皮损症状分析

临床根据硬皮病皮肤病变，将其分为肿胀期、硬化期和萎缩期三期：

在肿胀期，由于痹邪外犯，客于肌表，与营血相搏，闭阻经脉，使气血阻滞，营卫不通，气化失司，津液因而凝滞，气血瘀阻，湿聚痰结，痰瘀积聚则有形。这些病理产物与痹邪相结于皮肤腠理之间，故见皮肤苍白浮肿，皱纹消失等。本期病机以邪实为主。

硬化期，痹邪与痰瘀相搏，锢结日深，使经络闭阻更甚。《灵枢·本藏》："卫气和则分肉解利，皮肤调柔，腠理致密矣。"由于此期痰瘀进一步积聚于皮下腠理之间，气血营卫不通，皮肤失于卫气的温养而不柔，故皮肤变硬，不能捏起。同时可有毳毛脱落，有蜡样光泽，感觉迟钝或消退等。病机以虚实夹杂为主。

硬皮病的萎缩期，内外邪气闭塞日久，经脉闭阻，肌肤腠理失养，故而肌肤萎缩，甚至贴伏于骨面，僵硬如革，形寒肢冷，面色萎黄等。病机以正虚为主。

2. 五脏痹病机

皮肤属阳，五脏属阴，痰瘀诸邪胶结肌肤，闭阻阳络，经过及时得当的调治，或脏气充实，则邪气易于蠲除而逐步向好。如《医宗金鉴·痹病生死证》说："其人脏实则不受邪，复还于外，则易治多生。假如久病皮痹，复感于邪，当内传肺而为肺痹，若无胸满而烦喘咳之证，则是脏实不受邪。余脏仿此。"

《素问·调经论》云："五脏之道，皆出于经隧，以行血气。血气不和，百病乃变化而生。"若脏腑精气不足，阴经空虚，御邪不力，加之复感邪气，或失治误治，痹邪则可循经由浅入里，由络及经，内舍五脏，并阻隔阴络，致脏腑功能失调，形成五脏痹。正如《素问·痹论》所说："五脏皆有合，病久而不去者，内舍于其合也。"《三因极一病证方论》亦云："三气袭人经络，入于筋脉、皮肉、肌肤，久而不已，则入五脏。"

若皮痹不已，复感于邪，内舍于肺，则成肺痹，临床可见咳嗽，呼吸困难等，相当于现代西医的肺纤维化等；若肌痹不已，复感于邪，内舍于脾，则成脾痹，临床可见吞咽困难，不能食干、硬的固体食物，或伴呕吐、上腹部饱胀或灼痛感等，也可见食欲不振、腹痛腹胀、腹泻与便秘等，相当于现代医学食道、胃蠕动减慢，排空能力降低等表现；如筋痹不已，复感于邪，内舍于肝，则成肝痹，相当于硬化症性肝病；如脉痹不已，复感于邪，内舍于心，则成心痹，可见胸闷、心悸、气短等，相当于西医心包及心肌纤维化，检查有心动过速、心包积液、心肌缺血，S-T段下移等表现；而骨痹不已，复感于邪，内舍于肾，则成为肾痹，相当于硬皮病肾病，临床表现为肾功能异常，蛋白尿、血尿等。余以类推。

3. 自觉症状（不痛不仁）分析

前贤云："通则不痛，痛则不通。"痹证是由于风寒湿邪闭阻经脉，气血不通而致，往往都会出现疼痛的表现。如《素问·举痛论》云："经脉流行不止，环周不休，寒气入经而稽迟，泣而不行，客于脉外则血少，客于脉中则气不通，故卒然而痛。"《素问·痹论》云："痛者寒气多也，有寒故痛也。"而临床上所见，硬皮病的病变部位常常并无疼痛的表现，甚至出现感觉迟钝或麻木不仁等。《素问·痹论》对此已有论述："其（包括皮痹在内的五体的痹证）不痛不仁者，病久入深，荣卫之行涩，经络时疏，故不通，皮肤不营，故为不仁。"

所谓"病久入深"，即指痹邪闭阻脉络日久，影响气血津液流布，积聚则变生痰浊瘀血，痰瘀又可作为新的致病因素，与邪气相合，锢结难解，不仅使邪气有所依附而难以去除，而且又可加重络脉闭阻的程度。如此循环，感邪愈久，则经脉闭结愈深。

因而对硬皮病而言，其经络闭阻的程度也较其他具有疼痛症状的痹证更为严重，以至于气血不能灌流充盈于经脉，经络空虚，故而"不痛"；病变部位气血不达，不能正常发挥其温煦濡养肌肤的作用，故而"不仁"。对此清代医家汪昂也曾精炼地概括道："痛则气血犹能周流，不仁则气血不足，皆重于痛。"

4. 四肢青紫冰凉（雷诺现象）

四肢为诸阳之末，气依赖阳的温煦故称阳气，推动血液在血管内运行，环流不息，周而复始。由于硬皮病患者先天阳气禀赋不足，平素畏寒肢冷，血液循环较差，复受寒湿侵袭，致气血运行不畅成瘀，寒凝湿聚成痰，痰瘀互结于肢末，阳气不得布达温煦而见四肢青紫冰凉。

临床分析过很多硬皮病人用过的处方，发现其中不少处方是将皮痹按照一般的"风寒湿痹"证去用药。实际上，两者虽同属痹证，但一个在骨与关节，一个在皮肤与肌肉，两个病的病因、性质、病位、症状、治则、用药都是不同的。

三、通络为皮痹治疗大法

韩老师认为，皮痹是以脾肾阳虚为本，以寒湿（痰）瘀阻为标，以经络闭阻不通贯穿始终，属本虚标实之病。治宜温阳益气，活血通络，化痰软坚散结，而疏通脉络则是贯穿于其治疗始末的核心方法。这是因为，阳络得通，则荣卫和畅，肌肤得养，邪易外达而无内犯之机，肌肤柔和而皮痹愈；阴络得通，则气血津液复其调达温养之能，五脏元真得通而脏痹除。治疗始终以"宣通为主，以宜为通，以通为补"为大法。在应用通络法时，主要有以下四法：

1. 温阳通络

硬皮病发病的根本原因为阳气虚损。《素问·调经论》云："气血者，喜温而恶寒，寒则泣而不行，温则消而去之。"盖离照当空，群阴自散，应用温阳之品能消散络中凝滞之阴寒，使脉络得通，气血自荣。

根据王太仆"益火之源，以消阴翳"之旨，临证对于硬皮病，症见皮肤顽厚，有系统损害，特别是兼畏寒怕冷，手足冰凉，喜进热饮，舌淡苔白，脉沉细等，辨证属阳虚寒凝之证者，韩老师必用温阳通络之品，如附子、干姜、细辛、桂枝之类。并将附子（川乌、草乌）、麻黄、桂枝列为"寒症三药"，三者同用，能显著增强附子的温通作用，故为韩老师临证所喜用。其中附子大辛大热，其性走而不守，能通行十二经，擅补脾肾之阳，治沉寒痼冷之疾，舍此别无他药。"附子无姜不热"，故常与干姜同用，以增温阳之功。麻黄为肺经专药，中空而纯表无里，可助附子加强温通作用。《医学衷中参西录》早有明训，"附子无姜不热，无麻黄不通"。桂枝有和营、通阳、利水、下气、行瘀、补中六大作用，和营为其最重要的作用，皮痹常伴有雷诺氏综合征，桂枝为植物之枝，故善治人体四肢头面皮肤之痹病，既能通阳，又作引经之用。细辛"味辛性温，而芳香最烈，其气直升，故善开结气，宣泄郁滞，而能上达颠顶，通得耳目，又根亥盈百，极细且长则旁达百骸，无微不至，内之宣经络而疏通百节，外之行孔窍而直透肌肤"。（张山雷《本草正义》）合桂枝味辛性温，能散能行，助附子散寒通络。

需要注意的是，辛温之剂，久用则有耗伤阴液之弊，且血脉闭阻既久可使脉道失荣而枯涩难行，故常伍用养阴润燥之品以制之，也有增液行舟之意。明代张介宾《景岳全书·补略》："善补阳者，必于阴中求阳，则阳得阴助而生化无穷。"故少加养阴之品有助阴化阳之意。该类药在选用时宜避免滋腻碍胃类，常选甘淡益气养阴之山药、白芍、石斛等。

2. 化瘀通络

脉络是灌注气血的通道，通达周身，外而肌肤，内而脏腑。寒湿之邪内生外侵，留滞肌肤，久则瘀阻络脉，或阳气亏虚，失于温煦布散，则营血凝滞，均可致硬皮病络脉阻滞不通，肌肤失养。症见病灶固定不移，肌肤顽厚肿胀或萎缩，颜色暗红或青紫，舌质淡暗或暗紫，脉弦涩等。故应用活血化瘀之品，有助于疏通脉络，敷布气血。

在选药时，遵"辛以润之"之旨，常选辛味的活血化瘀药，如当归、红花、川芎之类。对于肌肤顽厚体质尚实者，可加三棱、莪术、土鳖虫、威灵仙之类破血行气、化瘀通络之品。然寻常草木，往往难堪大用，必假虫蚁走窜搜剔之品，方能通行一身表里内外以通而行之。故每于辨证方中加入虫药，如蜈蚣、穿山甲、乌梢蛇、土鳖虫、壁虎等，以活血通络，提高疗效。其中，壁虎性善走窜上行，通络解毒，为硬皮病合并食道症状的专用药，常与向日葵茎相伍为用。

韩老师崇朱丹溪"血见热则行，见寒则凝"之说，特别强调，因硬皮病之经脉瘀滞非由于热瘀阻络，故凉血活血之丹参、赤芍之类，应属不宜。另外，在选择活血通络药时，还特别注重选用兼具行气作用的活血化瘀药，如川芎、郁金、姜黄、三棱、莪术等。其中，川芎性味辛温，为血中之气药，性善行走窜，行气开郁，可引药上行颠顶，尤其善治发于头面部的硬皮病；姜黄辛苦而温，功能破血行气，通经止痛，故能"兼理血中之气"（《本草纲目》），善治硬皮病发于肩臂部者。

3. 调气通络

气属阳，血属阴，"气主煦之，血主濡之"（《难经·二十二难》），两者在各自发挥其生理功能时，又密不可分，故有气为血之帅，血为气之母之说。宋代《圣济总录·妇人血风门》中谓："气凭血运，血依气行。"明代朱橚《普济方·方脉总论》则进一步指出："气行则血行，气止则血止。"可见气机失常，则可致血瘀，进而致经滞络阻，反之，气机调达则可使血行和畅，经络通达。在硬皮病发病中，寒湿痰瘀留滞脉络，可阻滞经气，经气失调又可进一步导致津停为痰，血留为瘀，进一步加重病情，故调理气机有助于促进经络气血流通，进而使经络疏通，发挥经络之正常功能。

韩老师认为，在硬皮病临证中，气机失常主要为气虚和气滞两种。气虚则推血无力，气滞则血行迟滞，其结果均为气血失畅而致经络阻滞不通。故临证宜灵活佐用调理气机之品以通调血络。如兼见面白少华，体倦乏力，神疲肢懒，懒言气短，或兼腹泻便溏，舌质淡，脉濡弱等，证属气虚者，则重用黄芪、党参等品，以健脾益气，推血助运；如兼见情志抑郁不疏，郁郁寡欢，善悲欲哭，胸闷不舒，胁肋胀闷，喜叹息，呼出为快，脘腹痞塞胀满，舌淡暗，脉弦涩等，证属气滞者，则加用枳壳、香附、木香等，行气以通血络。

4. 化痰通络

韩老师常云："顽麻肿硬，不是死血便是顽痰。"硬皮病病程较久，治疗非易，可见皮肤红肿斑片或硬块，或皮肤坚硬萎缩，肌肤不仁等，均由痰瘀凝结血络所致，诚属"顽麻肿硬"之类。《黄帝内经》曰："病痰饮者，当以温药和之。"

常用化痰通络之品，如海浮石、白芥子、半夏、陈皮、牡蛎等，消散脉络凝结之痰浊以助疏通脉络。其中，海浮石、白芥子为韩老临证常用之品。海浮石，《冯氏锦囊秘录》谓其："专走肺经，善治一切痰结诸病。"韩老师认为其物虽属石，但质轻中空似肺，擅化老痰顽痰，软坚散结，对于硬皮病之由痰瘀深伏于肺（硬皮病合并肺纤维化）或留滞肌肤者，用之尤佳。白芥子性味辛温，为温里化痰药，其性走散，善消寒痰及皮里膜外之痰，又能开宣肺气，透达经络。《本草新编》谓其"消膜膈之痰，是有痰之处无不尽消"，且"又不耗损肺、胃、肝、心之气，入于气分而实宜，即用于血分而亦当者也"。硬皮病之病位似属"皮里膜外"，故对于硬皮病之寒痰留滞脉络，用之最宜。半夏、陈皮、牡蛎也是常用有效的化痰药。

硬皮病皮损表现上，虽有痰瘀胶结之征，但其病乃由阳气亏损，营阴失布而致，故鳖甲、龟板之属虽具软坚散结通络之功，但因其质地重着，咸寒养阴，有碍阳气布化，故于本病应非所宜。

四、分型证治

本病基本病机为本虚标实，治疗应以扶正祛邪为原则，以温阳益气治其本，蠲痹宣通治其标，疏通脉络法作为基本治法贯穿于治疗始终。临证时常将本病分为以下三型治疗：

1. 寒湿犯肤证

多见于硬皮病肿胀期。皮肤肿胀变厚，自觉微胀痒感或无症状，部位不定，触之不温或偏凉，肤色苍白或淡黄，肢冷畏寒，遇寒加重，得温则减，皮肤深褐或蜡样光泽，可伴肢端皮肤青紫；舌质淡暗，苔薄白，脉浮紧。

皮肤紧张略有肿胀、肤冷肢寒、舌淡苔白为本证的辨证要点。类似于局限性硬皮病初期和系统性硬皮病肿胀期。

治法：散寒除湿，活血通络。

方选：当归四逆汤合黄芪桂枝五物汤加减。

常用药：当归10g，桂枝20g，白芍20g，通草6g，细辛3g，炙甘草6g，黄芪30g，艾叶6g，浮萍6g，合欢皮20g，生麻黄6g，生姜10g。水煎服，每日1剂，饭后分2次服。

2. 血脉瘀滞证

临床表现：多见于硬皮病硬化期。皮损变硬如革，难以捏起，伴有蜡样光泽，出汗减少，麻木不仁，肤色暗紫，手指尖细，皮肤坚硬，捏之不起，关节屈伸不利，可伴见胸背紧束，吞咽困难，胸闷心悸，妇女月经不调，舌质淡胖瘀斑或紫黯，苔厚腻，脉沉细或涩。

治法：温阳益气，活血通络。

方选：当归四逆汤合桃红四物汤加减。

常用药：桃仁 10g，红花 10g，熟地 20g，当归 10g，赤芍 10g，川芎 10g，桂枝 10g，细辛 3g，生黄芪 30g，党参 20g，石斛 15g，王不留行 10g，蜈蚣 2 条，炙甘草 6g，土鳖虫 6g。水煎服，每日 1 剂，饭后分 2 次服。

3. 脾肾阳虚

临床表现：多见于硬皮病萎缩期。症见皮肤萎缩变薄，甚至紧贴于骨骼，呈木板样硬片，皮损部毛发脱落，状如涂蜡，可伴有面晦无华，畏寒肢冷，腰膝酸软，少食纳呆，腹胀便溏；舌质淡，苔薄白，脉沉细无力。

治法：温补脾肾，活血通络。

方选：十全大补汤加味或温阳活血通痹汤加味。

常用药：黄芪 30g，肉桂 5g，党参 20g，白术 10g，炙甘草 10g，当归 10g，白芍 20g，川芎 10g，黑附子 10g，干姜 10g，蜈蚣 2 条，乌蛇 10g，土鳖虫 6g，浮萍 10g，淫羊藿 10g。水煎服，每日 1 剂，饭后分 2 次服。

五、五脏痹的治疗

痹邪侵袭日久，"内舍其合"可引发消化道、肺脏、心脏、肾脏等内脏损伤，而形成五脏痹。临床可在以上辨证基础上，结合现代医学检查诊断，进行辨病论治。

脾痹（胃、食道痹），在以上辨证基础上加壁虎、海螵蛸、鸡内金、向日葵茎、红参等。

肺痹，在以上辨证基础上加海浮石、浙贝母、白芥子、麻黄、鱼腥草等。

心痹，在以上辨证基础上加郁金、栝楼、薤白、红花等。

肝痹，在以上辨证基础上加穿山甲、三棱，加服大黄䗪虫丸。

肾痹，在以上辨证基础上加水蛭，加服金匮肾气丸。

韩老师认为，以中医辨证论治为原则，进行系统治疗，并配合四联通络疗法，既适用于系统性硬皮病，也适用于局限性硬皮病，特别是临床症状较为严重者，如面积较大，损容及有肢体功能障碍，患者愈病心切或伴有畏寒乏力，肢节青冷，纳少腹泻等兼症者。

临证用药不可固守一端，宜详审病机，随证用药。如见兼有脾胃虚弱者，可以六君子汤加减治疗；有气血两虚者治宜八珍汤加减；兼肝郁气滞者当以逍遥散加减施治。然而治疗大法总不离温通。

在辨证方药中，韩老师常根据硬皮病发病的不同部位，选择加入不同的引经药。如引药达皮类常用浮萍、麻黄、合欢皮、艾叶、生姜皮等，头面部引经药常用葛根、白芷、羌活、红花等，上肢部引经药常用姜黄、桂枝、桑枝、蜈蚣、乌梢蛇、威灵仙等，胸廓部引经药常用栝楼壳、薤白、郁金、丝瓜络等，腹部引经药常用延胡索、川楝子、乌药、小茴香等，下肢引经药每用川牛膝、木瓜、忍冬藤、萆薢等。病久深入，出现食道病变者加用向日葵茎、壁虎、路路通等，波及肺部者伍以海浮石、浙贝母、白芥子、鱼腥草、桃仁等，病在脾胃者选用鸡内金、海螵蛸、砂仁、枳实等。病发肝肾二经者，常用淫羊藿、杜仲、续断、生牡蛎，以及淫羊藿、肉桂、巴戟天等为引经药。皮损泛发或表里同病者，辄用附子、王不留行、蜈蚣、马笼头等以通行十二经。具体应用时，常根据辨证灵活选用。

另外，引经药也有引导气血、病邪到一定部位的作用。韩老师常以附子、王不留行、蜈蚣、威灵仙等通行十二经的中药，祛除寒痰瘀滞，开通经络，以使气血布散荣通，逐邪外达。

临证加减：若见形寒肢冷、神疲懒言、小便清长等，辨证属脾肾阳虚，治宜温补脾肾，可重用附子、桂枝、干姜、黄芪、淫羊藿、红参之类；若逢夏季，及见咽喉干痛以及鼻衄者，则需相应地减少附子用量；见食少纳呆，脘腹胀满等，证属脾胃失运者，加鸡内金、海螵蛸、砂仁、枳实；若病程积久，皮损色黯，顽厚如革，证属脉络瘀阻者，多伍用虫类药如螃蟹、乌梢蛇、蜈蚣、土鳖虫、全蝎等以活血通络；妇女经期及月经量偏多，有出血倾向的患者则宜适当减少应用活血之品。

系统性硬皮病，可借助西医诊断技术以明确病位及轻重缓急，并根据以上中医分型辨治，配伍相应的中药治疗，如病变累及食道，可配伍向日葵茎、壁虎、路路通等引经药；病在肺部者，则选择配伍海浮石、浙贝母、毛橘红、白芥子、鱼腥草、杏仁等，配合口服固本抗纤丸（医院制剂）。

在进行中医辨证分型治疗时，常加服软皮丸（院内制剂）、积雪苷片、大黄䗪虫丸以及维生素 E 胶丸等。

对于本病见手足冰凉，阳虚症状严重者，可配合选用参附注射液、黄芪注射液、红花注射液等；手足不凉，阳虚症状不严重者，可配合脉络宁注射液、川芎嗪注射液等静脉滴注；系统性硬皮病有严重内脏功能损害者，应根据病情采用中西药结合治疗。

注射剂的使用，具体用量根据年龄、体重加减变化。

黄芪注射液，一般成人剂量 30ml 加入 5% 的葡萄糖注射液 250ml 中，静脉点滴。每日 1 次，10 次为 1 个疗程。

伴有畏寒肢冷、背部发凉、脉沉细等阳虚症状者，使用参附注射液成人剂量 30ml，加入 5% 的葡萄糖注射液 250ml 中，静脉点滴。速度宜慢。每日 1 次，10 次为 1 个疗程。

血瘀症状明显，阳虚症状不明显者使用红花注射液成人剂量 20ml，加入 5% 的葡萄糖注射液 250ml 中，静脉点滴。速度宜慢。每日 1 次，10 次为 1 个疗程。月经期及平时有出血倾向者禁用。血遇寒则凝，遇热则行，所以丹参注射液、脉络宁注射液类属于凉血活血药不宜作为首选药物使用。

六、外治法

常用的中医外治法，包括热敷法、灸治法、针刺法及涂擦药膏治疗，即"四联"疗法。这些方法与内服药的功效一致，均有温经通络，调畅气血，蠲痹散结的作用，故又称"四联通络法"。

1. 热敷法

软皮热敷散（院内制剂）进行局部热敷。局部外用可使药力直达病所，具有温经散寒、祛风止痛、活血通络、软坚散结之功。应用时，须用布包，并淋以黄酒，蒸透后趁热煨敷患部，以借黄酒辛温散寒通络及热力温通血脉的作用，增药物温散寒凝，活血通络之功。研究发现，该法具有改善硬皮病小鼠模型皮肤硬化，降低 I 型、III 型胶原蛋白作用，能明显改善局限性硬皮病患者皮肤硬化症状，且相对安全。

2. 灸法

灸法是中医临床温通气血，扶正祛邪的常用疗法之一，广泛用于治疗各种常见疾病及疑难杂症。《灵枢·官能》曰："阴阳皆虚，火自当之……经陷下者，火则当之；经络坚紧，火所治之。"《医学入门》说："凡病药之不及，针之不到，必须灸之。"清代吴亦鼎《神灸经纶》云："夫灸取于人，火性热而至速，体柔而刚用，能消阴翳，走而不守，善入脏腑，取艾之辛香做炷，能通十二经，走三阴，理气血，治百病，效如反掌。"从本病的病机来看，阳气不足，邪气锢结肌肤络脉，气血凝滞，药力难达，而局部施灸后，热力直达病所而有温通血脉，行气活血，扶正祛邪，宣痹散结之功，与硬皮病阳虚寒凝之病机最为相合，对本病有很好的治疗作用。严重者可用雷火灸或火龙灸。

3. 针刺法

针刺法具有扶正固本，振奋阳气，补虚泻实之功，能够达到"通其经脉，调其气血"的目的。本病运用针法常以皮损部围刺、斜刺或火针为主，兼以辨证取穴。

4. 火针疗法

火针疗法具有温经散寒通络的功效，可适用于痤疮、带状疱疹、扁平疣、银屑病、神经性皮炎、白癜风、外阴白斑、结节性痒疹等多种皮肤病。用火针治疗硬皮病，效果十分显著，使用时注意，小儿畏痛，可先用利多卡因软膏涂上，半小时后再施火针。

1) 原理

(1) 借助火热，温壮阳气。火针疗法通过加热的针体，经腧穴将火热直接导入人体，在人体内可以直接激发经气，鼓舞血气运行，温壮脏腑阳气，起到防病、治病的作用。

(2) 开门祛邪。即通过灼烙人体腧穴而开启经脉、脉络之外门，使痛脓、瘀血、痰浊、水湿等有形之邪，以及风寒暑湿燥火等外邪均从针孔直接排出体外。

(3) 以热引热。借火力强开外门，使毒热外泄；同时火针温通经脉，助血气运行，则火毒随之消散。

2) 操作方法

(1) 选穴：与毫针刺法基本相同，但选穴宜少，多以局部穴位为主。

(2) 消毒：针刺前穴位局部皮肤应严格消毒。可先用碘酒消毒，再以乙醇脱碘。

(3) 烧针：是使用火针的关键步骤。在使用火针前必须将针烧红，可先烧针身，后烧针尖。根据治疗需要，可将针烧至白亮、通红或微红。若针刺较深，需烧至白亮，否则不易刺入，也不易拔出，而且剧痛；若针刺较浅，可烧至通红；若针刺表浅，烧至微红便可。

(4) 针刺：可用左手拿点燃的酒精灯，右手持针，尽量靠近施治部位，烧针后对准穴位垂直点刺，速进速退，用无菌棉球按压针孔，以减少疼痛并防止出血。

(5) 针刺深度：根据病情、体质、年龄和针刺部位的肌肉厚薄、血管深浅、神经分布而定。一般而言，四肢、腰腹部针刺稍深，可刺2~5分深；胸背部针刺宜浅，可刺1~2分深。

3) 注意事项

(1) 严格消毒。有大血管、神经干的部位禁用火针。

(2) 血友病和有出血倾向的患者禁用火针。

(3) 烧针后垂直进针，刺入后不能停留即刻出针。

（4）火针治疗后局部皮肤呈红晕红肿，应避免洗浴；局部发痒，不宜搔抓，以防感染。

（5）针刺后尽量不予外用药物，保持皮肤干洁，治疗后24h不能洗浴。

（6）对初次接受火针治疗的患者，应做好解释工作，消除其恐惧心理，以防晕针。

5. 长蛇灸或火龙灸

长蛇灸：在后背督脉，又称督脉灸。也就是在脊柱上进行艾灸的一种方法。从大椎穴到肾俞穴进行全段的艾灸，在上面覆以生姜（鲜姜切碎），因为形状像蛇，所以叫作长蛇灸。长蛇灸具有调整阴阳，补益脏腑，温补督脉，扶正祛邪的作用。可以治疗因阳气不足引起的各种皮肤病，如硬皮病、雷诺氏病、冻疮等。

火龙灸：方法与长蛇灸相似。面积更宽，火力更大，温阳作用更强。

以上长蛇灸、火龙灸，每周1次。宜在三伏天进行，取"春夏养阳"之义。对硬皮病发于背部者效果尤佳。

6. 外用药膏

常用软皮膏、积雪苷软膏、喜辽妥软膏（多磺酸黏多糖乳膏）、肝素钠软膏等，于患部单独外用或交替外涂，具有活血化瘀、疏通经络、生肌长肉之功。配合按摩等方法可提高疗效。在热敷前后涂药。硬皮部位热敷后经络疏通，汗孔开张，易于吸收，效果更好。

七、临证几点体会

1. 皮痹无热证

硬皮病以先天阳气禀赋不足，脾肾阳气亏虚为基本病机。同气相求，同名相招，故易招致风寒湿邪外犯肌肤，闭阻脉络，以致气血不通，津液不布，变生痰瘀，与痹邪相胶结，渐致肌肤失养，表现为皮肤肿胀，继而硬化、萎缩。还可因脾肾不足，五脏失于温煦濡养，以致"五脏不安"，邪气循经深入五脏，引发五脏痹证。

对于五脏痹证的形成，《素问·痹论》认为："五脏皆有其合，病久不去者，内舍其合也。"究其"内舍"的原因，便是五脏精气亏虚。对此，《医宗金鉴》中明确提出："痹在皮脉则受邪浅，故易治也。凡痹病日久内传所合之脏，则为五脏之痹。若其人中虚受邪，则难治多死，其人脏实而不受邪，复还于外，则易治多生。"肺主皮毛，皮痹不已，内舍于肺成肺痹；脾主肌肉，肌痹不已，内舍于脾成脾痹（食道痹）；心主血脉，脉痹不已，内舍于心成心痹；肝主筋腱，筋痹不已，内舍于肝成肝痹。余以此类推，这就是皮痹与脏腑痹的形成机理。临床观察，硬皮病累及食道、脾胃、肺、肝肾合并者最常见。

由以上简述可以看出，硬皮病的基本病机为脾肾阳气不足。临证观察，在硬皮病的病程中并无阳热之证出现，与中医痹证中的"寒痹"和"湿痹"类似；病情严重者，累及五脏，阴阳气血俱损，应以"虚劳"论治。故韩老师提出"皮痹无热证"，以此理论指导临床，屡获效。

2. 通络尚用虫类

硬皮病是由于寒湿之邪闭阻经络所致，基本病机为本虚标实。如沈金鳌在《杂病源流犀烛·诸痹源流》中云："痹者，闭也。三气杂至，壅蔽经络，血气不行，不能随时祛散，故久而为痹。"《素问·三部九候论》云："必先去其血脉，而后调之。"故在治疗上，当以扶正祛邪为原则，温阳益气治其本，蠲痹散结治其标，活血通络作为基本治法贯穿于治疗始末。正如叶天士《临证指南医案》所云："风寒湿三气杂合之痹，也不外乎流畅气血，祛邪养正，宣通脉络诸法。"

"顽麻肿硬，不是死血便是顽痰"，皮痹乃由沉寒死血顽痰凝结而成，实属顽症，寻常草木，难堪大用。虫类药物，善走而不守，搜剔经络痰瘀，无处不到，且虫类为血肉有情之品，于病久气血亏虚者有大益，故虫类药物为治疗本病必不可少之药，其中以蜈蚣、土鳖虫、螃蟹、乌梢蛇、壁虎等为常用之物。

3. 善用引经药

对于不同部位的硬皮病，还注重伍入相应的引经药，以加强效果。如治疗中常加浮萍、麻黄、合欢皮、艾叶、生姜皮类以引药达皮；病在头面部者，加入葛根、白芷、羌活、红花；病发上肢部者，加姜黄、桑枝、蜈蚣、乌梢蛇、马龙头之类；病在胸廓部者，选用栝楼壳、薤白、郁金、丝瓜络之类；皮损在腹部者，加用延胡索、川楝子、乌药、小茴香等。伍用向日葵茎、路路通、天龙之类，可引药至食管；海浮石、浙贝母、白芥子、鱼腥草、杏仁之类，常作为肺部引经药；鸡内金、海螵蛸、砂仁、枳实之类可引药至脾胃；淫羊藿、肉桂、巴戟天之类，可引药至肝肾；附子、王不留行、蜈蚣、马龙头之类，则可引药至全身。

4. 巧用化痰药

同是一味化痰药，不同部位选择也有区别。硬皮病发生在头面部当选择白附子，此药善化头面部之痰，如牵正散、祛白散使用白附子；痰在脑窍则选择天南星，取其善化风痰兼有镇惊作用；痰在肠胃间当选择姜半夏、陈皮之类，取其燥湿理脾和胃作用，如二陈汤；病在肺部出现肺纤维化时，选择海浮石之类，海浮石质轻中空似肺，专化老痰顽痰；其他部位的硬皮病首先选择白芥子，此药善化皮里膜外之痰，如阳和汤用白芥子意即在于此。

5. 血肉有情之品

"形不足者温之以气，精不足者补之以味。"杨上善解释说："谓寒瘦少气之徒，补其阳气也，卫气温则形分足矣。"硬皮病到了萎缩期，肌肉瘦削，薄皮着骨，形损体僵，功能障碍。这是形也不足，精更不足，所以在使用温阳益气，祛湿化痰，活血通络的药物的同时，不仅要用温阳益气药补形，还要补之以味，使用血肉有情之品，如紫河车、鹿角霜、鹿角胶、阿胶补味以生精等。小儿硬皮病多为脾胃虚弱，在补脾醒胃的基础上加紫河车之类；成人硬皮病可灵活使用虫类药物如螃蟹、蜈蚣、乌梢蛇、土鳖虫等（虫类药也属于血肉有情之品）。

6. 不废养血益阴

硬皮病虽由阳气不足，邪气痹阻脉络而成，但若纯以温阳为治，则恐有烁阴耗血之变。临证用药时要在鼓舞阳气的基础上，配伍滋阴之剂，既制辛温劫阴，又可益阴化阳，所谓"善补阳者，必于阴中求阳，则阳得阴助而生化无穷"。常用药如熟地、白芍、石斛、麦冬、怀山药等，益阴而不滋腻。又由于寒湿入络，经脉久闭，气血不得灌流经脉，故见皮损部麻木不仁，不觉痛痒。如《素问·痹论》云："其不痛不仁者，病久入深，荣卫之行涩，经络时疏，故不通，皮肤不荣，故为不仁。"故常在辨证用药时，伍用熟地、当归、白芍、党参等品以充养营血。

7. 必须使用的 5 组角药

这 5 组角药在软皮热敷散、软皮丸、软皮膏中是必用之药。

麻黄配桂枝、浮萍。麻黄，阳物也，中空，善于通络；桂枝温经通阳，浮萍质轻达表，二味功在宣通，以宣为通，以通为补。

附子配干姜、麻黄。附子温阳首选，通十二经，上下内外无处不到；附子性温，无姜不热，无麻黄不通，姜助附子温阳，且可抑制附子毒性。用附必用姜。

黄芪配白芍、当归。黄芪乃补气之王，宜重剂使用，加当归益气补血，取当归补血汤之意。白芍补虚有人参之称。

螃蟹配威灵仙、艾叶。威灵仙善走十二经，软坚散结；螃蟹善于横行，故通络之力甚强，唯性寒凉，故配以艾叶温通，寒而不凉，温而不燥。

积雪草配血竭、刘寄奴。积雪草又称落得打，功同刘寄奴，善于活血通络，血竭乃生肌长肉之佳品，三药配合，活血生肌。这三味药也是软皮膏中的主要成分。

八、典型验案

王某，女，42 岁，2013 年 3 月 6 日诊。主诉：左上肢及背部皮肤硬化斑片 10 年余。患者无明显诱因发病，后经多家医院确诊为"硬皮病"，但屡治未效。刻诊：左侧肩背至手腕处褐色带状分布的皮肤硬化斑片，皮损汗毛脱落，呈蜡样光泽，不易捏起。平素四肢发凉，畏寒，纳少便溏；舌质淡黯，边有齿痕，舌苔白厚，脉沉细。上消化道造影示：食道蠕动减慢，排空降低。西医诊断为系统性硬皮病，中医诊断为皮痹（食管痹）。辨证为脾肾阳虚，寒湿阻络，治以温补脾肾，活血通络。方用当归四逆汤合桃红四物汤加减：当归 10g，桂枝 20g，白芍 20g，通草 6g，细辛 3g，黄芪 90g，桃仁 10g，红花 10g，川芎 10g，熟地 20g，黑附片 20g，蜈蚣 2 条，乌蛇 10g，土鳖虫 6g，壁虎 8g，向日葵茎 10g。开水煎服。外用软皮热敷散（院内自制）局部热敷。

配合参附注射液、黄芪注射液、红花注射液等静脉点滴，每期 10d，每月 2 次；口服软皮丸、积雪苷片。

复诊（2014 年 3 月 7 日）：经上方化裁治疗 2 年多，原皮损处除留有淡褐色色素沉着外，触之柔软，基本恢复正常，上消化道造影提示，食道蠕动及胃排空基本正常，病告痊愈。

按语： 本案乃由阳虚不固，寒湿外犯，闭阻经脉，致使肌肤失养，故见皮肤硬肿萎缩等症；阳气鼓邪无力，痹邪留而不去，内客于食道，渐损脾阳，中土失运，故见纳少便溏，透视则见上消化道蠕动减慢等；其余舌脉诸症均为阳气虚弱，寒湿闭阻之征。故方用当归四逆汤合桃红四物汤化裁，以达温阳益气，逐寒固表，养血通脉，蠲痹散结之功，更以软皮热敷散外用以助其功。诸药内外合治，药证相投，其症必愈。

小结

硬皮病病程较久，每在阳虚阴盛基础上，兼夹其他病理因素，进而影响经络的畅通，变证百出。韩老师认为，在临证中，医者宜详审细辨，治疗应在温阳益气，散寒通络的基本原则下，随证灵活进退，务使药证切合。其中，通络一法在皮痹治疗中尤为重要，正如《黄帝内经》所云："经脉者，所以决死生，处百病，调虚实，不可不通。"脉络荣通，则阳施阴化，气血精微得以周流敷布，肌肤腠理自得温养而固密，外邪无由盘踞内侵，皮痹顽疾安有不愈？

对于辨证属邪实者，宜去其邪而通其络；属虚证者，则施以温补益气以助络通。如兼见脾阳虚弱，而出现水湿不运者，则兼施以温补脾胃以去湿，使湿浊去而络自通，并绝生痰之源，药用党参、白术、干姜、半夏、茯苓之属；兼心阳不足，瘀血阻络者，必以温心阳通络，使阳气复其温煦，络脉得温以通，药选红参、桂枝、薤白之类。血虚者，养血荣脉以通之，如黄芪、当归、阿胶之类；津液有伤者，润养滑利以通之，如山药、生地、沙参之属。故"通络"之法，不可执于瘀血阻络而用活血通络一法。

尽管所用之药不尽属活血通络之品，然而用之得当，则何药无活血通络之功？又何法不是通法？正如高士宗《医学真言》所言："通络之法各有不同，调气以和血，调血以和气，通也；下逆着使之上行，中结者使之旁达，亦通也；虚者助之使通，无非通通之法也。"

第九节　治疗脱发的经验

中医认为，毛发不仅具有美化仪表功能，又是体内气血盛衰的外在标志。临床常以毛发的颜色、数量、荣枯来判断脏腑功能正常与否。这是古人在医学史上的一大创举，至今仍然是临床诊疗毛发疾病时最方便、最直观的方法之一。

关于脱发之病名，《黄帝内经》称"毛拔""毛堕"，《难经》称"毛落"，《诸病源候论》称"鬼舐头"，《外科正宗》称"油风"（斑秃），明清以后一直沿用此名。脂溢性脱发，古代称"发蛀脱发"，最早见于清代王洪绪的《外科证治全生集》，以后许克昌的《外科证治全书》又载有"蛀发癣"之名。

（一）脱发的病因病机

多认为是由血虚肾亏引起，治疗的方药不少，皆以养血补肾为主。韩老师将其病因归纳为十个方面，现整理如下：

（1）肾虚说。《黄帝内经》载："女子七岁，肾气盛，齿更发长……五七，阳明脉衰，面始焦，发始堕。丈夫五八，肾气衰，发落齿枯。"

（2）肺损说。《黄帝内经》载："肺主皮毛，肺败则皮毛先绝。可知周身之毛，皆肺主之，察其毛色枯润，可以觇肺之病。"肺为华盖，主一身之气，肺气旺则能助津液营血的宣发与敷布，内则荣养脏腑，外则滋润肌肤皮毛空窍。

（3）血瘀说。《血证论·瘀血》载："瘀血在上焦，或发脱不生。"《医林改错》也说"头发脱落，各医书皆言伤血，不知皮里肉外血瘀，阻塞血路，新血不能养发，故发脱落"。瘀血不去，新血不生，瘀阻血络，发失所养而脱落。

（4）血热说。《儒门事亲》载："年少发白早落，此血热太过也，世俗只知发者血之余，血衰故耳！岂知血热而发反不茂；肝者木也，火多水少，水反不荣，火至于顶，炎上之甚也，热病汗后，发多脱落。"《医宗金鉴》载："过服辛热药而眉发脱落者，乃肝血受伤而火动，非风也。"《医碥》说："年少发白早脱，或头起白屑者，血热太过也。"这里指出了油性脂溢性脱发及少年白发的发病原因。

（5）失精说。《金匮要略》载："失精家，少腹弦急，阴头寒，目眩，发落。"精泄过多，造成精室血海空虚，一"精"十血，精血不能互生而发落。

（6）血虚说。《诸病源候论》载："冲任之脉，谓之血海……若血气衰弱，经脉虚竭，不能荣润，故须发毛落。"

（7）偏虚说。《诸病源候论》载："人有风邪在头，有偏虚处，则发秃落，肌肉枯死，或如钱大，或如指大，发不生，亦不痒，故谓之鬼剃头。"指出斑秃发生的原因是局部偏虚而风邪乘之。

（8）湿热说。《临证指南》曰："湿从内生者，必旁洁酒醴过度，或嗜饮茶汤，或食生冷瓜果及甜腻之物。"说明恣食肥甘，容易损胃伤脾，湿热内蕴，循经上蒸颠顶，侵蚀发根而脱落。从多年的临床观察，这是油性脂溢性脱发的主要原因。

（9）忧愁说。《千金翼方》载："忧愁早白发落。"忧思不遂，情志内伤，肝气郁结则发落，或损及心脾，气血化生无源而脱落。

（10）胎弱说。《兰台轨范·小儿》载："发久不生，生而不黑，皆胎弱。"指小儿脱发与遗传有关。

以上病因又可以归纳为虚与实两类，虚指气血不足，肝肾亏虚；实指血热、血瘀或湿盛。

（二）辨证分型治疗脱发

1）肝郁气滞型脱发

常由情绪波动、烦躁、过劳、失眠、惊吓等因素而导致突然脱发。三五成片，多少、大小不定，头皮光亮，无自觉症状，仅发于头部数片者称为斑秃，若头发全部脱落谓之全秃，继发眉毛、胡须、腋毛、汗毛脱落者则为普秃，与斑秃相同，只是症状加重，病情发展而异，没有性质区别。另外，单有眉毛或胡须呈片状脱落者仍是斑秃之例。

治疗这一类脱发，初期宜疏肝理气，调理气血，选用逍遥散加味治疗；配合新生发丸（院内制剂）每次 6g，每日 3 次；局部擦生发水（院内制剂），每日 1 次。外用海艾汤熏洗（艾叶、菊花、薄荷、防风、藁本、藿香、甘松、蔓荆子、荆芥穗）。

2）肝肾亏虚型脱发

久病多虚，耗血伤肾，引起血虚肾亏，表现为头发干燥无光泽，稀疏或成片脱落，头晕耳鸣，腰膝酸软，舌淡红，脉细无力，以滋补肝肾，养血生发为主，选用新生发丸每次 6g，每日 3 次；或选《外科正宗》神应养真汤加茯苓、女贞子、旱莲草、制首乌等内服。局部擦生发水，每日 1 次。

3）血虚型脱发

头发干燥，稀疏无光泽，头晕耳鸣，气短，舌淡红有齿印，脉细，治疗益气补血生发，以补中益气汤合四物汤内服，局部擦生发水，每日 1 次。

4）血虚风燥型脱发（干性脂溢性脱发）

头皮发痒较甚，头屑多如雪花，抓之易脱，头发干燥无光泽，头顶部零散脱发。此类属血虚风燥引起，初期宜补血养阴，润燥止痒，用养血润肤饮加减（熟地、当归、川芎、白芍、丹皮、白花蛇舌草、桑椹、茯苓、制首乌、白鲜皮、鸡血藤、菊花、侧柏叶等）。待头屑、瘙痒消失后改用滋补肝肾、养血生发治疗，口服新生发丸，外涂生发水。

5）肝火上炎型脱发（油性脂溢性脱发）

头油多如渗水，剧痒，头屑黏腻污秽，头发油腻，头顶部头发稀疏无光泽，零散脱落。平时性急易怒，舌深红苔黄腻，脉弦滑有力。此类脱发多为肝经湿热或肝火上炎引起，即"热煎油出，火升油浮"之理。治宜釜底抽薪法，清热泻火，以龙胆泻肝汤加白花蛇舌草、茯苓、荷叶、白茅根、侧柏叶等，待火清油消后改用养血补肾生发治疗，口服新生发丸，外涂生发水。

6）脾虚湿盛型脱发（油性脂溢性脱发）

头油多如渗水，剧痒，头屑黏腻污秽，洗不净。头发油腻，头顶部头发稀疏无光泽，零散脱落。舌淡苔白厚腻，脉濡滑。此类多属脾不健运，湿从内生溢于肌表而成，治宜健脾祛湿，化浊止痒生发。常以六君子汤加白花蛇舌草、泽泻、薏苡仁、荷叶、灵芝、白鲜皮、苍术、菊花、侧柏叶，每日 1 剂，水煎 2 次混合后早晚内服。局部涂擦生发水，每日 1 次。待油脂分泌正常后改用滋补肝肾、养血生发治疗，湿去则发生。口服新生发丸。

油性脂溢性脱发，是脱发治疗上的重点和难点。多由禀赋脾虚湿盛之体，脾失健运，湿从内生，上泛头面，或恣食肥甘，伤胃损脾，郁久化热，致湿热上蒸颠顶，侵蚀发根，引起毛发脱落，或血热太过，导致风胜则燥，进而耗伤阴血，阴血不能养发，毛根干涸而发焦脱落。治疗时首先要清湿热、祛油腻，油去痒止后方可补肾生发。如果见到油性脂溢性脱发只知滋补肝肾，是愈加其疾也。

7）血瘀型脱发

脱发时间长，久治不愈。多为片状或是零散脱落，舌紫黯或有瘀斑瘀点，脉弦细涩。治宜活血化瘀生发，以通窍活血汤加茯苓、菊花、升麻、枸杞、女贞子、旱莲草、侧柏叶等，每日 1 剂，水煎2 次混合后早晚内服。局部涂擦生发水，每日 1 次。

8）其他类型的脱发

（1）症状性脱发：这类脱发可见于很多疾病，作为某一种疾病的一个局部症状。如红斑狼疮的脱发最具有代表性，以头顶和前发际为主，随着原发病的轻重而表现不同。在诊断 SLE 时，"狼疮发"是一个指征。待原发病治愈后脱发亦停止，头发可以再生。其他如皮肌炎、甲亢、糖尿病、贫血、硬皮病、梅毒等均可导致脱发。硬皮病皮肤变硬萎缩后局部无汗、无发。一般是对证治疗原发疾病。

（2）药物性脱发：这类脱发主要发生于某些疾病治疗过程中药物的副反应，如化疗使用的免疫抑制剂，如用秋水仙碱、甲氨蝶呤、氟尿嘧啶、阿维 A 等治疗银屑病、硬皮病时，可引起头发零散脱落直至头发脱光。另外，染发也可引起脱发；某些中药用量过大后也可引起脱发，如雷公藤、昆明山海棠、川芎、香附、天花粉等。

（3）真菌性脱发：主要是由真菌感染引起的片状脱发，有发鞘、鳞屑、断发、发病快，有传染性。黄癣伴有黄癣痂及鼠尿味，男女老幼皆可发病，不及时治疗可引起永久性脱发。白癣则只发于儿童及少年，成年后可自愈，伴有白色鳞屑，易继发脓癣，黑点癣则少见。中药如土槿皮、白矾、黄精、陈皮等都是有效药，西医有很多治疗真菌的内服药及外用药，可选择使用。

（4）永久性脱发：也称疤痕性脱发。主要由外伤、烧伤、烫伤、手术、疖肿、黄癣等引起局部毛囊破坏、疤痕形成，毛发难以再生。此类脱发的治疗，目前可用毛发移植术。

（三）其他治法

（1）海艾汤煎水外洗，还有生发酊、红花侧柏酊、斑蝥酊、山奈酊、辣椒酊、毛姜酊等，任选一种外搽，每日1~2次。

（2）针灸疗法：采用辨证取穴、循经取穴、邻近取穴、经验取穴等多种取穴方法。手法：虚者补之，实者泻之，留针30min，10次为1个疗程。

（3）耳针：取神门、肺、肾、交感、内分泌、脾，除针刺外，还可用胶布粘上王不留子贴敷，每周2次，10次为1个疗程。

（4）穴位注射法：阿是穴或俞穴，取当归注射液，丹参注射液及维生素B_6、维生素B_{12}，三磷酸腺苷等注射液，选取1种，用注射针刺入俞穴，得气后每穴推注0.5ml，隔日1次，10次为1个疗程。

（5）梅花针局部叩刺，主要用于治疗斑秃，每周1次。

（6）单验方：如生发丸、斑秃丸、侧柏丸、生发饮、一麻二至丸、益肾荣发丸、养血生发胶囊、荣发养颜宝等均可以选用。

（四）注意事项

劳逸结合，心情舒畅，忌烦恼动怒、悲观忧愁；饮食要多样化，富有营养，改正偏食习惯；不要用碱性肥皂洗头，脂溢性脱发不宜洗头过勤；少食辛辣、甜食及肥腻之物；勿饮酒，晚间少喝咖啡、浓茶。脱发是一种慢性病，3个月为1个疗程，调治中要有耐心和信心，有效药方不宜频繁更改，坚持守法守方治疗。

小结

脱发是临床常见病，多数医生治疗皆以滋补肝肾、养血生发为主，韩老师通过多年的临床观察研究发现，脱发的原因很多，应当详细询问病史，找出病因，对证治疗则收效更佳。如斑秃与情绪有关，早期治疗当以逍遥散加味疏肝理气为主，配合梅花针、生发水等局部治疗，结合心理调适综合措施治疗即可获得很好的效果；油性脂溢性脱发的治疗比较棘手，若过早使用补肾养血法治疗不仅无效，而且越治头油越大，脱发反而会更加严重。这是没有掌握这一类脱发的发病机理，因为补肾养血药多滋腻，常能加速油脂分泌。韩老师认为，油性脂溢性脱发不是血热便是虚。血热者禀赋火甚之体，又嗜好炙煿辛热之品，火性炎上，发病多在头面，"热煎油出，火升油浮"之故，治疗当用"釜底抽薪"法，选择龙胆泻肝汤或凉血四物汤类方药治疗，火去热退油脂正常后再施补肾养血生发取效。虚乃脾胃禀赋不足，或因饮食不当损伤中州，运化失司而水湿泛溢肌肤，治以健脾祛湿法，投六君子汤类加味治疗，脾胃健旺则湿邪自去，再施补肾养血，头发自会长出。在辨证方药中，对白花蛇舌草、荷叶、薏苡仁、生山楂、茯苓、侧柏叶、藿香、茵陈等化湿祛油之品均可灵活选用。尤其是选择九节菖蒲。发根毛囊也是人体之窍，在此开窍与祛湿并用，可以提高疗效。

第十节　治疗须发早白的经验

须发早白又称"少白头"，早在《黄帝内经》及《诸病源候论》中已有详细记载。应与斑驳性白发、白化病、斑秃、白癜风等进行鉴别诊断。

韩老师在临床中常将头发早白分为以下几型治疗：

1. 肝肾亏虚型

多为先天禀赋不足，白发多从少年开始，常有家族史。或大病久病之后，元气大伤，脏腑虚竭，头发花白渐至全部白发，兼有稀疏脱落，头发纤细无光泽，或脆弱易断，伴头晕眼花，耳鸣耳聋，腰膝酸软，不任劳作，舌质淡红，苔白薄，脉沉细弱。治疗以滋补肝肾，养血乌发，选用《医方集解》七宝美髯丹加味：首乌、茯苓、牛膝、当归、枸杞子、菟丝子、补骨脂，加桑椹、旱莲草、女贞子、熟地、菊花等。每日1剂，水煎服。

2. 营血虚热型

以青少年多见，表现为头发花白、干燥，有白屑脱落，自觉瘙痒，伴五心烦热，心悸失眠，多梦，口干舌燥，舌红苔少，脉细数等。治疗以滋阴凉血乌发。用草还丹加减：菟丝子、枸杞、桑椹子、生地、赤芍、桑叶、丹皮、菊花、川芎、白芷、蔓荆子、首乌。每日1剂，水煎服。

3. 气滞血瘀型

临床表现为短时间内头发大量变白，病前多有精神刺激因素，伴有胸胁满闷胀痛，心烦易怒，善太息，舌质黯或有瘀点，脉弦涩等（伍子胥被困昭关，一夜白了头即是此例）。治以疏肝理气，活血乌发。选用逍遥散合通窍活血汤加减。

4. 单验方

（1）血热白发方：生地、丹皮、赤芍、当归、玄参、女贞子、侧柏叶、制首乌、旱莲草、黑芝麻。

（2）肝郁白发方：生地、丹皮、白芍、当归、茯苓、白术、薄荷、栀子、柴胡、首乌、桑叶等。

（3）肾虚白发方：何首乌、旱莲草、桑椹子、黑豆、熟地、枸杞、当归、菟丝子、补骨脂、女贞子、潼蒺藜、黑芝麻等。

（4）黑豆适量，用1岁内男孩童便浸泡一夜后晒干，再泡再晒，反复多次，炒黄后早晚食之，每次9粒。此方源于民间，韩老师下乡时收集后临床验证，对小儿白发确有良效。

5. 传统治疗方法

（1）常用的中成药有以下几种，可根据具体情况选用七宝美髯丹、复方首乌片、龟鹿二仙膏、女贞子膏、首乌延寿丹、河车大造丸、桑椹膏、六味地黄丸、杞菊地黄丸、逍遥丸等。

（2）常用的中草药有当归、首乌、黑芝麻、黑豆、旱莲草、女贞子、熟地、白芍、枸杞、补骨脂、桑椹、桑叶、菟丝子、五味子、丹皮、核桃等。

（3）白发患者宜常食以下食物：柿子、西红柿、土豆、黑芝麻、核桃、黑米、黑木耳、桑椹子、大枣、枸杞子等。

白发在任何年龄都可见到，凡初生时或生后不久即有白发者，为先天白发；少年以后出现白发者，均称后天白发。先天白发为先天不足，禀赋素弱，肾气亏损，以致精血不能上荣，发失荣润而成。表现为生后不久或出生时全身毛发变白，或者成片头发变白，如西医讲的白化病（俗称"天老"）、斑驳病及某些遗传性综合征。目前对此尚无较好的治疗方法。

后天白发中，斑秃患者的新生头发可呈白色，为渐愈征兆；白癜风患处的头发亦可变白，故不必单独治疗。

人过不惑，药效渐微，治疗无意。青少年应积极对证治疗，用药的同时应性格开朗，心情舒畅，克服悲观失望的消极因素；注意体育锻炼，提高机体抗病能力；饮食多样化，营养要丰富，多食黑木耳、黑米、黑豆、黑芝麻类含黑色素的食品以及含铜元素的食品，例如燕麦片、土豆、芹菜等；本病治疗进展缓慢，疗程长，故在治疗中要守法守方，坚持治疗，不可急于求功，只有坚持足够的疗程，才能获效。古代有熟地与白萝卜同食引起头发变白的案例，应引以为戒。

第十一节　治疗银屑病的经验

银屑病以前又称牛皮癣，类似中医的白疕、干癣，是以红斑鳞屑为主的炎症性皮肤病。现代医学多方位深入研究，对其发病原因至今尚不明确。目前世界范围内尚无药物能根治银屑病，因其具有顽固性及复发性的特点，给病人身心带来极大的困扰并影响其生活质量；再者，银屑病推荐的药物具有较明显的副作用，而生物制剂价格较昂贵，因此要更好地认识及治疗银屑病，使用较低的费用达到有效控制银屑病的目的，最重要的是控制银屑病不向严重类型发展而影响健康。在这些领域，中医辨证论治往往可以获得良好的疗效，即缓解症状、延缓复发时间，使银屑病成为中医治疗优势病种之一。韩老师经过数十年的临床观察研究，总结出一套行之有效的治疗方法。

一、银屑病属伏邪所致

《黄帝内经》中将伏邪称为"故邪"，对其成因论述较多。《素问·热论》云："病已衰而热有所藏，因其谷气相薄，两热相合，故有所遗"，"病热少愈，食肉则复，多食则遗"。银屑病多为热邪引起，这里的"藏、遗"就说明治疗不彻底而留遗患，遗患长期盘踞不散，则为伏邪。

"伏邪致病"理论认为："伏邪者，伏而不觉，发则始见。"邪气伏藏人体，未能即时发病，常因新感邪气激发，或与内生诸邪相搏，均可逾时而发。经过临床实践，韩世荣老师认为，银屑病在临床表现特点及病因病机上，也与伏邪致病的特点较为符合。

（1）银屑病常可因新感邪气而诱发，或使原有病情反复加重，与伏邪的发病特点相同。临床观察发现，患者在初次发病，或病情反复加重之前，常有外感病史。考其病因，则是由于新感邪气外袭，引动伏邪，里应外合，而使旧病复发。又由于邪气在表，当汗而未汗，反而滥用寒凉壅补，包括西药中的抗生素、激素类，使邪气去而未净，内陷入里，伏藏肌肤腠理之间，候时而外发于肌表，成为本病。

（2）银屑病易反复发作，诱发的因素很多，临床最常见因扁桃体炎、咽喉炎之类而诱发，"邪不得虚不能独伤人"，新病引动内邪，必有内应对接，这个内应即是"伏邪"。

（3）银屑病发病有明显的地域及气候特点，北方地区较南方地区偏高，且北方患者移居南方生活一段时间后，病情往往趋于缓解乃至症状消失；久居北方之人腠理致密，若感外邪，不易透散，伏而不出，故常逾时而发，反复难愈。如徐洄溪《医学源流论》说："人禀天地之气以生，故其气体随地不同。西北之人气深而厚，……东南之人，气浮而薄。"

（4）银屑病发病常有明显的季节性，多于冬季发病，或冬重夏轻。由于冬季患者皮肤致密，腠理闭塞，玄府不通，邪无出路，故病情入冬加重，迁延不愈。韩老师还观察到，患者多有皮肤少汗或无汗的表现，也属腠理致密之征，故多致邪伏不出。若入夏季，或转居南方温热之地，则腠理开张，邪易随汗外解，病易归于佳途。

（5）韩老师临床还观察到，银屑病病情变化与气候的反常有关，与非时之气有一定关系。如果夏秋季节干燥少雨，冬季复发机会增加或病情加重；如果冬季少雪干燥，则春季病情加重或复发概率增加。这也说明银屑病为伏邪所致，有延时而发的特点。这与"冬伤于寒，春必温病，春伤于风，夏生飧泄"之说同理。

（6）银屑病的临床证候，常与温病之伏气致病类同。验之临床，初发病时，皮损常见斑疹潮红，自觉瘙痒等，是由于邪伏肌肤，位在络脉，郁久化热，热扰营血，化燥生风，外发于肌表所致，属由里透表之证；若邪气化热较甚，燔灼内外，则可见皮损泛发，甚至伴见脓疱等，或出现热毒弥漫三焦，深入营血之证。若正邪相争，病久波及肝肾，耗伤精血，筋脉失养，邪气则就虚而藏，深入筋骨经络，故而部分患者可伴见关节筋肉疼痛，肿胀变形，屈伸不利等证候。

有鉴于伏邪致病，治疗银屑病时要特别注意三点：①银屑病首次发病多为外感后驱邪未尽，邪伏腠理，适时而发，使用银翘散类辛凉解表，驱邪务尽，以防复发；②活用"汗法"因势利导，就近处给病邪找出路；③病程缠绵，根深蒂固，临床治愈后，要维持或减量继续治疗3个月以上来巩固疗效，以防病邪潜伏，候时复燃。

二、辨证分型治疗

（1）风热型：常见于寻常型银屑病进行期，除有银屑病特征外，还伴有剧烈瘙痒，便干溲赤，舌红苔薄黄，脉象浮数。治宜祛风止痒，清热解毒，以自拟半枝莲方加减：半枝莲、荆芥、防风、地肤子、蛇床子、蝉蜕、紫草、野菊花、蒲公英、紫花地丁、白鲜皮、萆薢、白茅根。痒剧加乌梢蛇，无汗加麻黄。每日1剂，水煎2次混合后早晚分服，药渣煎水待温外洗。银屑平片（院内制剂）每日2次，每次5~10片，先从小剂量开始，根据服药后情况加量，温开水送服。牛皮癣软膏（院内制剂）外涂，每日2次。

（2）血热型：常见于寻常型银屑病进行期。红皮病型银屑病也常见于血热型。除有银屑病特征外，还伴有皮损鲜红，五心烦热，口渴喜饮，便干溲赤，舌红苔黄，脉象滑数。治宜清热凉血，解毒，以凉血四物汤加减：生地、当归、川芎、赤芍、红花、枳壳、栀子、丹皮、紫草、玄参、水牛角、白茅根、丹参、甘草等。阴虚严重者加龟板、鳖甲。每日1剂，水煎2次混合后早晚分服，药渣煎水待温外洗。银屑平片每日2次，每次5~10片，先从小剂量开始，根据服药后情况加量，温开水送服。牛皮癣软膏外涂，每日2次。

（3）血燥型：常见于寻常型银屑病静止期或退行期，皮疹停止发展或新发皮损较少，潮红减轻，鳞屑多容易脱落，瘙痒明显，口渴喜饮，舌质红苔薄少津，脉弦细。治宜滋阴养血，润燥止痒，方选当归饮子加减：当归、生地、川芎、白芍、白蒺藜、制首乌、黄芪、甘草、荆芥、防风、合欢皮、麦冬。每日1剂，水煎2次混合后早晚各1次，饭后分服。药渣加鸡血藤、地骨皮煎水待温外洗。愈银片（院内制剂）每次5~10片，先从小剂量开始，根据服药后情况加量，每日2次，饭后服。牛皮癣软膏外涂，每日2次（注意：当归饮子方内服时不加鸡血藤，用后有不良反应）。

（4）血瘀型：常见于寻常型银屑病静止期，皮疹停止发展或新发皮损较少，以斑块形、钱币状或蛎壳状为主，颜色黯红，瘙痒较轻或不痒，皮损以四肢及躯干为主，大片地图状肥厚性红斑，鳞屑少不易脱落，或者皮损顽厚干裂、疼痛，指甲变厚，舌黯红边有瘀点，脉弦细涩。治宜活血软坚，通络止痒，方选血府逐瘀汤加减：当归、生地、川芎、赤芍、桃仁、红花、枳壳、柴胡、桔梗、威灵仙、乌梢蛇、三棱、莪术、土鳖虫、螃蟹。每日 1 剂，水煎 2 次混合后早晚各 1 次，饭后分服。愈银片每次 2g（10 片），每日 2 次，饭后服。牛皮癣软膏外涂，每日 2 次。

（5）湿热瘀阻型：常见于关节型或脓疱型银屑病，均以萆薢渗湿汤为基础方加减。关节型银屑病除有银屑病特征外，还伴小关节肿胀、变形、功能障碍和疼痛，治疗的目标首先是减轻痛苦，消除肿胀，恢复肢体功能。以活血通络，祛湿止痛为主，其病机是湿重于热，"祛湿不利小便非其治也"。故以萆薢渗湿汤加制马钱子（0.8g）、青风藤、蜈蚣、山豆根、威灵仙、土鳖虫、乌梢蛇等。局部用艾叶、威灵仙、螃蟹、麻黄、黄药子、青风藤、断肠草、白商陆等煎水待温泡洗局部，每日 1～2 次，每次 30min。

脓疱型银屑病除有银屑病特征外，伴遍身脓疱，脱屑，瘙痒，发热等，病情较重常需住院观察，特别严重者适当使用一些激素类免疫抑制剂以控制症状。中医辨证常以湿热并重或热重于湿治疗，选择萆薢渗湿汤加板蓝根、金银花、白茅根、鱼腥草、紫草、半枝莲、甘草等。局部用生地榆、马齿苋、青风藤、野菊花、紫草、苦参等煎水冷敷患处，每日 1～2 次，每次 30min。发烧严重时可用羚羊角粉冲服。

（6）肝郁气滞型：可见于银屑病的各型各期。除有银屑病特征外，主要表现为皮损常在情绪因素影响后加重或复发，女性在月经前后发作或加重，伴有月经先后无定期、痛经、经期乳房肿胀、疼痛，平素性急易怒，舌红苔薄白或黄，脉弦滑细。治宜疏肝理气，选择丹栀逍遥散加益母草、丹参、墨旱莲、合欢皮、枳壳，伴有经期乳房胀痛者加郁金、山慈姑等。

（7）脾肾阳虚型：可见于银屑病的各型各期，形成的原因有两种情况，其一，银屑病的发生复发和加重常常是冬重夏轻，中医认为先天阳气禀赋不足之人耐夏不耐冬，平时手足发凉，畏寒无汗等。这就是同气相求，同名相召，相得益彰之故。其二，患者阳气原本不虚，患病后接受虚假医疗广告错误诱导，服用"三无"包装的"纯中药"制剂（以胶囊为主），其实这些江湖郎中主要用激素或者甲氨蝶呤类免疫抑制剂，不规范的大剂量长期使用后轻者损伤人体阳气，降低免疫力，重则造成脏腑损害甚至成了冤魂。这类病人的特征是病史较长，有病后没有接受正规治疗，病情较重，对各种药没有反应，平时身困乏力，畏寒肢冷，舌淡苔白厚，脉沉细无力。治宜温补脾肾，益气扶阳。选择黄芪桂枝五物汤与当归四逆汤加减。使用附子从小剂量用起，加姜用开水先煮，逐渐加量至舌微麻或不麻为度，无汗加麻黄。曾用此法治疗 1 例数十年的银屑病辨证属脾肾阳虚型患者，服药 3 个月左右痊愈。

三、特殊证型银屑病的中医治疗

1. 红皮病型银屑病

全身深红，身热灼手，肌肤干燥，大量脱屑，烦躁不安，舌质红苔黄，脉弦数。治宜气营两清，凉血解毒。方选清营汤加减：水牛角 30g，生地 20g，连翘 20g，黄连 8g，竹叶 10g，金银花 30g，麦冬 15g，牡丹皮 15g，白茅根 30g，紫草 20g，沙参 20g，甘草 6g。再根据舌苔脉象随证加减，如便秘加大黄，高烧加羚羊角粉冲服。病至后期，热退津伤，气阴两亏，去水牛角、黄连、紫草、连翘等清热解毒类药，加党参、黄芪、玄参、山萸肉、沙参、黄精之类益气养阴，兼清余毒。外涂润肤软膏（医院制剂），每日 2 次。

2. 脓疱型银屑病

全身性脓疱型银屑病以湿热证居多，常见症状为脓疱泛发全身，密集而表浅的小脓疱，部分融合成片，伴有糜烂、脱屑、瘙痒及烧灼感，脓疱常常反复发生。治宜清热除湿，解毒止痒，选择草薢渗湿汤加减：草薢 15g，薏苡仁 20g，黄柏 10g，赤芍 10g，牡丹皮 10g，泽泻 10g，滑石 15g，通草 6g，茯苓 20g，白茅根 20g，甘草6g。如脓疱多加蒲公英、赤小豆；发热加板蓝根、金银花、忍冬藤。局部可用中药金银花、野菊花、地榆、马齿苋、千里光各30g，煎煮取汁冷湿敷。

3. 关节型银屑病

关节型银屑病除具银屑病特征外，同时有小关节肿胀、变形、功能障碍和疼痛，病因多与寒湿稽留有关。治宜活血通络，祛湿止痛，目的是减轻痛苦，消除肿胀，恢复肢体功能。方用独活寄生汤加减：独活10g，秦艽12g，防风10g，细辛3g，川芎10g，桂枝10g，熟地15g，赤芍10g，当归10g，杜仲15g，牛膝10g，党参20g，附子（先煎）10g，甘草6g。疼痛严重者加制马钱子0.6g（分2次冲服），穿山龙15g，青风藤10g，局部用软皮热敷散（医院制剂）煎水待温泡浴或热敷局部，每日1~2次，每次30min。

4. 头部银屑病治疗

有部分银屑病患者仅发生于头部，鳞屑较厚如蛎壳状，伴有瘙痒等，服药效果较慢。选择外洗法具有因势利导，使药物直达病所，就近处给病邪找出路的特点，临床疗效较好。

外洗方：透骨草、生地榆、皂角、千里光、山豆根、马笼头、连翘、海浮石，水煎取汁待温外洗，每日1次，一般2次即可见效。其他治疗同前。口服愈银片，每日2次，每次5~10片。

5. 掌跖脓疱病治疗

常对称发生于手掌及足跖部，表现为红斑、脓疱、脱屑、痒痛，时轻时重，反复发作，顽固难愈，治疗宜标本同治。

愈银片（医院制剂），每日2次，每次2g，饭后温开水服。

溻洗散（医院制剂），每次1包，用凉水浸泡30min后煮沸5min，取汁待温加醋少许泡浴患处，每日2次，每次30min。

牛皮癣软膏与龙珠软膏交替外涂，每日2次。

严重者加308光局部照射，每周1~2次。

四、银屑病特色治疗方法

（一）内服中成药

（1）愈银片（【批准文号】陕药管制字［2001］第1164号）。

（2）银屑平片（【批准文号】陕药管制字［2001］第0019号）。

（二）中药软膏

（1）牛皮癣软膏：青黛5g，升华硫黄5g，枯矾粉5g，木鳖子粉2g，猪胆汁粉3g，凡士林80g，配成软膏备用。具有清热解毒，燥湿止痒作用，适用于各型银屑病之进行期及静止期。

（2）润肤膏：升华硫黄5g，甘油5g，凡士林90g，配成软膏备用。具有清热润燥止痒作用，适用于各型银屑病之静止期及退行期，皮肤比较干燥的患者。

（三）中药泡浴方

千里光50g，生地榆、连翘、野菊花、芒硝（溶化）、白鲜皮、苦参各30g，用于风热及血热型。加减：血燥型去芒硝、苦参、野菊花，加地骨皮、鸡血藤、生地、麸皮各30g；血瘀型去苦参、野菊花，加三棱、莪术各20g，山豆根、威灵仙各30g；病在头部加透骨草60g，皂角30g。加适量水浸泡30min，沸后煮20min，连煮2次取汁加适量温水至40℃，入芒硝，加醋50ml，瘙痒严重者加淀粉30g。泡浴，隔日1次，每次30min。具有清热解毒，祛风止痒作用，用于银屑病的治疗，也可用于其他皮肤病患者泡浴治疗。

（四）针灸疗法

（1）火针疗法，主要针对斑块型、久治不愈的患者。

（2）拔罐（针对斑块型选择闪罐、走罐效果更好）疗法：多选择背部和四肢。

（五）银屑病的预防保健

（1）心理调适。银屑病常发生于情绪激动，急躁易怒之人。情志因素与银屑病的治疗效果、愈后复发、病情轻重至关重要，所以应尽量避免精神刺激和过度劳累。平时注意舒缓情绪，减少压力，培养患者积极乐观的生活态度，劳逸结合。

（2）正规治疗，避免失治误治。谨慎使用含汞、铅、砷等重金属的药物，尽量使用安全，无毒、副作用的药物，首次发病尽量使用中药治疗，以减少复发。使用激素类及免疫抑制剂，虽短期疗效较好，但易复发，且复发后更严重，易形成恶性循环。外用刺激性的药物容易加重甚至诱发红皮病。所以，治疗银屑病不可急于求功。

（3）巩固疗效。临床治愈后要维持或减少剂量巩固 3 个月以上，时刻注意正气与毒邪的关系，要驱邪务尽，使邪无所伏，还不能损伤正气。

（4）适当忌口。要做好饮食笔记，针对容易诱发的相关食物进行饮食禁忌，但不能盲目忌口，以免造成营养不良。银屑病好发于干燥寒冷的地域，居室及工作环境尽可能保持湿润、温暖。早穿秋衣、棉衣，不食冷饮，少居空调凉房。

五、治疗体会

预防银屑病复发比治疗银屑病更重要。大多数银屑病虽然不能根治，但是达到"临床治愈"并不是难事。韩老师说，银屑病经过临床合理治疗后，多数患者的皮损都能够得以消退，达到临床痊愈的目的。这说明银屑病并不像人们想象的、网上宣传的顽固难治、一辈子治不好，甚至是"不死的癌症"等，关键是如何预防银屑病复发。

有些医生习惯使用抗生素、激素、抗组胺药等联合，或使用免疫抑制剂，结果造成身体耐药，引起患者的免疫力下降，体质越来越差，不利于疾病的治疗与康复，应当引起业界反思。

韩老师在总结 50 多年治疗银屑病的经验时讲，银屑病容易复发，是部分患者体内存在"伏邪"，但不等于必然复发，也不是所有银屑病患者都会复发。有部分病人一生就发生过一次；有部分患者只是在冬季里四肢伸侧有少量皮损，夏季不治而愈；有些患者刚治愈不久就又复发。每位患者复发的间歇期不同，各自的病情程度差别很大，因此，对不同患者应制定不同的预防复发的相应措施，注意巩固治疗以彻底祛除伏邪，达到最理想的目标。

目标 1，长期痊愈。初次发生银屑病的患者，给予中草药内服、外洗、涂擦，不用激素类药物口服和外涂，禁止使用甲氨蝶呤类毒性较大的药物。在长期随访中发现，这一类患者中约有 30% 的患者皮损消失后持续 10～20 年，有的达到 30 年甚至终生不再复发。有些患者病程虽长，但是不经常发作，而是经过多年才小面积复发，瘙痒等自觉症状也很轻微，对这类患者应给予心理指导，中药泡浴、外涂等安全有效的治疗方法，调动人体的自身修复能力，最终达到自愈的目的。逐渐延长间歇期，完全可以争取数十年的痊愈期。即使复发也是一次比一次症状明显减轻。

目标 2，延长间歇期。部分患者对银屑病了解不够，有病乱服药，导致病情逐渐加重；有的患者与急躁的性格、工作性质（夜间加班）、工作、居住环境（干燥、寒冷）等有关，通过交流，让患者充分了解疾病，同时调节情绪，改变工作与居住环境，调整治疗方案，避免使用毒性较强的药物，可以减轻病情，延长间歇期，争取多年不复发，或者复发时病情减轻，时间缩短；有的患者在工作紧张和季节变化时发生少量皮损，适当休息后外涂一些软膏即可消失。说明病情严重、病程较长的患者也可以通过自身调节减轻病情，延长间歇期。

目标 3，"带病生存"。有的病人病程很长，曾经使用过糖皮质激素、中药偏方和单方，甚至数次使用甲氨蝶呤类免疫抑制剂，使自身调节系统遭到严重损伤，对任何药物没有明显反应，虽然多次调整治疗方案，但是皮损不能彻底消失，或者消退很慢，在没有明显瘙痒症状时，患者也习惯了这种现状，基本上不影响生活和工作，也不用任何药物治疗，可带病生存。这种情况临床上也不少见，只要放松情绪，调整心态，合理饮食，皮肤干燥时涂一些滋润剂，皮损有可能慢慢减轻。

第十二节　治疗皮肤疣病的经验

中医关于"疣"的记载见于《灵枢·经脉》："手太阳之别，名曰支正……实则节驰肘废，虚则生肬（通疣），小者如指痂疥，取之所别也。"疣是发生于皮肤浅表的赘生物，由乳头瘤病毒引起，具有良性、局限性、自身接种扩散、传染性等特点。有的还有自愈倾向。隋《诸病源候论》称其为"疣目"，并将半球形的肉赘称为"鼠乳（传染性软疣）"。明《外科启玄》称为"千日疮，一名疣疮，又名晦气疮，此疮如鱼鳞，生于手足上，又名瘊子，生一千日自落，故名之"。明《外科正宗》等称为"枯筋箭"。现代医学的"疣"与中医的疣同名，其中寻常疣相当于中医的疣目、千日疮、枯筋箭，俗称刺瘊。生于足底的寻常疣称跖疣。扁平疣相当于中医的扁瘊。尖锐湿疣相当于中医的臊瘊，发于颈部及眼睑部者，呈细软丝状突起者称丝状疣或线瘊，还有甲下疣、甲周疣等。

（1）泛发性疣以内调为主，韩老师常以麻杏薏甘汤加桃红四物汤与香附木贼汤三方合用治疗，取名"祛疣三合汤"，每日1剂，水煎2次，混合后早晚饭后服，常可取得很好的疗效。病程长，范围广，病情较重者加露蜂房、浙贝母各10g；病在头面部加白芷10g；病在下肢加川牛膝10g；病在上肢加姜黄6g。

（2）掌跖、甲下、甲周等特殊部位的疣，激光治疗有困难者，韩老师常以中药浸泡法治疗，因势利导，就近处给病邪找出路。常用香附、木贼、板蓝根、连翘、土贝母、山豆根、威灵仙各 30g，蜂房 15g，桃儿七 20g。每剂加水 2000ml，浸泡 40min 后煮沸 20min，滤渣取汁待温浸泡患处，每日 2 次，每次 30min 以上。快者 1 周见效，慢者月余即愈。

（3）尖锐湿疣，先用激光或电灼治疗，内服桃红四物汤与香附木贼汤加土贝母、蛇床子、土茯苓，每日 1 剂。待患处痂皮脱落后用香附木贼汤加土贝母、蛇床子、土茯苓、桃儿七、蜂房，煎水浸泡患处。反复发作者，多为久病及肾，肾虚不能驱邪于外，当用知柏地黄汤加味。要求夫妻同治，注意消毒生活用品，以防传染。

（4）韩老师治疗疣病非常重视食疗，他在数十年的临床中发现，患各种疣的患者大都不喜欢食黄豆芽，而很多中医古书中记载多食黄豆芽可以治疗疣病。黄豆芽煮熟淡食，每日 1 次，吃饱为止，3d 为 1 个疗程，第 4d 改为普通饮食，仍以黄豆芽为菜。用本方法治疗疣病 5 例，治愈 4 例，1 例未忌口而未愈。所举病例中 1 人有疣 300 余个，亦用此方法治愈。或者让其口服新鲜豆浆（纯大豆）300ml，每日 1 次，当作早餐，连用 3 个月。用本方法治疗 1 例泛发性扁平疣，皮疹于面部、手、脚对称发生，约数百个，使用此方法治疗 6 个月而愈。

（5）鼠妇浆贴敷疗法。

使用方法：根据患者身上疣体大小，数目多少，选用活鼠妇数只捣烂如泥贮瓷瓶待用，用时选择母疣（最早发生的或最大的瘊子），以胶布剪孔保护正常皮肤露出疣体，用刀将疣顶部刮至出血为止，立即将捣烂的鼠妇浆涂其顶部，用胶布覆盖固定。2d 换药 1 次，一般使用 3 次后疣体干枯脱落后告愈。

鼠妇具有活血化瘀，解毒散结，消肿止痒作用，用于治疗各种皮肤疣病，尤其是甲下疣、甲周疣、跖疣等激光不易去除者。对皮损比较大的疣如寻常疣、扁平疣效果更好。使用本方法曾治疗一患者，选择母疣试用 2 次，疣体干枯，继用 1 次脱落，其他部位小疣未治，约半月自行消失。2 年后随访未再复发。治疗一大面积跖疣，用本方法治疗 3 次痊愈。

注意事项：

（1）局部外伤、破损、糜烂者不宜使用本药。

（2）对本品过敏者禁用，过敏体质者慎用。

（3）对虫类畏惧者忌用或慎用。

第十三节　治疗荨麻疹的经验

荨麻疹，中医称为"瘾疹"，是以局部或全身出风团、瘙痒为特征的变态反应性皮肤病，是皮肤科临床常见病及多发病。历代医家对本病均有描述，如《诸病源候论·风瘙瘾疹候》中论述："邪气客于皮肤复逢风寒相折，则起风瘙瘾疹。"现代皮肤病大家徐宜厚《皮科要诀》载："荨麻疹乃今瘾疹，究其病因众说纷纭，言其要旨数金匮，十法论治宜细慎。"他主张对瘾疹立法宜细不宜粗，用药宜详不宜简，并立十法而治。

（一）分类要点

荨麻疹可发生于任何年龄、季节，临床表现主要是风团，剧烈瘙痒。根据病程，一般分为急性荨麻疹和慢性荨麻疹两种，前者由于病程短，病位浅，短期内能够治愈；后者则反复发作达数月甚至数年之久，皮肤划痕试验呈阳性，疗效较差。

慢性期常常可见以下特殊型的荨麻疹：①人工性荨麻疹；②寒冷性荨麻疹；③胆碱能性荨麻疹；④压迫性荨麻疹；⑤日光性荨麻疹；⑥水源性荨麻疹；⑦延迟性皮肤划痕症；⑧自身免疫性等荨麻疹；⑨震颤性荨麻疹。

（二）治疗

首先寻找病因并予以去除。

1. 分型辨治

急性荨麻疹辨证分为 4 型治疗：

（1）风热犯表型：风团颜色鲜红，有灼热感，遇风受热后加重，瘙痒甚，好发于暴露部位，伴鼻塞流涕，口干咽痛，大便干结，舌红苔黄，脉浮数。治宜疏风清热，退疹止痒。风热型轻证用消风汤（经验方）加减，重证用荆防祛风汤（经验方）加减。

（2）风寒外束型：风团颜色淡红或苍白，遇风受凉后尤甚，得暖减轻，伴鼻塞咽痒，咳嗽痰白，周身酸痛，舌淡红，苔薄白，脉浮紧。治宜疏风散寒，调和营卫。方用麻黄桂枝各半汤加味。

（3）肠胃湿热型：风团与饮食不节有关，伴有腹痛腹胀，或呕吐胸闷，便秘或者不畅，舌红苔黄腻，脉数或濡数。治宜清肠利湿，祛风止痒。方用防风通圣散加减。

（4）脾胃不和型：风团与饮食有关，伴寒热错杂，腹部痞满，舌红苔黄腻，脉数或濡数。治宜和中降逆，祛风止痒。方用半夏泻心汤加味。

慢性荨麻疹辨证分为 6 型治疗：

（1）营卫不和型：风团多年，发作有时，每于天寒地冻，头面手足外露之处奇痒，风团突起，至春暖则其病自愈，易感冒。伴见面白肢冷畏寒，手足麻木，目眩头晕，舌质淡，苔薄白，脉濡细。治宜调和营卫，固卫御风。方用桂枝汤与玉屏风散加味。

（2）脾虚型：身发风团，胃纳不振，腹痛腹胀，或恶心呕吐，大便溏泄，苔白或腻，脉缓。治宜健脾祛风。方用六君子汤加味。

（3）脾肾阳虚型：身发风团，胃纳不振，腹痛腹泻或五更泻，畏寒肢冷，舌淡苔白，脉沉细。治宜健脾温肾。方用理中汤与金匮肾气汤加减。

（4）肾阴虚型：风团发无定时，散在不密，伴颧红，眩晕，腰酸膝软，盗汗，五心烦热，舌红苔少，脉沉细数。治宜壮水涵木。方用知柏地黄汤加味。

（5）血虚风燥型：风团反复发作，久治不愈。夜晚或劳累时风团加重，四肢困倦，形瘦体弱，面色无华，舌质淡有齿痕，苔白，脉细弱。治宜益气养血固表。方用四物消风散加减或当归饮子加味。

（6）肝郁（冲任失调）型：风团反复发作，久治不愈。男性常在情绪激动后发作或加重；女性则于月经前后复发或者加重，伴有月经不调，经期腹痛，面色青黯，舌质淡苔白，脉弦细。治宜疏肝理气（或者调理冲任），祛风止痒。方用丹栀逍遥散加味，男性加荆芥、防风、地肤子、蝉蜕，女性加益母草、墨旱莲等。

2. 其他疗法

（1）针灸：主穴取曲池、血海、三阴交，面部皮疹加合谷，腰部皮疹加肺俞、肾俞，下肢皮疹加伏兔、风市、委中、足三里，用平补平泻手法，留针 10～15min。

（2）放血疗法：急性荨麻疹在双耳尖、双中指尖、双足趾尖，经消毒后用三棱针放血，3d 1 次。慢性荨麻疹在耳背静脉用三棱针针刺放血，每周 1 次，双耳交替进行。

（3）拔火罐疗法：选用大椎、肺俞、神阙穴，留罐 10min。每天 1 次，6 次为 1 个疗程。

（4）敷脐疗法：适用于慢性荨麻疹。脐部消毒后，用加味玉屏风散（黄芪、防风、白术、乌梅、地肤子、蝉蜕、冰片，加多赛平片）适量，共研极细末，凡士林调膏后敷于脐窝部，外贴肤疾宁或用普通胶布固定。每天换药 1 次，7d 为 1 个疗程。

（5）穴位注射（或埋线）法：适用于慢性荨麻疹。用维丁胶性钙注射液 4ml 在双侧曲池、血海穴各注射 1ml，隔天 1 次，5 次为 1 个疗程。穴位埋线法，每 3 周 1 次，4 次为一疗程。

（6）自血疗法：抽取自身静脉血 1～2ml，即刻肌肉或穴位注射，隔天 1 次，4 次为 1 个疗程。适用于慢性荨麻疹。

（7）中成药：祛风抗敏丸、防风通圣丸、荨麻疹丸、肤痒颗粒等适用于急性荨麻疹或慢性荨麻疹急性发作期，中医辨证属风热湿困的患者。玉屏风散口服液适用于慢性荨麻疹，中医辨证属气虚肌表不固的患者。

3. 小结

1）探寻病因

中医学认为荨麻疹病因总由禀赋不耐，人体对某些物质敏感所致。可因食物、药物、生物制品、病灶感染、肠寄生虫病而发。或因情志不畅、外感寒热风邪等因素而发。因而需耐心仔细询问病史，了解慢性荨麻疹发生、发展演变及治疗过程，发现以往被忽视的致病因素，尽量找到可能引起本病的原因。对于部分患者伴有胃溃疡、甲亢、慢性鼻炎、慢性咽炎等疾病，要积极治疗并发病，有助于治愈慢性荨麻疹。

2）重视辨证处方用药

急性荨麻疹多为实证、热证、阳证，间有风寒证；慢性者多为虚证、寒证，虚寒证要重用附子。附子之功，在于温五脏之阳，正如《本草备要》论述附子"引发散药开腠理，以逐在表之风寒"。常用药物有地肤子、蝉衣、浮萍、乌梅、僵蚕、生山楂、麻黄、附子、荆芥、防风等。现代药理研究，上述诸药均有抗过敏作用。常用方剂有消风汤、荆防方、桂枝汤与玉屏风散、丹栀逍遥散、半夏泻心汤等，临床获效显著。

3）中西合参，注重调护

急性期中西医并用，对长期应用西药而效果不好的慢性荨麻疹则单用中医中药治疗或配合针灸、火罐、自血、埋线、穴位注射等多种疗法联合治疗。

由于荨麻疹是一种过敏反应性皮肤病，饮食禁忌、生活调理很重要，因此在日常生活中应注意以下几点：

（1）生活调理。避免接触可诱发荨麻疹的各种因素，如化学刺激物、吸入物（花粉、尘螨、动物皮屑、汽油、油漆、杀虫喷雾剂、农药、煤气等）。注意气候变化，适时增减衣物。有寄生虫感染者应驱虫治疗。对药物有过敏反应者，用药时应尽量避免使用。注意卫生，避免昆虫叮蜇。

（2）饮食调理。饮食方面，忌食辛辣酒类，对某些食物特别是蛋白质一类食物，如鱼、虾、蟹、牛肉、牛奶、蘑菇、竹笋及其他海味，有过敏史者应禁食。

（3）精神调理。慢性荨麻疹患者应尽量避免精神刺激和过度劳累，培养积极乐观的生活态度，注意劳逸结合。

（4）预后与转归。一般而论，急性荨麻疹病因清楚，病程短，治疗及时，预后良好，而慢性荨麻疹病因复杂，病程长，中西药治疗效果均较缓慢，少数迁延，反复发作，难以治愈。目前，急性荨麻疹单纯以西药或中医药治疗效果均较理想，但慢性荨麻疹的治疗尚是一个比较棘手的难题，采取中医中药治疗或配合其他疗法综合治疗有较好的疗效。

第十四节　治疗黄褐斑的经验

黄褐斑，类似中医之"黧黑斑""肝斑""面尘"。面色黧黑是对于黄褐斑症状的最早描述，首见于《难经·二十四难》："手少阴气绝，则脉不通，脉不通，则血不流，血不流，则色泽去，故面黑如黧，此血先死。"本病病因复杂，现代医学认为与内分泌失调、紫外线照射、妊娠、口服避孕药、某些疾病、遗传、化妆品使用不当、情绪刺激等诸多因素相关。

（一）病因病机与辨证治疗

韩老师认为，本病与肝、脾、肾三脏功能失调相关，三脏为本，郁滞在肤为斑。

1. 肝为刚脏，易郁滞难畅达

肝藏血，有贮藏和调节血液的生理功能。一旦肝之藏血功能失常，不仅会引起血虚、出血、机体脏器血液濡养不足及女子月经不调等病变，还会因血虚脉络空虚无以上荣头面而滋生黄褐斑。《医宗金鉴·外科心法要诀》曰："此由忧思抑郁，血弱不华，火燥结滞而生于面上，妇女多有之。"是从病因病机上阐述肝气郁结与黄褐斑的内在关联。

肝主疏泄，在志为怒。体现在调畅全身气机，调节情志活动，推动血和津液的输布代谢，促进脾胃的运化功能，协调男子排精、女子排卵和月经来潮。肝失条达，气机郁结，血行瘀滞；久郁化热化火，灼伤阴血，血行不畅；或气郁津液输布代谢障碍，化生痰浊阻滞脉络，导致面部气血失和，失却气血滋养，痰瘀浊气停留，颜面肌肤失养而出现黄褐斑，并常见抑郁，胸胁、两乳或少腹胀痛不适，经行不畅，痛经，闭经等。现代人精神长期处于紧张状态，长期精神抑郁，情志失调，肝气郁结，气郁化火而为黄褐斑。《灵枢·经脉》云："肝足厥阴之脉……是动则病……面尘脱色。"这是从经络学上阐述肝经与黄褐斑的关系。清代张璐《张氏医通·卷八·七窍门下·面》云："面尘脱色，为肝木失荣，人参养荣汤。"面色白嫩荣润，有赖肝血贮备充足，肝的调节血量功能正常。因为把藏于肝内的血液输向外周，实际上是肝的疏泄功能在血液运行中的具体表现，故肝的藏血和疏泄功能必须平衡协调。藏血不足，疏泄太过或疏泄不及，都是引发黄褐斑的主要原因之一。

辨证治疗：肝郁气滞者，可见面部斑呈黄褐色，分布于颧部、鼻部、唇周，边界尚清，伴胸胁胀痛，烦躁易怒，经前斑色加深，月经不调，经色紫暗有块，舌质淡红，苔薄白，脉弦。治以丹栀逍遥散加减。伴有月经不调者，加益母草、香附；烦躁易怒者，加夏枯草、合欢皮；伴有失眠者，茯神易茯苓，加龙骨、珍珠母；伴有乳腺增生加山慈姑、郁金、丝瓜络等。

2. 肾为先天之本，阴阳失调生斑

肾藏精，肝藏血。精血对人体皮肤起到滋养、濡润作用，肾中精气是人体生命活动的根本，血的化生有赖肾中精气的化生，肾中精气的充盛亦有赖血的滋养。二者以其相互滋生、相互转化而有"精血同源"之称。房劳不节，情志内伤，肝血不足，精血俱虚，

甚则肝肾阴虚，精血不能上荣，虚火循经熏灼，面部肌肤失却濡润，以致火燥结成黄褐斑。正如《普济方》所载："肝肾阴血亏虚，水不制火，血弱不能外荣于肌肤，火燥结成黯斑。"

肾阳又称元阳、真阳，为一身阳气之根本，对推动气血运行周身，荣润颜面，以及蒸腾气化津液，排泄浊邪都有重要作用。素体阳虚，或年迈肾亏，或久病伤肾，或房劳过度或产育过多（包括人流、药流、避孕药）等，都可导致肾虚阳气不足，温煦、推动无力，瘀血停滞于脉络，肾色上泛于面而发面色黯黑；同时，肾阳极度虚弱，命门火衰，鼓动精血周流上承无力，浊阴弥漫颜面肌肤，则见面色黯黑无泽，此乃肾之本色形于颜面。故《灵枢·经脉》云："肾足少阴之脉……是动则病……面如漆柴。"《内科通论·医偏·卷之三·杂症·面》曰："面上黯黑斑，水虚也，女人最多，六味丸。"亦指出黄褐斑为肾虚所致。

辨证治疗：肝肾亏虚者可见面部深褐色或黑褐色斑片，大小不等，形状不规则，轮廓易辨，对称分布于目周、颜面，伴头晕目眩，腰膝酸软，耳鸣眼涩，女子不孕、月经不调，男子早泄遗精，舌淡，苔薄，脉沉细。治以六味地黄汤加减。遗精者加莲子、芡实，腰酸者加续断。

3. 脾为后天之本，气血不足，肤失所荣

脾主运化，为后天之本。也主统血，主升清。水谷精微通过脾的运化，化生为气、血、精、津，再通过升清降浊，营养脏腑经络、四肢百骸，维持正常运行。由于饮食失调，劳累过度，损伤脾土，或脾胃素弱，运化失健，气血亏虚，不足以濡养颜面肌肤，则面生褐斑；或忧思过度，肝气不舒，克伐脾土，致脾胃虚弱，气血生化乏源，运化失调，清阳不升则不能上荣于面，浊阴不降则痰湿水饮上蒙于面而生褐斑；或素体肾阳亏虚，火不暖土，或过食生冷，致脾阳虚衰，阴寒内盛，水湿不得运化，停留中焦，聚为痰饮，浸渍脏腑，循经壅遏头面气血，发为褐斑。隋代巢元方《诸病源候论·卷三十九·面黑候》谓："面黑者，或脏腑有痰饮，或皮

肤受风邪，皆令血气不调，致生黑。五脏六腑、十二经血，皆上于面。夫血之行，俱荣表里，人或痰饮渍脏，或腠理受风，致血气不和，或涩或浊，不能荣于皮肤，故变生黑。"其"痰饮渍脏"当与脾胃阳虚相关。

辨证治疗：脾失健运者见面部斑呈黄褐色，对称分布于鼻翼、前额、口周，轮廓模糊，自边缘向中央逐渐加深，伴有纳差腹胀，身困乏力，便溏，舌淡边有齿痕，苔白或腻，脉濡细或缓。治以六君子汤加减。伴腹胀者，加厚朴、枳壳；失眠加酸枣仁、远志；倦怠乏力者，加黄芪等。

4. 瘀血停滞孙络，郁久成斑

黄褐斑是一种慢性皮肤疾患，中医学认为"久病成瘀"，久病气血运行不畅，脉络瘀阻。其病机无论肝郁、脾湿、肾虚，最终均可导致气血运行不畅，血瘀于颜面，而成斑片。《灵枢·经脉》云："血不流则髦色不泽，故其面黑如漆柴者。"又如《难经·二十四难》所云："脉不通，则血不流，血不流，则色泽去，故面黑而黧，此血先死。"血瘀的形成有多方面的因素，肝气郁结，气滞可致血瘀；肝肾阴虚，血热滞结成瘀；肾阳衰竭，寒则血凝；脾虚气弱，血失推动也可致瘀。在辨证论治的基础上，适当应用活血化瘀药物。临证宜根据致瘀原因悉心辨证，治瘀不离脏腑。

辨证治疗：瘀血阻络者症见面部斑呈浅褐色至深褐色，大小不等，以颧部、额部、唇周为主，对称分布，边界不清，轮廓易辨。伴有面色晦黯，唇绀，肢体麻木，妇女月经多有血块。舌质紫黯，有瘀斑、瘀点，苔薄白，脉沉弦或沉涩。治以桃红四物汤加减。伴五心烦热的患者，加知母、青蒿；经期腹痛的患者加延胡索、乌药等。

以上四型均可选加青蒿、玫瑰花、凌霄花、红花、菊花、月季花、玉竹、六月雪等祛斑专药，并口服医院制剂祛斑玉容丸，每日2次，每次6g（花为植物之精，诸花质轻走上，擅长祛斑养颜）。

5. 中医外治法

（1）祛斑面膜：选用白芷、茯苓、白及、僵蚕、白附子、当归、川芎等药物，研细末，加入适量蜂蜜，鸡蛋清调成糊状。常规清洁面部后，取适量涂于面部，辅以离子喷雾器的热蒸汽和负离子，30min 后洗净。每周 1 次，10 次为 1 个疗程。

（2）面部刮痧：用玉石鱼型刮痧板点按面部 24 个主要穴位，沿面部经络轻盈刮痧，以促进面部的血液循环，使面部毛细血管扩张，一方面加速药物的直接吸收，另一方面将"五白疏郁消斑面膜"涂在脸部刮痧，通过皮肤直接给药，就近处给病邪找出路，药物直达病所，发挥更为直接的作用。通过活血化瘀，通经活络作用，使面部毛细血管扩张，改善面部的血液循环，最后达到使黄褐斑逐渐消退的目的。

（3）面针：用特制微针针刺面部相应穴位，达到活血化瘀，通络祛斑作用。每次留针 30min，每日 1 次，10 次为 1 个疗程。

（二）摄护要点

韩老师认为，黄褐斑多因七情所伤、肝失调达所致，部分患者存在不同程度的焦虑、抑郁、易怒、精神衰弱等不良情绪，患者如不能祛除病因，用药往往难以取效，所以要做好心理疏导，帮助其进行情绪调理，以利于疾病的康复。

忌食辛辣刺激食物，多食新鲜水果、蔬菜、豆制品等含维生素 C 的饮食。保证充足的睡眠。忌房劳。

面部应注意避免阳光照射，除应用局部外治方药外，禁止将腐蚀性、毒性强的药物涂擦在黄褐斑处，以免加剧色素沉着，甚至带来其他不良后果。

（三）临床体会

韩老师认为，血瘀为本病重要病因病机，瘀血为本病重要病理产物。在治疗过程中，应始终不忘活血化瘀。同时又不宜久用，以防耗气伤阴。

疏肝解郁、健脾益肾、活血化瘀是治疗黄褐斑的基本原则，在此基础上，可适当加入红花、凌霄花、玫瑰花、月季花、鸡冠花、菊花、玉竹、六月雪等。花为植物之精，诸花质轻走上，擅长祛斑养颜，且能引诸药直达面部。

根据黄褐斑发生的部位不同，可选择不同的药物。如黄褐斑见于双颊者，可酌加柴胡、枳壳；见于额部者，可酌加菊花、葛根；见于下颌者，可酌加山药、淫羊藿；见于上唇部者，可酌加白扁豆、鸡冠花；见于鼻部可酌加白术、辛夷花。乳腺增生常常是黄褐斑的伴发病证，在方中加入山慈姑、郁金、丝瓜络等屡收奇功。

很多患者在起病或疾病进展时有过精神创伤，存在不同程度的易怒、抑郁、焦虑、神经衰弱等心理问题。且本病主要发生在面部，严重影响患者美观，从而进一步加重其精神负担，严重者还导致抑郁症的发生。在此，在积极治疗本病的同时还要加强情志疏导。本病疗程较长，一般需数月甚至半年，应让患者树立信心，解除思想顾虑，坚持治疗。

第十五节　治疗狐蝨病的经验

狐蝨病类似于西医之白塞氏病。近代医家注解《金匮要略》，有谓疳疮，尚属近似；谓梅毒，则属臆测。本病实为一反复发作的综合征。狐蝨病的典型表现是口咽、外阴部溃疡、糜烂，目赤如鸠眼，皮肤发生结节、红斑等，以反复发作为特点。由于本病症状复杂多变，为临床少见病，容易被口腔、皮肤、眼等各科视作单独孤立的局部疾患而误诊。因其病程迁延，病情常有反复，至今仍属疑难顽症之一。韩老师认为此病多因肝肾阴虚，湿毒热结，或脾肾两虚所致。急性期治疗多清热利湿解毒，慢性期常用滋补肝肾、活血化瘀、益气养阴等法治疗。

（一）张仲景对狐䘌病的认识和贡献

狐䘌病始见于《金匮要略》。仲景认为其主要临床表现有 3 个方面，即咽喉、阴部、眼部的损害，并首次指出三者之间具有内在的联系，是一个独立的综合性疾病，将其命名为狐䘌病。仲景把狐䘌与百合病置于一篇进行讨论是有一定寓意的。两病在精神情志和饮食方面的临床表现比较相似，在病机上多属热病后期余毒未尽，也有共同之处。狐䘌病为上蚀口咽及眼，下蚀二阴及其他症状，如《金匮要略》所说："状如伤寒，默默欲眠，目不得闭，卧起不安，不欲饮食，恶闻食臭，其面目乍赤乍黑乍白"等。狐䘌，又作狐蜮。蜮通䘌，《公羊传》说："蜮之犹言䘌也"，是古代相传能含沙射人致病的动物。名本病为狐䘌，形容其症状变幻多端，像狐或䘌一样的害人。尽管症状变幻，但是口腔、二阴遭到腐蚀则是必备的，所以《金匮要略》又说："蚀于喉为䘌，蚀于阴为狐。"狐䘌病的治疗有内治法和外治法，内治法以甘草泻心汤为主方，外治法有熏、洗两种。后世虽有所发展，然治疗仍未能超出仲景制定的治则、方法范围。

仲景远在 2000 年前对本病已有较详细的论述，认识到尽管咽喉、眼、二阴的部位不同，却是一个独立的综合性疾病，既有治则与方药，又主张内外合治，至今仍有很高的疗效，较之西医对本病的认识要早 1700 余年。仲景对狐䘌病的认识在世界医学史上首屈一指，他对狐䘌病的治疗同样也作出了重要的贡献，所以有人称狐䘌病是张仲景氏综合征。

（二）有关狐䘌病机理的探讨

狐䘌病是涉及人体多个脏腑的综合性疾病，临床表现可分为局部和全身两组症状，局部症状是确定诊断的基本依据，全身表现在反映其病机上具有重要意义。临床凡见一处局部症状兼有全身表现者即应考虑本病，凡见两处以上局部症状兼有全身表现者可确诊为本病。

狐蜜病是由湿热邪毒所致，多侵犯肝、脾、肾、胃等脏腑。肝经起于大趾丛毛之际，入毛中，过阴器，循喉咙之后上入颃颡，连目系，环唇内；脾经起于大趾之端，挟咽，连舌本，散舌下；胃经起于鼻之交頞中，还出挟口环唇，下交承浆，循喉咙；肛为肠之下口；肝开窍于目，眼胞属脾，面部归属阳明；肾主二阴并开窍于二阴。故湿热邪毒蕴积日久，则蒸腐气血，化为瘀浊，循肝、脾、肾、胃经，上则蚀于咽喉、口、唇、舌、目，下则蚀于前后二阴，并见目赤如鸠眼，其面目乍黑乍白。若病久不愈，湿热化燥，多损伤肝肾之阴，若病变后期阴损及阳，或湿热伤阳，病从寒化，则见脾肾阳虚之证。

（三）狐蜜病的辨证施治体会

1964 年有人在《中医杂志》上发表《狐蜜病的治疗经验介绍》，认为本病相当于现代医学所称之白塞氏综合征，内服方药仍以《金匮要略》之甘草泻心汤为主，而且甘草量用至 18～36g，自此之后，报道本病者渐多。据资料报道，目前中医治疗本病方法多种多样，有辨证论治的，也有专方专治的，但从湿热论治者较多，如用龙胆泻肝汤等方，也能取效于一时。韩老师认为，此病不难在缓解症状，而难在根治。欲治根本，以用甘草泻心汤加味治疗为佳。因本病湿毒上冲而复下注，上下交病须治其中，故用甘草泻心汤时要根据病人具体情况加减变化，宜用炙甘草，且甘草用量宜15～30g，使中气得运而湿毒自化；舌质红苔黄者胃肠湿热较重，应加重黄连、黄芩用量；舌质淡红苔白腻者加重干姜用量。临床验证屡试不爽。

临床治疗狐蜜病宜根据病机区分为不同阶段使用不同的方法。以湿热为主，化燥伤阴不明显者，溃烂部位渗出物多，甚则有膜状物复于溃疡之上，兼口苦而黏，不欲饮水，便秘溺赤，苔腻，脉濡数。治宜清热解毒燥湿为主，内外治法兼施。内服药以调整脏腑功能，去除病邪为主，湿热证可用龙胆泻肝汤加减；虚实夹杂证选择甘草泻心汤化裁，常酌加苦参、鸡冠花、黄柏、败酱草、土茯苓、地肤子、炒槐花、密蒙花、菊花等；外用药直接作用于局部，功力专一而直达病所，先以苦参汤加黄连、白矾、甘草之属煎水取汁熏洗阴部，再用冰蛤散撒于患处，以达清热燥湿，止痛之功；口腔溃疡可外用冰硼散、锡类散，或用硼砂少许化水漱口。近年使用鸡冠花泡水代茶饮，或者取汁漱口，对口腔溃疡有很好的作用。

若病变经久不愈且见咽干口燥，两目干涩，视力减退，腰疼腿软，舌红而干，脉弦细数者，此乃湿热蕴久化燥，损伤肝肾之阴所致，治宜以养肝血益肾阴为主，稍佐清热利湿之品，可酌情选用一贯煎、杞菊地黄汤等方加味。若病变后期阴损及阳，脾肾阳虚而见形寒肢冷，脘腹冷痛胀满，神疲食少，小便清长频数等症者，应先顾其阳气，法随机转，选用理中汤、肾气丸等方加减变化，切勿专事清利一法，而贻害病人。

狐蜜病病程长，病证顽固，宜早诊断，早治疗。治疗本病不但要选有效方，且贵在守方。临床常见病人用药多而见效微，常更方而无效。要坚持用药守法守方，才能治愈。即"王道无近效，常服多有益"。医者必须向病人讲明病情，以增强其战胜疾病的信心，使之坚持治疗，不要轻试辄止，反复更医，需与医者密切配合才能提高疗效。本病症状复杂多变，病情缠绵难愈，为临床少见病，常易误诊。在疗效方面，此病不难在缓解症状，而难在于根治。在治法上应灵活多变，分清虚实、寒热、缓急、病位等，临床用药宜辨证施治，宗其法而不泥其方。近年治疗本病常以甘草泻心汤随证加味，屡试不爽。在治疗用药时，注意勿过用苦寒之品，以免损胃伤阳。病人全部症状消失后不宜立即停药，宜将稳定的有效方制成水丸或散剂服用一段时间，以资巩固。

第十六节　治疗带状疱疹的经验

带状疱疹属中医"缠腰火丹""蛇串疮""蜘蛛疮"范畴。本病有自限性，西医治疗原则主要为抗病毒、止痛和营养神经。韩老师认为，本病因情志内伤，以致肝胆火盛，外受毒邪诱发，毒邪化火与肝火搏结，阻于经络使气血不通则痛。肝火或脾湿郁于内，毒邪乘之诱发于外，气血瘀阻络脉为其结果。气血阻于经络，导致经气不宣，经脉失疏，则疼痛不休。在治疗上，常根据病情，辨证论治。急性期当清热利湿，解毒止痛，属肝胆湿热或肝火上炎者，用龙胆泻肝汤加减；属肝郁化火者，选丹栀逍遥散加减；脾虚湿蕴者，以除湿胃苓汤加减治疗。

疱疹结痂消退，仅留有后遗神经痛者，多为邪气瘀阻经络，不通则痛。按部位选活血化瘀方：发于腹部者，予少腹逐瘀汤加减治疗；在胸部者，予血府逐瘀汤加减；在四肢者，用桃红四物汤加减治疗；在头面部者，以通窍活血汤加减治疗。年老体弱者易发病，不可一味活血逐瘀，以免犯虚虚之戒。若遇病久络虚，邪毒留恋，常以益气养血，通络止痛为主，投以扶正之品如八珍汤、六君子汤之类加活血通络药。总以临证详辨，据证选方，以缩短病程，减轻疼痛为目的。发生于头部，要特别警惕并发病毒性脑膜炎、耳聋、面瘫及失明等，初诊时就要明确告诉患者，让病人有足够的心理准备，积极配合医生治疗。病情严重者，应配合西药抗病毒、局部保护及营养神经药物等采取综合方法治疗。对老年患者要进行全面检查，注意排除内脏患有恶性肿瘤的可能。

本症多发于年老体弱者，韩老师认为，其多由正气不足，病久络脉虚弱，余毒或湿毒留恋不去，瘀滞侵入络脉。不通则痛，本病的疼痛程度因人而异，主要表现为患病部位灼痛、窜痛、刺痛，而且疼处固定不移，频繁发作，经久不愈。中医辨证应属于"瘀"证范畴，治疗要点在"通"。亦见年老体弱发生虚痛者，选择补益气血药以缓急止痛。韩老师常以止痛四合汤加味取效。

每遇后遗神经痛，尤其是发生在头部、手指及生殖器部位的带状疱疹，往往疼痛剧烈，似锥刺刀割状，韩老师常在辨证的基础上加用活血化瘀，通络止痛之品，尤善使用全蝎、蜈蚣、地龙之类的虫药及制马钱子。痛甚者可加止痛对药乳香、没药，止痛角药白芍、枳壳、甘草甚或制马钱子等。韩老师认为，马钱子是治疗带状疱疹后遗神经痛的止痛妙品，无药可代，每剂药用 0.6～1g。

韩老师常用的止痛方为"止痛四合汤"，由桃红四物汤与栝楼薤白汤再加芍药甘草汤与金铃子散组成。结合带状疱疹发生的部位加入对应的引经药。如痛在头部加白芷、川芎，胸部者加栝楼、薤白，腹部者加延胡索、川楝子，上肢者加姜黄、蜈蚣，在下肢则加木瓜、川牛膝等，以收到事半功倍的效果。

外治方面，在疱疹早期，以疼痛为主者，局部常以六神丸研细末，用醋调成糊状涂之；无六神丸时用梅花点舌丹、紫金锭、云南白药、各种蛇药片均可替代。常配合外用自制复方全蝎粉（全蝎、王不留行、蝉蜕，共研细末，用醋调成糊状涂搽，乃韩老师治疗疱疹的秘方，早期消肿、敛疮、止痛效佳）及针刺、拔罐等以通经止痛。疱疹消退后遗神经痛者，用软皮热敷散加醋 50g 蒸热外敷以温经活血止痛，效果较好。

第十七节　治疗过敏性紫癜的经验

紫癜是一种皮肤和黏膜出血后颜色改变的总称。过敏性紫癜是以毛细血管发生白细胞碎裂性血管炎为主要病理变化的疾病。多见于儿童及青少年，成人发病者也不少见，其发病后疗效较儿童差，病程更长。其致敏原可能为细菌、病毒、食物和药物。尤其是近年来环境污染、食品添加剂的使用及高蛋白食品，使得本病有逐年上升之势。好发于下肢，临床以大小不等的瘀点、瘀斑为主要表现，严重者可见水疱、血疱等，可伴有腹痛、腹泻、便血、关节疼痛等，需与血小板减少性紫癜鉴别。

本病类似于中医的"葡萄疫""肌衄""紫斑"等。《医宗金鉴》谓："感受疫疠之气，郁于皮肤，凝结而成，大小青紫斑点，色状似葡萄，发于遍身，为腿胫居多。"《外科正宗·葡萄疫》云："感受四时不正之气，郁于皮肤不散，结成大小青紫斑点，色若葡萄，发在遍体。"中医认为本病多因小儿形体未充，经脉未盛，卫外不固，易被风热毒邪所伤，小儿为阳热之体，感受风寒之邪后易于从阳化热，与气血相搏，灼伤脉络，迫血妄行。阳络伤则血外溢，阴络伤则血内溢。血溢肌肤而发为紫斑；热瘀搏结经络、关节，发生关节肿痛等症；热邪下注膀胱，灼伤肾络，出现便血、尿血等。本病也可因脾气虚弱，统摄无权，以至血溢脉外而发病。

临床上单纯的西医治疗容易出现病情反复。如应用类固醇皮质激素对减轻腹痛、软组织水肿、关节肿痛有效，但对紫癜反复发作无明显作用。早期运用类固醇皮质激素治疗不能预防迟发型肾炎的发生，而且有一定的副作用。使用中医中药治疗不仅效果好，副作用小，复发率也低。

对于紫癜的治疗，要借鉴葛可久《十药神书》第一方"十灰散"治疗出血大法。紫癜常伴有胃肠出血、尿血等，来势与崩漏无异，治当急则固标，缓则求本，涩流固脱乃当务之急。血的特性是见温则行，见寒则凝，见黑则止，故以群炭固脱涩流，防微杜渐，待血止后再善其后，随证调之。

韩老师治疗紫癜有其独特的认识与药方，他将过敏性紫癜分为两大类型，即血热型和气虚型，而以血热型较为多见。血热之中又有热毒型、实热型和虚热型之别。热毒型以犀角地黄汤加味，实热型使用自拟紫癜方（生地炭、大小蓟炭、侧柏炭、白茅根、仙鹤草、茜草、地榆、丹皮、棕榈炭、银花、荆芥）加减，虚热型以六味地黄汤加味。脾虚者以归脾汤或补中益气汤加减即可。紫癜发病过程中，瘀血贯穿始终，既是致病因素，又是病理产物。如紫癜反复发作，成瘀点、瘀斑，色泽黯红，日久不愈等。血离经脉即为瘀血，正如《血证论》中所言："凡离经之血，此血在身不能加于好血，而反阻新血之化生。"不论是采取凉血止血还是益气摄血，必须加入活血化瘀药物。韩老师治疗单纯性紫癜不用西药，口服中药一般月余即可治愈。注意忌口，防止发物。避免剧烈活动对于治疗也很重要。

过敏性紫癜有初次发病即见肾脏损害，也有反复发作病久及肾，临床上以血尿和蛋白尿为主，病情易反复发作，称为紫癜型肾炎，在成人患者中最为多发。传统医学文献中并无此病名。伴血尿者，归属于中医学"血证""尿血""水肿"等范畴，仅伴有蛋白尿者，属于"尿浊"范围。

根据临床实践，韩老师指出，血尿多从阴虚血热施药，蛋白尿常以气虚论治。这是因为血尿的形成，多由热伤肾络，迫血妄行所致；而尿中蛋白类似中医之"精微"。脾主统摄升清，脾虚则升摄失司，精微不固则会出现蛋白尿。精气宜藏不宜泄，肾为封藏之本，受五脏六腑之精而藏之。肾虚失其闭藏，精微外泄就是尿中的蛋白，故蛋白尿的出现与脾肾两脏受损密切相关。

临证中，对于紫癜型肾炎，出现蛋白尿，辨证属于脾肾两虚，失于固摄者，治宜健脾益肾，多以六君子汤配以益肾之剂治疗；见有血尿，辨证属血热或阴虚血热者，治宜凉血安络或养阴凉血，方用紫癜方或六味地黄汤配以凉血止血之品治疗；两者兼见，辨证属于气阴两虚者，治宜补脾益肾，每以六味地黄汤加健脾益气之品治疗。夜尿多，四肢不温，畏寒怕冷者多是阳气不足，当以金匮肾气汤加补气药，温阳益气摄血。对于胃肠型紫癜大多数辨证为脾胃阳气不足引起，常常使用《金匮要略》黄土汤加味获效。具体运用时要根据辨证进行加减变化。

韩老师认为，紫癜型肾炎病因较多，证型复杂，临床贵在整体辨证，灵活施治，不可按图索骥。除了从整体辨证论治外，还要参考临床化验结果，辨病辨证论治，提高临床疗效。如尿检出现血尿伴皮疹较著者，常加用生地炭、仙鹤草、侧柏炭；血热壅盛者，常加水牛角、生地榆、紫草、大青叶；阴虚血热者，加女贞子、墨莲草；血尿较重者，使用龟板、鳖甲效果最佳；湿热伤络者，加大小蓟、白茅根；病久有血瘀者，尤喜用水蛭、三七粉。尿检蛋白尿见脾虚者，常用党参、黄芪、怀山药、芡实；有肾虚者，加山萸肉、淫羊藿、巴戟天；湿热蕴积者，常加用萆薢、薏苡仁；伴有肾阳虚症状者，加仙茅、肉桂等每获良效。

第十八节　治疗天疱疮类皮肤病的经验

天疱疮是一种由免疫功能紊乱引起的严重的大疱性皮肤病。其特征为松弛的水疱，用手指轻压其顶部，可与临近的水疱融合成大疱，皮损广泛。全身各部位均可累及，但多数先发于口腔黏膜，其他头面、胸背、腋窝、臀部、阴部也较多见。有瘙痒、灼热、疼痛感。口腔的损害可形成多处糜烂，引起出血、流涎、疼痛、进食困难，全身可伴有怕冷、发热、纳呆、乏力等症状。病程可持续数年，可因慢性消耗感染、全身衰竭而死亡，极少数可自行缓解，愈合后遗留色素沉着。现代医学常将其分为四型，即寻常型、增殖型、落叶型及红斑型。实验室检查：白细胞总数、嗜中性白细胞及嗜酸性粒细胞多呈中度增加，血沉加快。细胞学检查，可找到天疱疮细胞。诊断上需要临床结合组织病理学及免疫荧光确诊。治疗上国内外均选用肾上腺糖皮质激素，且用量较大，还有免疫抑制剂或氨苯砜等，但随之而来的并发症和副作用也较多。

中医对本病早有记载，古代典籍中《外科理例》首载天疱疮之病名，《医宗金鉴》沿袭之，《外科启玄》以病机定义，《景岳全书》以形态而称，《外科正宗》以病因而论。《外科大成》记载："天疱疮者，初来白色燎浆水疱，小如芡实，大如棋子，延及遍身，疼痛难忍。"《医宗金鉴》补充道："色赤者为火赤疮；若顶白根赤，名天疱疮。延及遍身，焮热疼痛，未破不坚，疮破毒水津烂不臭。"

中医认为本病病因为心火脾虚蕴蒸，兼感风热湿毒之邪，以致火邪侵肺，不得疏泄，熏蒸不解，外越皮肤而发本病，湿热蕴久化燥，灼津耗气，故后期见气阴两伤。另外还有热毒炽盛说、肝肾阴虚说等不同观点，共同完善了本病的病因病机学说。

韩老师认为，中医的天疱疮应包括现代医学的自身免疫性疱病、遗传性疱病和物理性急疱病。治疗本病要紧紧抓住时机，如果是高年老人，在疾病的急性活动期或病情十分严重，服用中药的同时配合激素治疗改善或控制病情也是必不可少的，一切从病情需要出发，要采取中西医结合治疗，果断使用激素类或免疫抑制剂等，以争取时间抢救患者生命。病情缓解后及时调整激素剂量，并给以高蛋白、高维生素饮食等营养支持，及时纠正电解质紊乱，在病情相对稳定的情况下可以完全使用中医中药巩固疗效。

"诸湿肿满皆属于脾"，本病皮损主要表现为大小不等的水疱、糜烂、渗出等，按中医辨证多为脾虚不能运化，水湿内停泛溢肌肤为患。以湿邪为主者宜施以除湿胃苓汤加减；以脾虚较甚者当用六君子汤加味,黄芪、薏苡仁、茯苓、山药、莲子、扁豆之属当重用。

少数天疱疮患者辨证为心脾蕴热者，清心健脾为正治，可选择黄连、薏苡仁、牛蒡子、滑石、玄参、知母、石膏、甘草、白术、竹叶、苍术、茵陈等药；若遇风热蕴肌证，则要清热疏风解毒并重，可选用防风通圣散加减；对热毒炽盛者，要当机立断使用清瘟败毒饮加减，药用黄连、黄芩、栀子、水牛角、生地、玄参、金银花、连翘、丹参、荆芥、防风等；对肝肾阴虚证者，一般多选用六味地黄汤或一贯煎加减，酌情伍入疏风清热之品或药力平和的土茯苓等善后。因本病多由风热湿毒蕴蒸胶结肌肤所致，且顽重难医，故急重期以清热利湿，疏风解毒为法，以求病邪表里双解，邪去病愈。但因湿热风毒蕴蒸化燥，疱疮破溃，溃水流淫，最易耗气伤津；苦燥寒凉之药易伤及气阴，终至邪未去而正先伤，病必不愈，故本病治疗中后期，逐渐加用补气益阴扶正之品以期全功。补气养阴可选择太子参、党参、山药、石斛等。

韩老师进一步强调，本病以老年患者多见，其他年龄段的亦不少，治疗用药时，要根据不同年龄段的体质、心理等特点，制订个性化的治疗方案，以期达到最佳治疗效果。对一些地处边远的农村患者或经济状况不佳的病人，若病情不是十分严重，也可因地制宜选用民间常用的单验方或效方。针灸治疗本病也有报道取效者，选穴一般用阴陵泉、足三里、绝骨、风池、血海、合谷、内关、三阴交等穴位，每次选用1～3穴，每日1～2次。

韩老师还指出，对本病的皮肤护理极为重要，防止继发感染。饮食要以清淡易消化为原则，早期给予清心解毒类食物，后期多食健脾益气除湿类，恢复期多食营养扶正类食物。至于辛辣刺激类及海鲜类食品，在疾病的全程治疗当中都应忌用。

第十九节　治疗痤疮的经验

痤疮，中医称粉刺，是一种毛囊皮脂腺的炎症性皮肤病。临床表现为毛囊性丘疹、黑头、白头粉刺、疤痕等多种损害。可以挤出白色、浅黄色豆腐渣样内容物，伴有抓痕、血痂，严重者可见结节、脓疱、囊肿，自觉瘙痒及疼痛等，愈后易留色素沉着及凹陷性疤痕。

在《黄帝内经》中，对粉刺就有论述，如《素问·生气通天论》曰："劳汗当风，寒薄为皶，郁乃痤。"《诸病源候论·面疱候》云："面疱者，谓面上有风热气生疱，头如米大，亦如谷大，白色者是。"《医宗金鉴·肺风粉刺》说："此证由肺经风热而成。每发于面鼻，起碎疙瘩，形如黍粒，色赤肿痛，破出白粉汁。日久皆成白屑，形如黍米白屑。"历代名称虽多，但病位病证是一致的。

本病多发于青春发育期的男女，中年以后发病相对较少。

韩老师认为本病多由肺胃湿热熏蒸，血热蕴阻肌肤，或因过食辛辣肥腻之品，贪凉饮冷，聚湿化热，阻于肌肤而成，或为肝火、肝胆湿热上蒸胸背及面，发为脓疮；亦可因脾气不健，运化失调，积湿成痰，湿热夹痰凝滞肌肤所致。亦有在情绪刺激、工作紧张、女性在月经前后发作或加重者。

辨证时，首先要辨皮疹，皮疹小而色红为肺热，皮疹油腻出黄白粉汁为胃热，遍生脓疱为肝火毒热，疹色黯淡如豆大伴有囊肿、结节为痰瘀。其次要辨病期，早期多表现为热证、实证，后期多表现为痰证、瘀证。

对本病辨证施治取效的关键是要辨证准确，才能取效。一般来说，常见的肺热证，以炎症性丘疹为主，伴有面部潮红，五心烦热，苔薄舌红，脉象浮数。治疗宜清热凉血，临床多用凉血四物汤加减；湿热之证，皮疹多见粉刺、丘疹、脓疱，伴有大便干燥，小便黄赤，舌苔黄腻，脉象滑数，治疗以清肝胆湿热泻火为主，多选用龙胆泻肝汤加减；血瘀痰凝之证，皮损多见色黯，如米粒大，渐至黄豆大小肿物，囊肿、结节、疤痕较著，治疗常用化瘀散结丸或血府逐瘀汤或大黄蟅虫丸。对于症状较轻的患者，韩老师根据多年临床经验研究制成"痤疮灵丸"，服用方便，疗效不错。

韩老师指出，在临床上还有一种粉刺患者常在情绪波动后发作或加重，女性在月经前加重、经后减轻，这是明显的肝郁型（或称冲任不调）症状，当以丹栀逍遥散加减治疗；少数患者面部粉刺、丘疹、脓疱红赤，看似火热，细究之则见四肢不温，肠鸣便溏，畏寒喜暖等症，实为真寒假热、虚阳上越之证，唯有当归四逆汤最为对证。

痤疮患者以青少年居多，年少血气方刚，正气尚盛，邪热较实，治疗应以驱邪为主。清除油脂常选用白花蛇舌草、生山楂、荷叶、泽泻等，消除痘印、疤痕选择软坚五将（生牡蛎、连翘、夏枯草、浙贝母、皂角刺）。穿山甲虽力宏效优但物稀价昂，故以此五将代之。

局部治疗也非常重要，如果症状较轻应用外涂药也有效果，但严禁在面部使用激素类软膏。较重患者可使用中药清热解毒面膜，配合面针、耳尖放血、背部刮痧、拔罐等治疗，后期以痘印、疤痕为主者局部使用中药活血化瘀散结面膜，配合背部拔罐、面针、耳穴压籽等方法，内外结合，标本兼顾，效果更佳。

痤疮是一种体质病，也是年龄病，每年5月、10月是痤疮的高发期，所以，患者需求根治不能如愿。韩老师指出，积极配合医生，生活规律，饮食严守禁忌，严防用手挤压患处，以免外染毒邪而变生他证。饮食方面，宜少食辛辣、油腻之品及甜食，避免饮酒、喝浓茶、咖啡。适当多喝豆浆，以抑制油脂分泌。多食蔬菜水果，保持大便通畅。常用温水、硫黄皂清洗面部，可减少油脂分泌。如能在这些方面多加注意，完全可以达到缓解症状，避免发生疤痕，减少复发。

第二十节　治疗神经性皮炎的经验

神经性皮炎类似于中医的"牛皮癣""摄领疮""纽扣风""顽癣"等。韩老师认为，近年来本病发病有增多趋势，与现代人们的工作压力大，生活节奏快，心情长期紧张、焦虑、抑郁有关。情志不和易致肝气郁滞，郁久化热，热伏营血，生风化燥而致皮肤瘙痒；肝失疏泄，则脾胃升降失常，湿热由生，郁于肌肤则剧烈瘙痒。故临床每见患者伴有情绪急躁，心烦易怒，女子有月经不调，乳腺增生，黄褐斑等气滞血瘀，肝经郁热者，以清泄肝经郁火，祛风止痒，方用自拟丹栀消风汤加味：当归10g，丹皮15g，栀子10g，白芍20g，茯苓20g，柴胡10g，白术10g，甘草6g，羌活10g，白蒺藜30g，水煎服。随证加减，屡获效验。神经性皮炎常发生在肝经所辖部位，以丹栀逍遥散疏泄肝火，健脾养血，加用羌活，祛风胜湿，解表散寒，以宣发腠理，使邪去络通，肌肤得以荣养而痒止。《本草汇言》曰："羌活功能条达肢体，通畅血脉，攻彻邪气，发散风寒风湿"，然羌活性味辛温，"体轻而不重，气清而不浊"，故善行身半以上而祛上部之风寒湿邪；白蒺藜为疏肝止痒要药。二药相伍恰到好处。

韩老师经验，临证若从疏泄肝火论治少效，则以心肝合治，常可收意外之效。韩老师根据《黄帝内经》"心部于表"之说，认为心主血脉，运行气血精微布散充养全身，肌肤毛发自得濡养，若心血充盛，则外不为风所扰，内不因虚生风。若心血有伤，心火偏旺，反应于肌肤腠理所流布的血络，而见血虚生风，热盛生风，甚至热壅成疮，故有"诸痛痒疮皆属于心"之说。常见于年高体衰，肝肾阴亏，相火浮越，暗耗肌肤津液，燥盛生风，且肾水亏虚于下，不能上济于心，或肝血不足，肝火内盛，母病及子，或思虑过甚，耗损心阴者，均可使心火亢盛，瘙痒遂生。是故，心火内盛也是导致皮肤瘙痒不可忽视的因素。治心常加龙齿、珍珠母，二药皆入心、肝两经，潜降肝火，清心安神而止痒，与本病最合。女性常伴有经期瘙痒加剧、乳房结块胀痛者原方加山慈姑、郁金；至于苦参一味，解毒燥湿，杀虫止痒效佳，但味苦难以下喉，小量用之。

神经性皮炎，属于皮肤顽症，治疗用药中，韩老师常在辨证选方的基础上随证加减，以提高临床疗效。瘙痒剧烈者加蝉蜕、荆芥、防风、乌蛇祛风止痒；皮损见于枕项背部者加葛根；在额头者加白芷；位于手部者常加蜈蚣；双睑为著者加菊花；病在面部加牛蒡子；下肢为主者去羌活，加独活、川牛膝、木瓜；伴腹泻者加党参、扁豆；若瘙痒剧烈加珍珠母、龙齿；失眠或瘙痒夜甚者加合欢皮、酸枣仁或夜交藤之类。对于症状较轻的患者，韩老师根据多年临床经验研制成"蒺藜丸"，服用方便，疗效亦佳。

局部治疗多选择丹皮酚软膏、布特软膏、名丹肤王软膏等非激素制剂涂擦，以达标本兼治。皮损顽厚，久治不效者，可在患部施火针、刮痧治疗，以促进皮损迅速恢复。本病多与不良精神情绪、工作压力较大及熬夜等因素密切相关，故在治疗中，韩老师常详询病家，以期帮助患者找出致病根源，并积极帮助其消除病因，利于疾病恢复，甚至"勿药而愈"。有针对性地适当忌口也是必要的，少食海鲜、辛辣刺激品，避免饮酒，喝浓茶、咖啡等，以免诱发或加重病情。

第二十一节　化痰活血法在皮肤科的应用经验

（一）痰的概念

沈金鳌在《杂病源流犀烛》中记载"痰之为物，流动不测，故其为害，上至颠顶，下至涌泉，随气升降，周身内外皆到，五脏六腑俱有"。这里讲的是无形之痰。痰有广义和狭义两种含义。狭义的痰指肺部渗出物和呼吸道的分泌物，通过咳咯而出，常见的有黄痰、白痰、青痰、黑痰、泡沫痰、黏稠黄色颗粒状痰等，容易被人们察觉和理解，故将狭义的痰称为外痰；广义的痰是由于机体气机郁滞或阳气衰微，或情志不畅，引起脾虚不能正常运化津液，使体液停留积聚，逐步蕴结成痰。由于广义的痰不易为人们所察觉，且"变幻百端"，因此中医痰病尤其重视内痰。痰随气行，无处不到，可以发生在机体五脏六腑、上下内外，各个组织器官。因此，痰病的临床症状表现比较复杂，这也是广义痰病的发病特点之一。

（二）痰病论治

早在《五十二病方》中就有记载用半夏、茯苓、白附子、牡蛎、杏仁、皂荚等配伍贝母和漏芦等治疗痰类病证。张仲景在其《伤寒杂病论》中也记载了寒痰结胸、热痰陷胸、痰阻胸阳等多种痰证。张子和将痰分为风痰、热痰、湿痰等，且创造性地提出了

"痰迷心窍"之说。元代王珪对因痰致病研究精辟，创制了"礞石滚痰丸"，治疗热痰、老痰胶固引起的各种病证。

明代张介宾对痰饮的论述提出了元气虚衰生痰以及治痰力求治本的学术见解，他说"痰即人身之津液，无非水谷之所化。此痰亦即化之物，而非不化之属也。但化得其正，则形体强，荣卫充，而痰涎皆本气血；若化失其正，则脏腑病，津液败，而血气即成痰涎。痰之作，必由元气之病"。

李时珍在《濒湖脉学》中提出了"痰生百病食生灾"的学术见解，而且也擅于治疗顽痰重证。其在《本草纲目》中辑录的治痰方有三百余首，其中可见燥湿化痰、清热化痰、温化寒痰、润燥化痰、消食化痰、理气化痰以及痰瘀同治和外治祛痰八大类。唐宗海在《血证论》中指出"血积既久，亦能化为痰水"，进一步明确提出瘀血、痰水相互胶结为害的病理机制，为临床治疗"痰挟瘀血，遂成窠囊"找到了根据。《丹溪心法》提出了"分化痰瘀大法"等可贵的学术见解。如外伤疾病中，常以"乳香、没药、桃仁、红花、姜黄等配伍白芥子、南星等治疗疑难杂症"。

国医大师朱良春教授说"治痰要治血，血活痰自化"。擅长应用大剂量（60g）生旱半夏为主药，配伍白芥子治愈多例泛发性皮下结节。朱氏认为，生半夏、白芥子同用，能深入经隧络道之处，扫荡久居皮里膜外及经隧络道中之痰核。

韩老师说，使用半夏时要特别注意配伍，常配生姜或者用生姜炮制成姜半夏，生姜助半夏化痰，减少副作用；或与姜枣同用，半夏得姜枣一开一阖，降敛而兼宣发，姜枣得半夏则和中之力更大。与白芥子相须为用，凡结痰、顽痰、老痰，无不披靡廓清。旱半夏生者涩舌戟喉，质滑而涩，既冲动又渗利，且收涩有毒，经过久煎后毒性大减或消失。如果量太小，久煎后化痰散结作用微小，难借其偏胜之性而建殊功。《伤寒论》中用的也是生半夏，朱良春、张锡纯、金希聪等皆用生半夏。现在市场上所售者为水半夏，已经加工炮制过，化痰之力较弱。临床如何鉴别旱半夏与水半夏，如何使用大剂量生半夏，没有足够的经验，切勿仿效。

（三）痰瘀胶结病在皮肤科疾病中的表现

韩老师认为"痰、瘀"作为致病因素，常流聚肌肤，导致皮肤疾病的发生，且具有明显的临床特点。

（1）皮肤坚硬、肿胀，如硬皮病、硬肿病、皮肌炎并发钙质沉着等，皮肤赘生物、包块、结节、疼痛等，皆是痰、瘀胶结为病。

（2）皮肤油腻污垢，面部油脂较多积聚成块，出现囊肿、坚硬结节、斑块，如面部囊肿型痤疮、聚合性痤疮、瘢痕性痤疮、颜面播散性粟粒性狼疮、结节性痒疹等。

（3）颜色黯红或黯黄或慢性斑块型银屑病，皮损呈肥厚性斑块，病程长期不愈。因痰气壅滞，时聚时散故反复发作，罹久不愈。喜甜食、油腻、辛辣，舌体胖大，舌质淡红或黯红，苔白腻或湿滑。形体虚浮肿胀，因痰浊阻塞，充斥肢体，气机壅滞，脾不运化，故而形体臃肿肥胖。因此，肥胖症患者临床常从痰湿论治。

（四）治疗法则

1. 健脾除湿，清热化痰

脾为生痰之源，肺为贮痰之器。韩老师认为痰湿为病的患者，多为脾不健运之体，且喜食肥甘油腻，致痰湿内生，流于皮肤则为囊肿、结节等。

面部囊肿型痤疮患者多属于此类。患者面部皮肤油腻光亮，头发油脂较多，毛孔粗大，大便溏稀或不成形，女性月经量多色淡，带下量多有异味。舌质淡，苔白腻或水滑苔，舌边有齿痕，脉弦滑。常用的药物有黄芪、党参、茯苓、白术、山药、芡实、苍术、半夏、夏枯草、浙贝母、栝楼。

2. 化痰活血，通络散结

韩老师认为，痰与瘀血关系密切，两者在一定程度上可相互转化。瘀血久留可生痰，痰聚则血脉不通，可生瘀血。韩老师认为结节性痒疹或硬皮病患者，多为两者相合为病，临床上多见。患病日久，反复治疗经久不愈。四肢褐色绿豆至黄豆大小结节，质坚硬，表面欠光滑，污秽或呈苔藓样，粗糙肥厚。或硬皮病皮肤斑块硬如木板，色黯褐，无汗，无痒痛感，汗毛消失。常用的药物有桃仁、红花、蜈蚣、螃蟹、壁虎、土鳖虫、当归尾、川芎、浙贝母、夏枯草、栝楼、胆南星、白芥子、海浮石、皂角刺、威灵仙、穿山甲等。

临床上患者病情复杂多变，应灵活分析，可多法合用，亦可单法专治。如治疗硬皮病合并肺纤维化，选择白芥子、海浮石、浙贝母、桃仁、夏枯草等；硬皮病合并食道、胃肠硬化，选择黄芪、党参、白术、山药、芡实、螃蟹、壁虎等；硬皮病以皮肤硬化为主者局部热敷即可。

（五）典型病例

张某某，男，58 岁，2015 年 2 月 25 日初诊。湖北孝感人。

主诉：两侧腰部皮肤带状发硬，不能捏起 2 年，伴有气短、咽物不畅 6 个月。

现病史：2 年前开始两侧腰部皮肤带状发硬，不能捏起，因无症状未重视治疗。近 6 个月出现气短乏力，不能负重远行，咽物不畅，在某院病理诊断为系统性硬皮病。在当地住院治疗效果不佳，经病友介绍请韩老师诊治。

专科检查：两侧腰部皮肤带状发硬，不能捏起，以左侧较重，舌质淡红，边有瘀斑，苔薄白润，脉沉细无力。

肺部 CT 示：两肺纤维化。

上消化道造影：食道蠕动、排空减慢。

西医诊断：系统性硬皮病。

中医辨证：脾肺气虚，痰瘀郁结。

治法：补脾益肺，化痰逐瘀。

处方：

（1）黄芪60g，党参30g，白术15g，甘草6g，陈皮10g，姜半夏10g，山药30g，石斛20g，螃蟹10g，壁虎10g，白芥子12g，海浮石30g，浙贝母10g，桃仁10g，蜈蚣2条（去头足）。每日1剂，煎水2次混合后早晚饭后服。

（2）积雪苷片，每日3次，每次3~4片，口服。

（3）软皮丸（医院制剂），每日2次，每次6g，饭后服。

（4）软皮热敷散（医院制剂），装入布袋，洒少许黄酒蒸热后在两侧腰部皮损处热敷，每日2次，每次半小时。

2015年3月31日二诊：药后无明显不适感，上方治疗月余，气短乏力减轻，皮肤局部硬化略有改善。舌脉同前。效不更方，继续使用以上方法治疗。因路途遥远不能随时复诊，依靠电话和微信联系，根据症状变化调整方药。

2015年7月28日三诊：治疗半年左右，局部皮损已经明显变软，可以捏起，气短乏力明显改善，已能干一些轻体力活，可进食干性食物。处方：黄芪100g，党参100g，白术50g，甘草30g，陈皮50g，石斛100g，螃蟹50g，白芥子50g，蛤蚧2对，浙贝母50g，桃仁50g，冬虫草30g，穿山甲30g。打成极细粉，每日3次，每次5g，空腹温开水送服。局部热敷方法不变，软皮丸继续内服。

2015年12月27日四诊：在当地检查，肺部CT示两肺纤维化明显改善；上消化道造影报告：食道蠕动、排空正常。

嘱其停用其他治疗方法，将7月28日方制成水丸剂每次服6g，坚持1个月，以巩固疗效。

评语：系统性硬皮病合并上消化道、肺纤维化损害最常见，因此，临床不可轻视。本案阳虚症状不著，以脾肺气虚为主，故用大剂黄芪、党参、白术补益中气，扶正为本；陈皮、姜半夏、白芥子、海浮石、浙贝母群力化痰，尤其是海浮石中空质轻似肺，善化老痰、顽痰，为韩老师治疗肺痹时必用之药，且要重用；桃仁、螃蟹、壁虎、蜈蚣活血逐瘀通络；山药、石斛补气养阴不碍脾胃；甘草调和诸药。恢复期用散剂缓以图功。

第二十二节　对垢着病的治疗经验

垢着病又称垢浊病，是现代医学名称，由日本坂本邦树于1960年首次报道，1964年正式命名，是以面生垢浊，其形污秽为特征的一种皮肤病，类似中医"面垢"。其实，中医文献早有记载，如《伤寒论·辨阳明病脉证并治》记载："三阳合病，腹满身重，难以转侧，口不仁，面垢，谵语遗尿，发汗则谵语，下之则额上生汗，手足逆冷。"《景岳全书·暑证》亦有记载："暑有八证：脉虚、自汗、身热、背寒、面垢、烦渴、手足微冷、体重是也。"《医宗金鉴·订正伤寒论注》注释曰："阳明主面，热邪蒸越，故面垢也。"临床比较少见，女性发病高于男性。皮损常对称发生于面颊、前额，亦可波及乳晕部，亦有单侧发生者。病程较长，经过缓慢，有复发倾向。

在发病原因方面，多数学者认为精神因素与本病发病有密切关系，部分患者有性格方面的异常。1999年有人报道此病与糠秕孢子菌有关，用伊曲康唑治疗有效，但容易复发。究其原因，皮脂腺分泌旺盛，真菌容易感染，面部皮脂丰富，易患此病。因而糠秕孢子菌感染与皮脂溢出过多有相关性，而抗真菌治疗未对其诱因进行彻底根除。按照中医整体观念，辨证施治治疗往往能取得满意效果。

根据文献记载和韩老师治愈患者的体会，素禀内热或湿热之体，复受风热或湿热之邪，或情绪不畅，五志化火等均可引起本病。本病主要表现为初起面部发红变褐，其色渐污，如蒙尘垢，日久增厚，洗之不去，或落之又生，反复发作，形如松脂，触之棘手，甚至增殖肥厚，难以剥去。伴有便秘溲赤，舌红苔黄腻，脉弦滑数者，多为肝胆湿热，方选龙胆泻肝汤加荷叶、白茅根、白花蛇舌草、薏苡仁等；若见二便正常，口干心烦，舌红苔白薄，脉沉滑者，当以清热凉血解毒，方选凉血四物汤加荷叶、白茅根、白花蛇舌草治疗。使用局部湿敷或者外洗的方法也非常有效，可选择海浮石、透骨草、生地榆、芒硝等煎水滤渣取汁待冷湿敷，每日 2 次，每次半小时。海浮石咸寒，配合芒硝治疗皮肤病常用于软坚散结；透骨草辛温，辛能行散，温胜寒湿，常用于脂溢性皮炎、脂溢性脱发化湿去油；生地榆凉血活血，清热解毒，现代药学研究，本品有广谱抗菌作用。

第二十三节　如意金黄膏临床使用经验

如意金黄散始见于明代陈实功的《外科正宗》，为外科常用圣方。清代吴谦编纂的《医宗金鉴·外科心法要诀》中，将本方列为肿疡敷贴类方的首方。此方为散剂，色泽呈金黄色，且疗效显著，故称如意金黄散，用蜂蜜及凡士林调成软膏即"如意金黄膏"。从中医理论及临床实践分析，金黄膏制方有深厚的中医理论内涵和丰富的临床经验积累。

组成：（上白）天花粉 500g，黄柏（色重者）、白芷、大黄、姜黄各 250g，苍术、紫厚朴、陈皮、甘草、天南星各 100g。上药切粗片，晒干，粉碎为极细末，瓷器收贮，勿令泄气。制膏时随配随用。

方解：此方中天花粉独重，凉血清热，消肿止痛排脓为君；大黄、黄柏泻火解毒，白芷散结消肿排脓，姜黄破血行气，消肿止痛，可使毒清热解，气血畅行，四者合用为臣；陈皮、厚朴行滞消肿化痰，苍术、南星散结消肿定痛，则结气得散，而肿痛自消为佐；甘草解毒消肿为使。诸药相协，共奏清热解毒、消肿止痛之功。

性味比例：大黄 250g，黄柏 250g，天花粉 500g，寒凉药共计1000g；姜黄 250g，白芷 250g，南星 100g，陈皮 100g，苍术 100g，

厚朴100g，辛温药共计900g；调和药甘草100g。寒凉药1000g，热者寒之，正治法；辛温药900g，热因热用，反治法；调和药100g，发挥协同，防止拮抗。

功效分析：大黄、黄柏——合黄连解毒汤，诸痛痒疮，皆属于心，心属火；陈皮、苍术、厚朴、甘草——合平胃散，健脾燥湿、诸湿肿满皆属于脾；黄柏、苍术——合二妙散，清热燥湿；大黄、厚朴——加枳壳（陈皮代）合小承气汤，通脉泄热；白芷、苍术——解表散寒、除湿，汗之则疮已，发表不远热；姜黄、大黄、花粉——活血和营；陈皮、厚朴——行气活血；南星、陈皮——化痰散结；南星、姜黄——止痛；苍术——含维生素A，促进吸收；甘草——类似激素的作用。炎症四大证：红——清热药、泻下药；肿——清热、燥湿、化痰药；热——清热药、养阴之花粉；痛——消肿止痛，南星、姜黄止痛。

贮藏方法：《外科正宗》中提到，如意金黄膏瓷瓶收贮，勿令泄气，是关乎该药疗效的重要问题。本人曾观察到这样的例子，一例丹毒患者，在门诊敷此药后疗效显著，第2天收住院治疗，继续敷用此药疗效欠佳，以后再领到新配制的此药调敷后，效果又显著。考究其因，门诊所用的如意金黄膏是用密封的玻璃瓶贮放的，而病房所敷用的如意金黄膏放置较久，且存放于无盖的贮槽中。因如意金黄膏中所有药物，大多数含有挥发性物质，如贮放太久不密封必然挥发，因而疗效明显降低。故配用此药膏，一次不宜配制过多，而且配制好后，必须注意用瓷瓶或者玻璃瓶密封收贮。

功能与主治：清热解毒，消肿止痛，善治多种外科热性病证。如陈实功所说："主治痈疽、发背、诸般疔肿、湿痰流毒、大头时肿、漆疮、火丹、风热天泡、肌肤赤肿、干湿脚气、妇女乳痈、小儿丹毒，凡外科一切诸般顽恶肿毒，随手用之，无不应效，诚为疮家良便方也。"多种外科疮疡之类，由于气血不能正常流通，毒蕴热壅血结而成痈疽疮肿。热者凉之，结者散之，故以清热解毒，活血散结消肿为原则。它能使阳性肿物初起得以消散；化脓时促其排脓；溃破后束其根盘，截其余毒。至于对漫肿无头，皮色不变，痰湿流毒、附骨痈疽、鹤膝风症等阴寒类病证，其疗效就比不上"冲和膏""阳和解凝膏"。其实，从《外科正宗》《医宗金鉴·外科心法要诀》关于附骨疽、鹤膝风的治疗中，均未找到使用如意金黄散的实例。

用法与药引：关于引调法，《外科正宗》对此做了较为详尽的描述，体现了中医治病不单在内服药方面要注意辨证施治，在外用药方面也要严格遵守辨证施治的原则，只有这样，才能取得较好的疗效。每次临用时可依疮肿大小，取适量敷局部，或围敷四周，干则润湿，每日换药 1~2 次。并根据不同的证候，灵活采用不同的药引调敷。如茶水、蜂蜜、板蓝根叶汁、葱汁、酒、醋、麻油、丝瓜叶汁、芙蓉叶汁、菊花露、银花露、蒲公英汁、凡士林等。

凡遇红赤肿痛，发热未成脓者，及夏月火令时，俱用茶汤（多用清茶）同蜜调敷；如微热微肿，及大疮已成，欲作脓者，俱用葱汤同蜜调敷；如漫肿无头，皮色不变，痰湿流毒、附骨痈疽、鹤膝风症等病，俱用葱酒煎调；如风热恶毒所生，患处皮肤亢热，红色光亮，形状游走不定者，俱用蜜、茶水调敷；如天泡、火丹、赤游丹、黄水漆疮、恶血攻注等症，俱用板蓝根叶捣汁调敷，加蜜亦可；汤泼火烧，皮肤破烂，麻油调敷。具此诸引理取寒热温凉制之。说明此药散对皮肤外科病证，特别是病变向周围组织扩散，引起广泛充血水肿，局部有红肿热痛之炎性症状者有较好的疗效。根据前述之引调法，结合临床实践，大概归纳为以下几点：

（1）用清凉解毒的新鲜植物或其汁调敷，如马齿苋、大青叶、丝瓜、苦瓜、仙人掌、芙蓉叶等，可捣烂榨汁调或捣烂加入本散适量调敷。其优点是清凉感明显，消肿止痛较快。适用于一切皮肤有红肿热痛之病证，如痈、丹毒、疔疮、疖肿、无名肿毒、毒虫叮咬等。

（2）用解毒清润之蜂蜜与水调敷，其优点是敷上后有柔润舒适感，且能保持较长的时间，不易干燥。适用于如意金黄散的一切适应证。

（3）用凉血解毒润肤的麻油调敷，适用于轻度（1~2）烫伤；用温经通络的酒调敷，适用于跌打损伤、瘀斑等；用清热解毒的茶水调敷，适用于毒虫叮咬、痱子、丘疹性荨麻疹等。

（4）用消痈止痛之南天仙子与水调敷，适用于痈、丹毒、疔疮、疖肿、无名肿毒、毒虫叮咬等。因其本身有一定的黏附作用，可以不加敷料固定，特别适宜难于敷贴敷料的部位，如头面部叮咬的皮肤疾病。

（5）配制与调敷方法：清茶水、75%酒精将药面拌湿，再加入凡士林、蜂蜜调成膏储瓶加盖备用。比例为20%的浓度。治疗痈、疔疮、疖肿等有头、化脓性疾病，要采取"围敷疗法"，急性化脓性感染疾病外敷四周的药物，中间留一孔，称为"留头"。达到早期束其根盘，束毒消肿、聚脓、控制炎症；溃脓后，有利于排脓引流，束毒排脓，利于换药，观察疮口，截其余毒。

临床使用体会：

（1）疖及疖病初起，结节性红肿疼痛，用如意金黄散以茶水或银花露调敷疖肿上，以消为贵；若中央突起，结节中心变软者，以野菊花露调如意金黄散调敷结节周围，以收敛促排；治小儿暑疖，可用如意金黄散30g，明矾10g，雄黄10g，冰片3g，共研匀为极细末，用新鲜丝瓜叶捣烂取汁调敷患处。

（2）痈肿初起，患处红肿，灼热疼痛，可用鲜马齿苋、蒲公英、鱼腥草等，取一种洗净捣烂，调如意金黄散外敷患处，每日1次。

（3）蛇头疔、蛇眼疔（脓性指头炎）等疔疮类，红肿疼痛，可用猪胆汁适量调敷如意金黄散外敷患处，每日1次。

（4）急性丹毒，皮色鲜红，疼痛灼热，压痛明显，可用鲜野菊花、鲜蒲公英、鲜马齿苋，选取一种洗净捣烂调如意金黄散，涂敷患处，干则以醋润湿，每日数次。

（5）深部脓肿或蜂窝组织炎，漫肿不红，局部疼痛，压痛明显者，用如意金黄散 30g，三七粉 10g，制乳没粉各 3g，共研为极细末，用葱、酒捣烂调敷，每日数次。

（6）急性淋巴结炎，局部肿、硬、痛，触之痛甚，或灼热色红者，用如意金黄散 30g 同芙蓉叶末 10g 研匀，茶水调敷，每日数次。

（7）急性腮腺炎，两腮肿胀疼痛，局部发红灼热，用如意金黄散 30g 同青黛粉 10g 研匀，取鲜大青叶汁或醋调匀外敷，每日数次。

（8）下肢慢性溃疡，局部红肿，渗液较少者，可用绿豆芽捣烂调如意金黄散外敷，每日数次。

（9）褥疮初起，皮肤发红、肿胀、浸润明显，尚未溃烂，属瘀滞期者，用茶水调如意金黄散敷患处，每日数次。

（10）肌注后硬结不消，取如意金黄散 30g 与芒硝 30g 研匀，用凡士林 200g 调为膏外敷患处，每日换药 1 次，10～15 次硬结即可消散。

（11）输液后急性静脉炎，取如意金黄散适量用鲜芙蓉叶捣汁调敷患处，每日数次。《世医得效方》称拒霜叶，清肺凉血，解毒消肿。主肺热咳嗽，目赤肿痛，痈疽肿毒，恶疮，缠身蛇丹，脓疱疮，水火烫伤，毒蛇咬伤，跌打损伤等。

（12）急性或慢性附件炎，少腹疼痛，可用如意金黄散 30g，芒硝 10g，冰片 3g，炮甲粉 3g，共研为极细末，取蜂蜜适量调匀外敷双侧附件部，每日换药 1 次。

（13）烫伤，局部红肿疼痛，破损不明显者，以麻油调如意金黄散涂局部，干则以麻油润湿，每日数次。

（14）毒虫咬蜂（蜇）伤，局部红肿疼痛，用鲜马齿苋捣烂调如意金黄散外敷，每日数次。

（15）急慢性睾丸炎、副睾炎，阴囊肿大、坠胀、疼痛发红，用如意金黄散 30g 加芙蓉叶末 10g，以蜜调成糊状，外敷局部。

（16）化脓性关节炎，关节肿胀、疼痛灼热，用如意金黄散

30g 加芙蓉叶 10g，黄酒调匀外敷局部，每日数次。

（17）带状疱疹，初起成簇水泡，痛如火灼，用如意金黄散 30g，五倍子 10g，雄黄 6g，冰片 3g，三七粉 10g，共研匀为极细末，用新鲜丝瓜叶捣汁调敷患处，干则更之，每日数次。

（18）急性隐翅虫皮炎，起线状或片状脓疱，自觉灼痛，取如意金黄散 30g 与蛇药片粉 10g 研匀，用茶水调匀外敷患处，每日数次。

（19）传染性软疣合并感染，取如意金黄散 30g，生半夏粉 3g，枯矾 10g，牡蛎末 10g，研为极细末，用柴胡注射液调为糊状外敷患处。

第二十四节　使用花类药治疗面部皮肤病的经验

花者，华也，乃植物精华之所聚。花类药多气味芳香，轻清上行，善达肌表，多具有怡荣美颜、理气活血、芳香解郁、发散解表、凉血止血等功效，而少有劫阴耗液、损伤气血之弊。还有，花能"盛开"气机，具有升发、打开的作用。玫瑰花、月季花等植物的"刺"，能以其"尖利"之"象"而具备活血破瘀的功效。皮肤为人体一身之表，内合于肺，同属上焦。皮肤病变每发于表，关于内，与肺的关系尤为密切，治疗常遵"治上焦如羽，非轻不举"的原则，用药首选"如羽"之品，轻宣达表，不犯中下，而最忌质重下潜，苦寒滋腻之品，而花类药以轻取胜，轻可去实，可作为皮肤病治疗的常用药。临床常用的花类药物有红花、鸡冠花、金银花、玫瑰花、辛夷、菊花、凌霄花、槐花等。

红花，性味辛温芳香，善于走窜，内而脏腑，外而皮毛，经络筋骨，凡有血瘀皆能消而散之。临证中，对于多种皮肤病证，病久难愈，邪气入络者，气血不通，症见皮肤硬肿、顽麻疼痛、瘀斑瘀点、肌肤甲错、皮疹色暗或紫暗以及色素沉着或色素减退等，辨证属气血瘀滞者，均可应用。常用红花治疗的皮肤病有黄褐斑、带状疱疹神经痛、硬皮病、白癜风、慢性湿疹、慢性荨麻疹、青年痤疮、各种面部皮炎所致的色素沉着、斑秃、皮肤瘙痒症等。临证应用时，辨证属寒邪闭阻者，常伍川芎、桂枝等；热瘀互结者，合以丹皮、赤芍等；痰瘀胶结者，伍以白芥子、僵蚕等；血虚血瘀者，以本品减量，伍以当归、丹参等；气虚血瘀者，配以黄芪、党参等；气滞血瘀者，伍以香附、枳壳等；病久入络者，伍以土鳖虫、蜈蚣等。常用方如桃红四物汤、丹栀消斑汤等。常用量为10g，有眼底出血者禁用。

辛夷，性味辛温芳香，尤善上行而达鼻窍，散风寒，通鼻窍，治疗风寒头痛、鼻塞、鼻渊、鼻流浊涕等。临床常以辛夷作为鼻部及鼻周皮肤病的专用引经药。其能引领诸药上达鼻面，如伍入辛凉剂中以促风热之邪外散，合温热药以去除风寒之邪，伍入活血化瘀药中以消散鼻部诸邪瘀滞。《素问·生气通天论》中说："劳汗当风，寒薄为渣，郁乃痤。"《素问·热论》又言："脾热病者，鼻先赤。"可见热郁寒凝是导致酒渣鼻及酒渣皮炎等皮肤病证的主要原因。临证时，韩老师每以辛夷合白芷以发散凝滞之风寒，伍以黄芩、枇杷叶等以清泻肺胃上蒸之湿热，并伍菊花、鱼腥草等以疏散郁热，配红花、丹皮以活血散瘀，常能使邪去病愈。如见皮肤病，特别是过敏性皮肤病，伴有过敏性鼻炎者，亦喜伍用本品。该药入煎剂宜包煎，常用量为3~9g。

玫瑰花，功擅活血化瘀，疏肝解郁，被誉为解郁圣品。因其性清轻上行，能疏颜面诸瘀，善能消斑净颜，美白皮肤，又为美颜之妙品。韩老师常将其应用于面颈部各种原因所致之色素沉着性疾病，如黄褐斑、瑞尔氏黑变病、各种面部皮炎及痤疮等所遗留的色素沉着等症，尤其对于女性患有黄褐斑，伴有情绪抑郁或烦躁易怒、月经不调、面色少华等，辨证属血虚肝郁或肝郁化火者，韩老师每喜应用，效验颇多。常用量为10g。

鸡冠花，本品性凉，味甘、涩。临床应用，多取其凉血止血，止带，止痢之功，治疗吐血、崩漏、便血、痔血、赤白带下、久痢不止等症。韩老师常以本品治疗皮肤病用作两途：一则，以本品配伍其他花类药物如菊花、红花、凌霄花、玫瑰花等，伍入辨证方药之中，用以治疗颜面色素性皮肤病，如黄褐斑、痤疮后遗色素沉着等；二则，以本品作为口腔及口周皮肤病治疗常用药物，治疗各种唇炎、口腔溃疡、口腔扁平苔藓以及口周皮炎、口周痤疮等病证。对于妇人皮肤病伴见赤白带下，月经失调者，亦每每应用。常用量为20~30g。

菊花，药用品类较多，因其种类、产地不同，功效也颇有不同。临床常用有野菊花、杭菊、黄菊花等，以前两者最为常用。野菊花性虽轻清但较菊花性味苦寒，专以清热解毒攻邪见长；菊花质地轻清，性味甘淡，以疏散风热多用。每遇皮肤疔疖疮肿、毛囊炎、面部丹毒等，症见丘疹脓头，红肿热痛等，辨证属热毒炽盛者，辄用野菊花伍入辨证方药；若遇颜面色斑、面部各种皮炎、脂溢性脱发等，证属风热或热邪郁滞肌表，每以菊花疏散风热，祛色悦颜。常用量为菊花10g，野菊花20g。

金银花，性味辛凉，辛能散邪，凉能解毒清热，并芳香避秽，清解而无凉遏热邪之弊，辛散而无助火之患。《洞天奥旨》云："金银花最能消火热之毒，而又不耗气血，故消火毒之药，必用金银花也。"又云："此药为纯补之味，而又善消火毒"，"疮疡一门，舍此味无第二品也"。在临床上，对于辨证属风热外袭的皮肤病证，如水痘、荨麻疹、药疹、银屑病、玫瑰糠疹等，常以金银花配连翘、荆芥、防风等以疏散风热，方如消风汤、银翘散等；对于火毒炽盛或热壅营血之丹毒、单纯性疱疹、毛囊炎、痤疮以及疔疖疮痈诸症，则常以本品合野菊花、蒲公英、玄参、当归、蚤休等，方如五味消毒饮、四妙勇安汤等。若病程既久，热毒入络，则以忍冬藤代金银花，常用量为20g。

槐花（槐米），性味微寒而苦，归肝、大肠经。功能凉血止血，清肝泻火。常用于治疗吐血，衄血，便血，痔血，血痢，崩漏，肝热目赤，头痛眩晕，痈疽疮毒等病证，并可用于预防中风。在中医古籍中对槐花记载较多，如《日华子本草》言槐米能："治皮肤风，并肠风泻血，赤白痢。"《本草正》云其："凉大肠，杀疳虫。治痈疽疮毒，阴疮湿痒，痔漏，解杨梅恶疮，下疳伏毒。"《本草求原》则赞槐花"为凉血要药"。现代药理研究发现，槐花成分中的芸香苷（别名芦丁、维生素 P 等）及其苷元槲皮素能保持毛细血管抵抗力，降低其通透性，减少脆性，可使因脆性增加而出血的毛细血管恢复正常的弹性。另外，本品还具有抗炎、抗病毒等作用。根据辨证，临证中常以槐花合三七粉等，伍入紫癜方中，治疗血热型过敏性紫癜以及紫癜性肾炎合并尿血；配白茅根等，伍入凉血四物汤中治疗血分热盛所致的银屑病、脂溢性脱发、脂溢性皮炎等；合紫草等伍入消风汤中，治疗风热型的玫瑰糠疹、点滴型银屑病等；以本品合蛇床子或苦参，伍入丹栀消风汤或龙胆泻肝汤中，治疗病发于肛周及阴囊部位，证属肝经、大肠湿热下注的湿疹、神经性皮炎等；常配入治疣方中（桃红四物汤合麻杏薏甘汤加香附、木贼、连翘、板蓝根、生薏苡仁）治疗尖锐湿疣。常用量为 10g，脾胃虚寒者慎服。

花类中药种类较多，其他花类中药如凌霄花、葛花、合欢花等也颇为常用。如凌霄花性寒辛散，且入血分，能活血破瘀通经，又有凉血祛风之功。《本草汇言》言其："行血闭，通血络之药也。"常用于风疹发红、皮肤瘙痒、痤疮、黄褐斑等皮肤病证。葛花解酒醒脾，对于酒精性皮炎，或皮肤病患者素嗜饮酒，伴见烦渴，胸腹胀满，呕吐酸水等湿热之症者，常配以葛花治疗。

第四章　典型医案

第一节　带状疱疹

医案 1（除湿胃苓汤加味治疗头部带状疱疹）

李某，女，陕西省洋县人，50岁，1988年7月18日初诊。

主诉：左侧头痛剧烈，纳差、便稀2周。

病史：患者于10多天前左侧眉毛部位起一水疱，自己抓破后结痂。慢慢发现头痛，以左侧为重，轻度发烧，遂去洋县金水地段医院住院治疗。住院后因头痛逐渐加重，被诊断为"细菌性脑膜炎"，给予大量抗生素治疗，病不见好转，头痛如刀劈状不可忍受，曾经本院医师3次会诊，均以脑膜炎定论，先后3次以"病危"通知书告其家属。余细查患者痛苦面容，头痛以左侧为著，纳差、便稀。再看病历，均按细菌感染治疗，未用抗病毒药物。

专科检查：左侧眉毛及耳上发际部位各见1个红斑及痂皮，无严重呕吐现象，项软，未发现"脑炎"相关体征；舌淡苔白厚，脉象沉缓无力。

西医诊断：头部带状疱疹。

中医诊断：蛇串疮（头部）。

辨证：脾虚湿阻中焦。

治法：健脾除湿，活血止痛。

方药：（1）除湿胃苓汤加味。白术15g，茯苓30g，猪苓10g，泽泻 10g，桂枝 10g，苍术 10g，厚朴 10g，陈皮 10g，甘草 6g，白芷 10g，全蝎 6g，川芎 10g，制马钱子 0.9g，地龙 10g，党参 20g。每日 1 剂，水煎 2 次混合后早晚饭后服。

（2）六神丸适量研细末，以白醋调成糊状涂擦患处，每日 3 次。

（3）维生素 B_{12} 注射液，每次 0.5mg，肌内注射，每日 1 次。

（4）维生素 B_1 片，每次 30mg，每日 3 次，口服。

1988 年 7 月 21 日二诊：经过中西药 3d 治疗，疼痛减轻，患者精神明显转好，大便每日 2 次，每餐可食一碗稀饭。又按照以上方法治疗 3d，好转出院。

按语：本案患者头痛剧烈，无典型皮疹，仅有几个小丘疱疹分散藏于眉毛、发际之内，加之当地医院无专科医生，误以细菌性脑膜炎治疗，一误再误；其次，病人为家中顶梁柱，平素强势，得知医院已三下病危，精神已近崩溃。现已排除脑膜炎，疱疹乃小病不足畏惧，遂精神重振，正气自当来复，加上对证治疗，收桴鼓之效。

本案纳差、腹泻恐由大剂抗生素苦寒损伤脾胃所致，故方中以除湿胃苓汤加党参健脾除湿，扶助正气，祛邪外出，并推血助行，以荣养血络而止痛；加全蝎、地龙、马钱子通经和络，以达"通则不痛"之效；白芷祛风除湿止痛，川芎活血止痛，两药并用，性味芳香辛温，发散通络，善上行而止痛兼引经之用。六神丸醋调外用，具有解毒止痛，活血通络之功，内外兼治，与病相应而愈。

医案 2（龙胆泻肝汤加味治疗阴囊部带状疱疹案）

胡某，男，52 岁，住西安市西郊某小区，1998 年 11 月 12 日初诊。

主诉：阴囊起成簇水疱疹剧烈疼痛 5d，加重 2d。

病史：1 周前，患者因感冒服抗感冒药后病情好转，遂后出现阴囊、阴茎处疼痛，痛似锥刺刀割状，左下肢抽痛活动不便。发现左侧阴囊及包皮部位有成簇丘疱疹、水疱，触痛。以前身体健康，无带状疱疹病史。

专科检查：痛苦面容，立坐不宁。左侧阴囊及包皮部位有成簇水疱，触痛，部分水疱溃破，表面见紫黑色；舌质红，苔黄厚腻，脉弦滑有力。

西医诊断：阴囊部带状疱疹。

中医诊断：蛇串疮。

辨证：肝胆湿热下注。

治法：清利肝胆湿热，理气止痛。

方药：（1）龙胆泻肝汤加味。龙胆草 10g，栀子 10g，黄芩 10g，柴胡 8g，生地 15g，车前子 10g，泽泻 10g，木通 6g，当归 10g，甘草 6g，制马钱子 1g，蜈蚣（去头）2 条，川楝子 10g，全蝎 6g，板蓝根 20g。7 剂，每日 1 剂，水煎 2 次混合后早晚饭后服。

（2）局部剪掉阴毛，用自制复方全蝎粉，每次取 10g，醋、芝麻油调成糊状涂于患处，每日 2 次。

（3）针刺阿是穴，每日 1 次。

（4）甲钴胺片，每日 2 次，每次 2 片，口服；维生素 B_1，每日 2 次，每次 2 片，口服。

嘱注意休息，饮食清淡，禁忌辛辣刺激性食物及酒类。

1998 年 11 月 19 日二诊：服 7 剂后，部分水疱干敛结痂，疼痛略有缓解，舌苔转薄黄。湿热未尽，效不更方，11 月 12 日治疗方案不变，再治疗 1 周。

1998 年 11 月 27 日三诊：丘疹、水疱干敛结痂，大部分痂皮已脱落，疼痛仍然不减，舌苔转白润。方用桃红四物汤加味：桃仁 10g，红花 10g，生地 15g，当归 10g，川芎 10g，白芍 30g，枳壳 10g，甘草 10g，制马钱子 1g，蜈蚣 2 条，全蝎 6g，川楝子 10g，忍冬藤 20g，郁金 10g。10 剂，每日 1 剂，水煎 2 次混合后早晚饭后服。其他治疗方法及禁忌同前。

用药 10d 后疼痛基本消失，局部有微痒及蚁行感。此乃恢复期之象，不需治疗。病告痊愈。

按语：病发于阴囊及前阴，乃肝经循行之处。肝胆湿热循经下注，蕴结阴囊外发为皮疹，阻滞肌肤络脉故见疼痛，急以除湿热，通血络而止痛为治。方中以龙胆泻肝汤加板蓝根清利肝胆湿热，并清热解毒；加川楝子疏肝理气止痛；合蜈蚣、全蝎、马钱子通络止痛。复诊时因湿热已尽去，故以桃红四物汤加味治疗，以活血止痛为主，兼清余热。治疗中配合中药外用及针灸，意在调畅气血，活血通络而止痛。治疗中，随证进退，重在祛邪，使邪去正安而病得愈。

医案3（龙胆泻肝汤加味治疗左上肢带状疱疹案）

常某，65岁，陕西户县人，2001年7月12日初诊。

主诉：左上肢起疱疹，疼痛6d，加重2d。

病史：患者10d前患感冒，服药好转，但出现左上肢剧烈疼痛，活动不便，自购止痛药服后疼痛不减，并于疼痛部位渐起丘疹水疱，遂来韩老师处就诊。刻诊：左上肢疱疹结痂，触痛不可近衣，右手扶其左臂痛苦状，立坐不宁，纳差，大便正常。

专科检查：左肩后侧到肘部至左手指片状紫红色水疱、丘疹，部分水疱溃破，表面见黑褐色痂皮。皮疹触痛明显。舌质黯红，舌苔薄黄腻，脉弦滑有力。

西医诊断：左上肢带状疱疹。

中医诊断：蛇串疮。

辨证：肝胆湿热兼有血瘀。

治法：清肝胆湿热，活血止痛。

方药：（1）龙胆泻肝汤加味。龙胆草10g，栀子10g，黄芩10g，柴胡8g，生地15g，车前子10g，泽泻10g，通草6g，当归10g，甘草6g，制马钱子1g，蜈蚣（去头）2条，地龙10g，姜黄8g，板蓝根20g。9剂，每日1剂，水煎2次混合后早晚饭后服。

（2）六神丸30粒，研细末用醋调成糊状涂于患处，每日2次。

（3）针刺阿是穴，选择皮损附近的正常皮肤，每日1次；拔罐，隔日1次。

（4）甲钴胺片，每日 2 次，每次 1mg，口服；维生素 B$_1$ 片，每日 2 次，每次 20mg，口服。

嘱其注意休息，饮食清淡，禁忌辛辣刺激性食物及酒类。

2001 年 7 月 22 日二诊：服 9 剂后，大部分水疱干敛结痂，疼痛略有缓解，可近衣服，纳可，舌苔转白润，方用桃红四物汤加味。桃仁 10g，红花 10g，生地 15g，当归 10g，川芎 10g，白芍 30g，枳壳 10g，甘草 10g，制马钱子 1g，蜈蚣 2 条，全蝎 6g，姜黄 8g，板蓝根 20g，金银花 20g，郁金 10g。每日 1 剂，水煎 2 次混合后早晚饭后服。其他治疗方法及禁忌同前。

2001 年 8 月 2 日三诊：服 8 剂后，皮疹大部分痂皮脱落，尚有少数痂皮存留，疼痛轻微。7 月 22 日方去制马钱子、全蝎，再服 6 剂巩固疗效。

按语： 本案症见皮肤丘疹水疱，舌质黯红，舌苔薄黄腻，脉弦滑有力，属湿热聚于经络，故见皮肤疼痛；湿热郁而化火，外窜肌肤，外发丘疹水疱，故急以龙胆泻肝汤清热利湿。其中，当归、生地滋养阴血，制约诸药苦燥伤阴，并充养血脉，辛润通络而止痛；板蓝根清热解毒，有抑制病毒作用；蜈蚣、地龙等虫类药合马钱子通络止痛，为韩老师治疗本病常用药；姜黄活血止痛，专治上肢血络瘀阻之疼痛诸症。二诊时，湿热已去，治疗以活血止痛为主，兼清余热。方用桃红四物汤养血活血，使络脉通畅而痛自止；重用白芍合生甘草缓急止痛；郁金、枳壳行气活血；板蓝根合金银花清解余毒。治疗以祛邪为主，使邪去正安而诸症自愈。

医案 4（桃红四物汤加味治疗腰背部带状疱疹后遗神经痛案）

成某，51 岁，陕西省政府工作人员，2008 年 9 月 18 日初诊。

主诉：右侧腰背部疼痛 2 个月。

病史：患者 2 个月前右侧腹部至腰背部起大片红斑、水疱，疼痛，去南郊某院皮肤科住院，按带状疱疹抗病毒治疗 1 个月，红斑、水疱消失，但是疼痛不减。又转至西京医院住院治疗，给予止痛剂、神经营养剂等治疗 20d，仍感觉腰背部疼痛，严重时衣服不敢接触皮肤，阵发性刀割样疼痛。朋友建议中医治疗，遂来中医医院皮肤科住院治疗。

专科检查：右侧腹部至腰背未见原发皮损，触痛明显，除血压、血脂稍偏高外，其他各种常规实验室检查均未见明显异常。身体较胖，舌质黯红，苔白润，脉象沉弦。

西医诊断：带状疱疹后遗神经痛。

中医诊断：缠腰火丹。

辨证：瘀血阻络。

治法：理气活血，通络止痛。

方药：（1）桃红四物汤加味。桃仁 10g，红花 10g，当归 10g，川芎 10g，生地 15g，白芍 30g，枳壳 10g，甘草 10g，制马钱子 1g，郁金 12g，全蝎 8g，蜈蚣（去头）2 条，地龙 10g，栝楼皮 12g，薤白 15g。每日 1 剂，水煎 2 次混合后早晚饭后服。

（2）软皮热敷散，以黄酒拌湿蒸热后，在患部热敷，每日 2次，每次 20min。

（3）在疼痛部位针刺，拔罐，每日 1 次。

（4）用全蝎、王不留行、蝉蜕研细末，每次取 30g，醋、芝麻油调成糊状涂于患处，每日 2 次。

（5）红花注射液 20ml 加入 5% 葡萄糖注射液 250ml 静脉滴注，每日 1 次。

（6）血塞通 200mg 加入 5% 葡萄糖注射液 250ml 静脉滴注，每日 1 次。注意饮食禁忌，不食海味及辛辣刺激性食物。

2008 年 9 月 25 日二诊：服药 7 剂，疼痛明显减轻，皮肤接触衣服没有异常反应，无其他不适症状。效不更方，按照 9 月 18 日方案继续治疗。

2008 年 10 月 2 日三诊：疼痛基本消失，无其他不适症状，建议出院休息，用中药巩固 1 周。

按语：本案患者发病已经 2 个月，久病入络，瘀血停滞络脉，不通则痛。"硬麻肿痛，不是瘀血便是顽痰"，该患者发病2个月，痛点固定不移，当是瘀血无疑。用桃红四物汤活血化瘀止痛，白芍、枳壳、甘草是缓急止痛之"角药"；郁金、栝楼皮、薤白为专治胸背部疼痛之"角药"；制马钱子、全蝎、蜈蚣、地龙是治疗带状疱疹疼痛的"王牌药"；其他外治方药如软皮热敷散具有温经活血止痛作用。全蝎、王不留行、蝉蜕研细末，用白醋调成糊状涂搽是先师留下治疗疱疹疼痛的秘方，都是临床多年验之有效的方法。针刺、拔罐也是以止痛为主，红花、血塞通活血止痛不需赘言。营血通畅，经脉得养，痛止。

医案5（治疗无疹型带状疱疹案）

姚某，77岁，2015年7月21日初诊。主诉：左肘关节至手指疼痛半年。

患者在省城某著名西医医院疼痛科做过各种检查，结果均未见异常，用过卡马西平等西药治疗全然无效，后在省级中医医院骨科综合治疗亦无寸效。刻诊：从左肘关节至手指疼痛呈带状分布，疼痛类型为针刺样。表情痛苦，心烦易怒，眠食几废。血压居高不下，头昏脑涨。浑身上下并无皮疹。舌红苔黄，脉象沉弦。

诊断：顿挫型带状疱疹。

辨证：气滞血瘀型。

治法：活血化瘀，通络止痛。

方药：桃红四物汤加减。药用桃仁10g，红花10g，当归10g，川芎10g，生地黄20g，白芍30g，蜈蚣2条，制马钱子1g，桑枝10g，栝楼10g，薤白15g，姜黄10g，枳壳10g，甘草10g，乳香10g，没药10g，丝瓜络10g，穿山甲（冲服）8g，全蝎5g，青风藤10g。3剂。水煎服。

2015年7月24日二诊：患者诉疼痛有所减轻，夜眠稍安。原方去青风藤，以其副作用大之故。药用桃仁10g，红花10g，当归10g，川芎10g，生地黄20g，白芍30g，蜈蚣2条，制马钱子1g，桑枝10g，栝楼10g，薤白15g，姜黄10g，枳壳10g，甘草10g，乳香 10g，没药 10g，丝瓜络 10g，穿山甲（冲服）8g，全蝎 5g。5
剂。水煎服。

2015 年 7 月 29 日三诊：患者诉上方服后疼痛减轻不明显，伴
心烦易怒，食纳欠佳，气虚懒言，夜眠不佳，汗出不已。考虑高年
久病气阴双虚。拟于上方加黄芪、山茱萸以双补气阴。青风藤虽副
作用较大，还得用上，且量不宜少。药用桃仁 10g，红花 10g，当
归 10g，川芎 10g，生地黄 20g，白芍 30g，蜈蚣 2 条，制马钱子
1g，桑枝 10g，栝楼 10g，薤白 15g，姜黄 10g，枳壳 10g，甘草
10g，乳香 10g，没药 10g，丝瓜络 10g，穿山甲（冲服）8g，全
虫 5g，山茱萸 12g，黄芪 15g，浮小麦 30g，青风藤 15g。6 剂。水
煎服。

2015 年 8 月 5 日四诊：患者诉本次服药后还是效果不明显，疼
痛依然如故。汗出不止，心慌气短。详细询问后得知，患者畏寒肢
冷，炎炎夏日晚上睡觉须用棉被盖住上半身，这几天手脚冰凉甚至
有瑟瑟发抖之状。以此判断，患者阳气虚衰，可能是本病长期不愈
的根本所在。治疗上亟须益气扶阳以驱除沉寒痼冷，可少佐地黄以
制之；为防止青风藤对胃肠道的刺激，本次可以弃去不用。药用桃
仁 10g，红花 10g，当归 10g，川芎 10g，生地黄 20g，白芍 30g，蜈
蚣 2 条，制马钱子 1g，桑枝 10g，栝楼 10g，姜黄 10g，枳壳 10g，
甘草 10g，丝瓜络 10g，全蝎 5g，山茱萸 12g，黄芪 30g，浮小麦
30g，熟地 20g，附片 10g，肉桂 5g。3 剂。水煎服。

2015 年 8 月 8 日五诊：诉上方服后疗效卓著，疼痛减去大半，
畏寒肢冷症状减去大半，汗出亦大为减少。心情豁然开朗，对痊愈
充满信心。遂为其处方如前，加青风藤以彻底消除疼痛。药用桃仁
10g，红花 10g，当归 10g，川芎 10g，生地黄 20g，白芍 30g，蜈蚣
2 条，制马钱子 1g，桑枝 10g，栝楼 10g，姜黄 10g，枳壳 10g，甘
草 10g，丝瓜络 10g，全蝎 5g，山茱萸 12g，黄芪 30g，浮小麦 30g，
熟地 20g，附片 10g，肉桂 5g，青风藤 30g。6 剂。水煎服。

2015 年 8 月 15 日六诊：神情自然，爽朗乐观。诉服上方后疼

痛已完全消失，只是汗多一些，胃口还不太开，希望带上几剂药防复发、调胃口、止虚汗。于是为之疏方如下：桃仁10g，红花10g，当归10g，川芎10g，生地黄20g，白芍30g，蜈蚣2条，制马钱子1g，桑枝10g，栝楼10g，姜黄10g，枳壳10g，甘草10g，丝瓜络10g，全虫5g，山茱萸12g，黄芪30g，熟地黄20g，附片10g，肉桂5g，煅牡蛎（先煎）20g，五味子10g，麻黄根10g，鸡内金15g，炒麦芽15g，穿山甲5g。6剂。水煎服。

按语：带状疱疹难治，其后遗神经痛尤其棘手，而老年人的顿挫型治疗更是难在无证可辨，没有皮疹显现。然而细心一点还是能够发现蛛丝马迹的，比如，疼痛的时间、部位，疼痛的性质，等等。作为医者关键要有一定的皮肤病专业知识，临证时全面分析，综合判断，不漏掉任何可疑之处，尤其要在问诊上下功夫，方不至于误诊误治。

本案共六诊，前后用药30余剂。其间有病情僵持的一段时间，经问诊调整药味后迅速扭转局面。用药上虫类适当伍入，并"聚毒药以供医事"，并未见明显毒副反应发生。为老年性皮肤病的治疗提供了好思路。

本案附子与栝楼同用，属十八反禁忌，为韩老师独特用法，学者如无把握当慎之。

小结

带状疱疹属中医"缠腰火丹""蛇串疮""蜘蛛疮"范畴，根据临床观察，韩老师常将本病分证型治疗。如属肝胆湿热型者，用龙胆泻肝汤加减；属肝郁化火型，用丹栀逍遥散加减；脾胃湿盛型者，常选除湿胃苓汤加减。也有按部位分型，如：发于腹部者，予以少腹逐瘀汤加减治疗；在胸部者，则予血府逐瘀汤加减；病在四肢者，用桃红四物汤加减。后期，病久络虚，邪毒留恋，常在祛邪基础上佐以扶正之品治疗。总以临证详辨，据证选方，以期缩短病程，减轻症状，预防并发症和后遗神经痛。

后遗神经痛，尤其是发生在头部、手指及生殖器部位的带状疱疹，往往疼痛剧烈，似锥刺刀割状，韩老师常在辨证的基础上加用活血化瘀，通络止痛之品，尤善使用全蝎、蜈蚣、地龙之类虫药，痛甚者可加用制马钱子。此类药物皆属治疗带状疱疹神经痛的止痛妙品，无药可代。

对于马钱子一药，韩老师根据其经验认为，该药具有极强的通经络、散结聚、消肿毒之功，为治疗带状疱疹神经痛不可多得之佳品。其虽有毒，但炮制得法、药用量小，伍入扶正剂中，无须虑其毒副作用；味虽极苦，却无伤脾败胃之患，反有开胃进食之功；性虽极寒，却无寒凝血脉之过，反有行血止痛之效。然而向来善用者罕有，多是由于畏其所具的毒性，故对其进行正确炮制尤其重要。韩老师认为，马钱子在炮制时，应以油炸或在砂子中翻炒，至皮内紫红色为度，再用小刀将表面所附着的绒毛刮净，方可入药。正如张锡纯所言："治之有法，则有毒者，可至无毒。"临床常用量每剂可至 1g（此为汤剂用量。2010 版《中国药典》散剂每日常用量为 0.3~0.6g）。马钱子粉剂，成人 1d 口服极量为 0.9g，不可不慎。

另外，韩老师认为，在本病治疗中，尤宜重视引经药的使用，以收到事半功倍的效果。如痛在头部，加白芷、川芎；胸部者，加栝楼、薤白；腹部者，加延胡索、川楝子；上肢者，加姜黄、蜈蚣；在下肢，则加木瓜、川牛膝等。

带状疱疹多为热邪为患，治疗中所用苦寒除湿及辛燥行血之品，均可耗伤阴液，每致脉络枯涩，血行迟滞，从而加重血瘀，故治疗中常选用辛润通络，滋而不腻之当归、生地、白芍之属，以增其阴液，使阴血得充，经络荣通，故痛得速已。

外治方面，在疱疹早期，疼痛为主者，局部常以六神丸外用；疱疹消退，后遗神经痛者，以软皮热敷散外治以温经活血止痛，常配合外用自制复方全蝎粉（全蝎、王不留行、蝉蜕，共研细末，用白醋调成糊状涂搽），针刺、拔罐等以通络止痛。

第二节　各种疣类疾病

医案 1（用鼠妇膏治疗寻常疣案）

刘某，男，34岁，本院职工，1985年2月7日初诊。

主诉：右手疣状赘生物4年。

病史：4年前，于右手中指背侧生一疣状赘生物，无自觉症状，渐增大，并在右手其他部位也出现类似皮疹，先后使用过激光、冷冻等治疗，愈后又复发，故延韩老师治疗。

专科检查：右手中指背侧疣状赘生物，表面粗糙，大如黄豆，手背及其他指背有针帽至绿豆大疣12处，余无异常。

西医诊断：寻常疣。

中医诊断：枯筋箭。

辨证：血瘀痰凝。

治法：活血化瘀，解毒软坚散结。

方药：鼠妇膏外用。取活鼠妇（俗名湿湿虫，潮湿之地常见）数只。用法：根据疣体大小，数目多少（一般1个疣选1只鼠妇），选用活鼠妇数只，捣烂如泥贮瓷瓶待用。选择母疣（最早发生的或最大的瘊子），以胶布剪孔保护正常皮肤，露出疣体，用刀将疣顶部刮出血为止，立即将捣烂的鼠妇浆涂其上，用胶布覆盖固定。2~3d换药1次，使用3次后疣体干枯脱落后告愈。上法将中指背最大者进行治疗，患者初疑能否有效，结果试用2次，疣体干枯，继用1次脱落，其他部位小疣未治，约半月自行消失。2年后随访未再复发。

按语： 寻常疣为皮肤常见病，多生于四肢暴露部位，目前治疗方法较多，但药简效卓者较少。鼠妇膏具有活血化瘀，解毒软坚散结作用，主治各种皮肤疣（俗名瘊子，中医称枯筋箭）。古书已有治疗疣病的记载。遇疣体较大，数目较少者，嘱其用上法自行治疗，曾治疗数十例，多数回告其方既简便省钱又灵验。

医案 2（消疣方泡洗治疗泛发性跖疣案）

李某，女，17岁，某高中学生，1987年4月9日初诊。

主诉：双脚底及脚缘疣状赘生物已2年余。

病史：患者于1985年年初，双足底出现绿豆大小硬结，无明显自觉症状，渐增多，遂在西安数家大医院皮肤科就诊，均按跖疣给予激光、冷冻等方法治疗多次，外涂干扰素等，常常是愈后半年左右，反复发作，令人痛苦不堪，甚是烦恼，无奈求治于中医。

专科检查：双脚底及脚缘大小不等近百个疣，压痛，脚缘部的疣如菜花状。

西医诊断：多发性跖疣。

中医诊断：枯筋箭。

辨证：湿毒瘀结。

治法：活血化痰，软坚散结。

方药：土贝母30g，香附30g，木贼30g，板蓝根30g，蜂房15g，海浮石30g，桃儿七20g，山豆根30g，连翘30g，威灵仙30g。每1剂，加水1500ml，浸泡30min后煮沸20min，滤渣取汁1000ml，待温后加芒硝30g，醋50ml，浸泡患处，每日2次，每次约1h。每剂药可以使用2d。

嘱其配合食疗，平时多食薏苡仁粥、黑白芝麻、黄豆芽或者多饮豆浆。

1987年4月29日二诊：其母来告，上方如法浸泡治疗3周后，比较小的疣已经自动萎缩消失，大一些的疣也已变小，再无新发皮疹。效不更方，继续使用上法治疗，并嘱其积极配合食疗。

1987年5月20日三诊：其母诉，上药使用21剂，现在双脚底及脚缘已经光滑如初，治疗中没有任何不适感，病告痊愈。

按语：本案病发足部，乃由长期受到挤压，致局部气滞血虚，复受风湿热毒邪外侵，与气血凝聚，发于肌肤而致。其发病关键在于热毒与痰瘀结聚于肤，故方中土贝母、连翘、板蓝根、山豆根清热解毒，化痰散结消肿；香附、威灵仙行气通络；木贼疏风清热，散郁结；桃儿七、蜂房性味甘平有毒，祛风攻毒，散肿止痛；海浮石化痰软坚散结。诸药合用使气血通畅、结聚消散而痊愈。

医案3（**用自拟祛疣汤内服外洗治疗传染性软疣案**）

马某，男，6岁，住西安市小皮院，2005年6月21日初诊。

其母代述：皮肤出现半球形丘疹近2个月，加重3周。

病史：患儿胸部有"小豆豆"，不定时搔抓，痒痒的，时好时发，大约3周。病后去某医院治疗，医生用镊子夹，因为孩子怕痛不配合治疗，未能彻底清除疣体。治疗约3周后，发现小腹部、两腋下、两腿根部、阴囊又出现同样的"小豆豆"，剧烈瘙痒，特寻求中医治疗。

专科检查：上胸、背、小腹、两腋下、两腿内侧、阴囊可见珍珠样丘疹，单个分布，互不融合，近百个，丘疹中心陷凹似脐窝，有的丘疹周围发红、肿胀、化脓。

西医诊断：传染性软疣。

中医诊断：鼠乳。

辨证：热毒瘀结。

治法：清热解毒，活血散结。

方药：（1）祛疣汤。香附8g，木贼8g，连翘8g，板蓝根8g，马齿苋8g，薏苡仁15g，麻黄5g，浙贝5g。每日1剂，水煎2次滤渣取汁约150ml，早晚饭后分服。

（2）外用：香附、木贼、连翘、板蓝根、马齿苋、山豆根、土贝母各20g，桃儿七、蜂房各20g。先将中药浸泡30min，煎20min，连煎2次滤渣取汁约1000ml，待温分次外洗。再于软疣顶部涂上自制水晶膏（《医宗金鉴》方），丘疹周围发红、肿胀、化脓处敷以金黄膏（《外科正宗》方）。

2005年6月27日二诊：治疗6d后再无新皮疹出现，原有皮疹开始萎缩，瘙痒明显减轻。

2005年7月4日三诊：遵上法再用1周，原有皮疹完全消失，停用外用方法，再使用 1 周内服药巩固疗效。

1 个月后随访未复发，告愈。

按语：传染性软疣为临床常见病，系病毒所染，好发于小儿。在治疗方法上西医多采用镊子夹除、激光等物理疗法，患者幼小畏痛常不配合治疗。中医认为，此病为外感湿热毒邪所致，在治疗上根据年龄当选择方法简单，疗效好，小孩容易接受之法。本案以祛疣汤内服、外洗，再于软疣顶部涂上水晶膏，先后治疗 2 周有余，病告痊愈，不失为治疗软疣之良法。

小结

疣是由人类乳头瘤病毒及痘病毒感染所致，临床包括传染性软疣、寻常疣、扁平疣、尖锐湿疣等。皮肤和黏膜的损伤及机体缺乏相应的免疫力是引起感染的主要原因。本病相当于中医"疣目""千日疮""鼠乳""枯筋箭"等范畴，俗称"刺瘊""瘊子"等。发于足底或足趾的疣状赘生物，也称"牛程蹇"，如明代陈实功的《外科正宗》曰："牛程蹇，程途奔急，热脚下水受风，以致气滞血枯，结成顽硬，皮肉荣卫不滋，渐生肿痛，肿高突起，支脚难行。"

韩老师认为，本病乃由腠理不固，湿热邪毒搏结肌肤，瘀阻血络，与营血凝聚，发于肌表；或怒动肝火，肝旺血燥，或血虚肝失所养，致筋气不荣，肌肤不润，局部气血凝滞而成。

治疣常用其自拟消疣汤：香附、木贼、板蓝根、薏苡仁、连翘、土贝母、皂角刺各 15g，红花、山豆根、露蜂房各 10g，磁石 20g。水煎服，每日 1 剂。本方既祛邪毒，又通调气血，盖因邪毒去则气血畅达无阻，气血畅则诸药易深入病灶，一举剿灭邪毒，两者相辅相成，故临床每获效验。

外治法可使药物直接作用于病变部位，治疗方便，疗效尚佳，患者依从性较好，故韩老师多以中药外洗治疗为主。治疗寻常疣常用经验方为香附、木贼、板蓝根、连翘、土贝母、鬼臼各 20g，山豆根、威灵仙各 30g。每剂加水 2000ml，浸泡 40min 后煮沸 20min，滤渣取汁待温浸泡患处，每日 2 次，每次 30min 以上。快者多 1 周见效，慢者月余即愈。必要时也可联合局部激光等物理治疗方法，以促进疾病快速痊愈。

对于传染性软疣，临床以外治为主，常用方法为挑疣法：皮肤常规消毒，用消毒镊夹住疣体，将软疣小体全部挤出，然后用2.5%碘酊充分涂抹，压迫止血。常用外洗经验方为木贼、香附、板蓝根、连翘、鬼臼各20g，山豆根30g，蜂房10g，煎至浓汤待温后擦洗，每日1~2次。多发者，可予以内服中药辨证治疗：马齿苋60g，大青叶15g，紫草、败酱草各10g，水煎服，每日1剂。也可用二氧化碳激光或微波、冷冻等方法治疗。

第三节　穿掘性毛囊及毛囊周围炎

医案1（龙胆泻肝汤加味治疗头部穿掘性毛囊及毛囊周围炎）

芦某，男，20岁，住西安市八府庄，2004年2月21日初诊。

主诉：头部多处脓肿、硬结疼痛，反复发作3年。

病史：患者3年前头部受过外伤，愈后半年左右在原受伤的周围起脓肿、化脓、疼痛，反复发作，排脓后留下硬疤。病后在多家医院治疗，使用过头孢曲松钠、甲硝唑及中药等，时好时坏，反复发作。平时好动，急躁易怒，大便黏稠不畅，易粘马桶，日行3次，排便时间较长。素嗜辛辣刺激性食物及酒类。

专科检查：头部可见大小不等的数个脓肿、硬结性瘢痕、囊肿，舌质红苔黄腻，脉弦滑有力。

西医诊断：穿掘性毛囊及毛囊周围炎。

中医诊断：鳝拱头。

辨证：肝胆湿热上蒸。

治法：清肝胆湿热，泻火解毒，散结排脓。

方药：（1）龙胆泻肝汤加味。龙胆草10g，栀子10g，黄连8g，车前子（包）10g，生地 12g，泽泻 10g，木通 6g，甘草 6g，连翘 15g，蒲公英 20g，灯台七 15g，牛蒡子 15g，天花粉 10g，白芷 10g，肉桂 3g，穿山甲 8g。7 剂，每日 1 剂，水煎 2 次混合后早晚饭后分服。

（2）药渣加水煮后取汁加醋 30g 洗头，每日 1 次，每次 20min。并嘱清淡饮食，禁食发物及辛辣刺激性食物。

2004 年 3 月 1 日二诊：服上方 7 剂后，头部脓肿排出很多较稠的腥臭脓液，疼痛减轻，囊肿变小。大便每日 2 次，时间缩短，粪便粘马桶现象减少。效不更方，上方继续服用，其他方法不变。

2004 年 3 月 9 日三诊：继服 7 剂后，脓液将尽，囊肿缩小，疼痛明显好转，大便每日 1 次，时间明显缩短，粪便粘马桶现象消失。改以五味消毒饮加味。药用金银花 20g，蒲公英 20g，紫花地丁 20g，野菊花 20g，灯台七 15g，牛蒡子 15g，羌活 10g，皂角刺 15g，连翘 15g，浙贝母 10g，赤芍 12g，陈皮 10g，白芷 10g，肉桂 3g，夏枯草 20g，穿山甲 8g。每日 1 剂，水煎 2 次混合后早晚饭后服，其他方法不变。

2004 年 3 月 18 日四诊：脓液已排尽，囊肿变平，疼痛基本消失，舌质红苔薄白。以荆防败毒散加减治疗 2 个月调养其后，1 年后随访未复发，病告痊愈。

按语： 患者平素饮食失节，湿热蕴结，阻滞气机，致中枢升降失调，肝胆疏泄失职，故而性情急躁易怒，大便黏稠不畅；湿热上蒸，壅遏营血，热腐成脓，灼津成痰，故见头皮硬结脓肿。湿热痰瘀，胶结难分，故病情反复难愈。急治其标，方以龙胆泻肝汤加蒲公英清利湿热，以达釜底抽薪之效；头居高位，热毒蕴郁，故以连翘、灯台七、牛蒡子清热解毒，消肿散结，以使"火郁发之"；方中穿山甲活血通络，消肿散结，《医学衷中参西录》谓其"味淡性平，气腥而窜，其走窜之性，无微不至，故能宣通脏腑，贯彻经络，透达关窍，凡血凝血聚为病，皆能开之。以治疗痈，放胆用之，立见功效"，天花粉软坚化痰，《石室秘录》谓其"化痰圣药"，两药合用活血化痰，消坚散结，并易使诸清解之剂达病灶；

肉桂辛温通络，引火归原，并防苦寒凝滞热邪，反不利祛病；白芷辛温祛风化湿止痛。诸药合用，以去邪为务，使邪去正安。但龙胆泻肝汤究属清利湿热之重剂，临床应中病即止，不可过剂，以防苦寒伤胃，故三诊以五味消毒饮清热解毒，加化痰通络，软坚散结之品治疗；恢复期，邪去正损，以荆防败毒散加减，扶正以去余邪，故收全功。

医案 2（桃红四物汤合五味消毒饮加味治疗头部穿掘性毛囊及毛囊周围炎）

王某，男，20 岁，住陕西省泾阳县永乐镇，2004 年 11 月 8 日初诊。

主诉：头皮反复起红色囊肿、结节，伴斑状脱发 1 年余。

病史：患者无明显诱因于头皮部反复出现红色囊肿伴有脓头，此起彼伏，消退后遗留质地较硬瘢痕，其上毛发脱失，日久瘢痕渐多。曾选更数医，遍用中西药治疗未效，经人介绍延韩老师治疗。刻诊：头皮囊肿脓头，根深疼痛，面赤唇红，食眠可，二便调。

专科检查：头皮多个囊肿，部分顶部有脓头，在深部融合贯通，未破如鳝拱头，瘢痕累累，连接成片，或如条索蜿蜒崎岖。面部皮肤多油，有散在红色至淡红色丘疹，舌体胖大质红，苔薄白欠润，脉滑数。

西医诊断：穿掘性毛囊及毛囊周围炎。

中医诊断：鳝拱头。

辨证：热毒壅盛，瘀热互阻。

治法：清热解毒，活血散结。

方药：桃红四物汤合五味消毒饮加味。药用桃仁 10g，红花 10g，当归 10g，赤芍 10g，川芎 10g，金银花 20g，蒲公英 20g，野菊花 20g，地丁 20g，灯台七 10g，穿山甲（先煎）8g，桔梗 10g，连翘 20g，浙贝母 10g，生牡蛎（先煎）20g。每日 1 剂，水煎 2 次混合后早晚饭后分服。

2004 年 11 月 15 日二诊：服药 7 剂，无不适，头皮红色丘疹脓头消减明显，新发皮损减少。继以上方加海浮石 20g 治疗，服药 28 剂，头皮及面部囊肿脓头消退，未见新发，头部瘢痕缩小变软。

按语： 本案由热毒上攻，壅遏皮下故见头面脓疖累累，因病程既久，瘀热阻滞血络，毛发失养而致秃发；热煎油浮，故见面部多油。治宜解毒消散为主，故以桃红四物汤活血散瘀，合五味消毒饮加灯台七、连翘清热解毒，消肿散结；以穿山甲合浙贝母、生牡蛎、海浮石化痰软坚，活血散结；桔梗化痰排脓，载诸药上行。全方药证相合，故得速效。

医案 3（五味消毒饮合透脓散治疗头部穿掘性毛囊及毛囊周围炎）

沈某，女，25 岁，西安市三原县某公司业务员，2014 年 1 月 14 日初诊。

主诉： 头部多处脓肿、疼痛，反复发作 5 年。

病史： 5 年来头部起脓肿、结节，疼痛，化脓，反复发作。病后在西安、北京等多家医院治疗，使用过头孢曲松钠、甲硝唑、维胺脂等，时好时坏，遂来韩老师处寻求中医治疗。询知：该患者平素性情较急躁，且因学习、工作紧张经常熬夜，渴喜凉饮，便干溲赤，余无不适。

专科检查： 头部可见大小不等的多处脓肿，有的正在排脓期，有的已经形成瘢痕，有的表现为囊肿，有腥臭味，舌质红苔薄黄，脉弦滑。

西医诊断： 穿掘性毛囊及毛囊周围炎。

中医诊断： 鳝拱头。

辨证： 毒热攻头。

治法： 清热解毒，化痰散结排脓。

方药：（1）五味消毒饮加味。金银花 30g，蒲公英 20g，紫花地丁 20g，野菊花 20g，灯台七 15g，牛蒡子 15g，羌活 10g，皂角刺 15g，连翘 15g，浙贝母 10g，赤芍 12g，天花粉 10g，白芷 10g，肉桂 5g，穿山甲 8g。每日 1 剂，水煎 2 次混合后早晚饭后服。

（2）药渣加水煮后取汁加醋30g洗头，每日1次，每次20min。嘱其清淡饮食，禁食发物及辛辣刺激性食物。

2014年1月30日二诊：上方服14剂后，头部脓肿排出很多较稠的腥臭脓液，疼痛明显好转，囊肿缩小。效不更方，上方继续服用1周，其他治疗不变。

2014年2月8日三诊：上方服7剂后，脓液将尽，囊肿变平，疼痛基本消失。排毒要狠，去邪务尽，邪去则正安，患者畏穿山甲价昂，故上方去穿山甲，加夏枯草20g继续服用1周，其他方法不变。

2014年2月16日四诊：脓液已排尽，囊肿变平，疼痛消失。舌质红苔薄白。以人参败毒散加减治疗2周，再用八珍汤益气养血调养其后。1年后随访未复发，病告痊愈。

按语：刘完素云"五志过极化火"，该患者平素性情急躁，渐致火毒内生，加之起居失宜，经常熬夜，致烦劳而阳热内张。因"火性炎上，易乘阳位"，热毒上熏蕴结头皮肌肤，壅遏营血，肉腐成脓故见头皮脓肿疼痛；毒热蕴久，煎熬营阴，变生痰瘀，痰瘀壅结又可郁而化热成毒，使病情反复加重。故宜急治其标，清其热，散其瘀，祛其痰。方以五味消毒饮清热解毒，消肿散结，加牛蒡子、连翘清散头面风热；赤芍、浙贝母、花粉、皂角刺、穿山甲活血化痰，软坚透脓，使血脉通畅而利于诸药直达病所，清解热毒；肉桂辛温通络，引浮火（阳）归原，并防诸药寒凉凝滞血脉；白芷、羌活芳香除秽，祛湿解表，引诸药上行；白芷、穿山甲、皂角刺，即是名方"透脓散"。诸药合用，以攻逐邪实为主，使邪去而正安，营血调畅，病自得除。前贤云：病久多虚，"壮火食气"，热毒壅盛，久则耗伤正气，使邪恋不易尽去，故在四诊邪去大半时，渐增扶正之剂，使正充邪自去。治疗用药，方证相应，进退合节，病乃得愈。

小结

头部脓肿性穿掘性毛囊及毛囊周围炎，多见于小儿和青中年男性，反复难愈，消退后多留有瘢痕性脱发，治疗较为棘手。中医称鳝拱头、蝼蛄疖。《外科大成·蝼蛄疖》曰："蝼蛄疖，胎中受者小而悠远，生后受毒者大而易愈。"《外科正宗》曰："鳝拱头，患小而禀受悠远，此皆父精母血蓄毒而成。生后受毒，只发一次，其患肿高，破之又肿，皆由禀受时，原有衣膜相裹，毒虽出而膜未除，故愈而又发。"清代吴谦《医宗金鉴》云："蝼蛄疖即鳝拱头，势大势小各有由，胎毒坚小多衣膜，暑热形大功易收。"均指出本病与热毒有关。

临证中，韩老师多以祛邪与扶正相结合，活血通络与消肿散结并用：早期热毒炽盛，治以清热解毒为主；中期痰毒胶阻，参以活血化痰；后期正气受损，调以补益气血。必要时，适当可行外科脓腔引流。

韩老师认为，本病病程积久，多热毒痰瘀互结，常在清热解毒基础上，注重应用活血通络，化痰软坚之品进行治疗。因"血得温则行，得寒则凝"，故用药时，使用清热常忌过用苦寒，以免冰伏热邪，凝闭血行，滞碍气机。辨证用药中，如非大剂清热解毒不足以去病时，常少佐辛温行气活血之品，如肉桂、白芷、川芎等，亦取此意。

在活血散结化痰药中，韩老师最喜用穿山甲一味，然其价昂，故非紧要之时或常药乏效则不用，临床常以自拟方软坚五将（连翘、生牡蛎、夏枯草、浙贝母、皂角刺）代之。清热解毒药中，灯台七之功效最佳，并为韩老师临证所青睐。本品清热解毒，消肿止痛，擅治痈肿，疔疮，瘰疬等，然体虚及阴证外疡者，非为所宜。如《本草正义》云："此草（灯台七）专治痈疡，古今无不推重。然此类寒凉诸品，惟阳发红肿大痛者为宜，而坚块顽木之阴症大忌，非谓凡是外科，无不统治也。"故临证宜相参而用。

另外，因病位颠顶，用药宜遵"治上焦如羽，非轻不举"之旨，在选用清热解毒之剂时，宜避免应用苦寒质重之苦参、黄芩等，而常用花叶之类，质轻上行之品，如蒲公英、金银花、连翘等；并常选桔梗、白芷、羌活等作为引经药，领药直达病所。

第四节 荨麻疹医案

医案 1（桂枝汤加味治疗荨麻疹案）

沈某，女，51 岁，住西安市东大街，1988 年 2 月 10 日初诊。

主诉：全身反复起风团瘙痒 20 年余。

病史：自述 20 多年前因受潮湿而得病，皮肤起红白相兼风团，症发全身，剧烈瘙痒，严重时伴见心烦腹痛。病后多处求治，服过中西药有所好转，但停药即发，以天阴或下雨、寒冷季节及早晚发病较重，伴自汗，易感冒，皮肤搔抓后呈条索状隆起。

专科检查：全身皮肤起风团，扁豆至瓶盖大，形态不规则，边境清楚，抚之碍手，红白相兼。皮肤划痕症（＋）。舌淡红，苔白润，脉细缓。过敏原检测：菌类、坚果、奶类、僵蚕（＋）。

西医诊断：慢性荨麻疹。

中医诊断：瘾疹。

辨证：营卫不和。

治法：调和营卫，固表御邪，益气敛汗。

方药：桂枝玉屏风汤加味。桂枝 10g，白芍 20g，干姜 6g，炙甘草 6g，大枣 3 枚，黄芪 30g，白术 10g，防风 15g，生牡蛎 20g，蝉蜕 10g，炒地肤子 40g，乌梅 15g。每日 1 剂，水煎 2 次混合后早晚分服。避免接触相关过敏原及辛辣刺激物。

服 6 剂后自觉症状明显减轻，效不更方，继服 12 剂后，皮肤未再出现风团，瘙痒消失，搔抓后亦不起皮疹，感冒也不再发生。继服原方 6 剂制成水丸，每日 2 次，每次 6g 以巩固疗效。随访至今未再复发。

按语：本例为素体虚弱，正气不足，卫阳虚患者。表虚则失其"卫外而为固"之功，以致腠理不密，玄府失固；卫阳虚则畏寒恶风自汗，故汗出后风邪易袭，常反复发作。方用桂枝汤解肌发表，调和营卫，以玉屏风汤益气固表止汗，合则可使卫气振奋，腠理固密；蝉蜕、地肤子祛风除湿止痒；生牡蛎、乌梅敛肤杀虫，并皆有抗过敏之功。诸药相伍，补散兼施，扶正祛邪，能增强机体的免疫功能。辨证得当，药与证合，疗效显著。

在应用桂枝玉屏风汤方时，应注意辨别证型，并非所有慢性荨麻疹均可使用，只宜用于表虚自汗恶风，口不渴，舌淡，苔白润，脉缓弱或细等卫阳虚之证。对表实无汗，表寒里热，无汗烦躁，阴虚阳亢，舌红，脉数等阳热证之慢性荨麻疹则不宜使用。所谓"桂枝下咽，阳盛则毙"，即指此类证候而言。另外，使用本方治疗慢性荨麻疹及其他过敏性皮肤病时，要嘱咐患者禁食辛辣、酒类等刺激品及鱼虾海味等蛋白类，以防过敏而致病情反复，影响疗效。

医案 2（真武汤加味治疗寒冷性荨麻疹）

周某，男，61岁，陕西咸阳市人，1991年3月16日初诊。

主诉：皮肤起风团，剧烈瘙痒，反复发作30余年，复发2个月。

病史：患者30年前因冬天野外作业受寒而发病。皮肤起大小不等的白色风团，泛发全身，瘙痒剧烈，严重时伴见心烦，腹痛，呕吐清水。病后多处求治，服过中西药有所好转，但停药即发，以天阴或下雨、寒冷季节及早晚发病较重，伴自汗，手脚发凉，喜热饮，容易感冒。

专科检查：皮肤搔抓后呈条索状隆起。皮肤划痕症（+）。舌淡红，边有齿痕，苔白厚腻，脉沉细无力。过敏原检测：尘螨、乌梢蛇、蛋类（+）。

西医诊断：慢性寒冷性荨麻疹。

中医诊断：瘾疹。

辨证：脾肾阳虚。

治法：温补脾肾，祛风止痒。

方药：真武汤加味。黑附片40g，干姜10g，茯苓15g，白术

10g，白芍 15g，黄芪 30g，炒地肤子 30g，桂枝 15g，炙甘草 6g，荆芥 10g，蝉蜕 10g，防风 10g，大枣 3 枚。每日 1 剂，先用开水将黑附片与生姜 10g 煎 1h，同时将其他中药用开水浸泡 1h，然后合在一起再煎 30min，共煎 2 次混合后早晚饭后分服。

配合自血、拔罐、封脐疗法，4 次为 1 个疗程。避免接触相关过敏原及辛辣刺激物。

1991 年 3 月 25 日二诊：服上方 7 剂后自觉症状减轻，无任何不适感觉。效不更方，继用上方 7 剂，煎服方法同前。配合自血、拔罐、封脐疗法。

1991 年 4 月 7 日三诊：服上方 7 剂后自觉症状明显减轻，皮肤未再出现风团，瘙痒减轻，感冒时有发作。服药后舌尖有微麻的感觉，腹痛、吐清水等症状消失，无其他不适。上方黑附片减少至 30g，其他药量不变，继服 7 剂，煎服方法同前。并配合自血、拔罐、封脐疗法。

1991 年 4 月 16 日四诊：服药 7 剂后手脚已温，仍然喜热饮，感冒次数减少。皮肤瘙痒基本消失，划痕试验阴性。舌红，边缘齿痕消失，苔白润，脉沉有力。上方黑附片减至 10g，继续服用 14 剂，巩固疗效，煎服方法同前。

1 年后随访未再复发。

按语：慢性寒冷性荨麻疹多见于体虚正气不足，卫阳虚弱患者。表虚则失其"卫外而为固"之功，以致腠理不密，玄府失固，卫阳虚则畏寒恶风自汗，故汗出后风邪易袭，常反复发作。本案脉症乃属脾肾阳虚之证，故以真武汤温补脾肾，扶正以祛邪，方中有黑附片一药，使用时应谨慎。第一，辨证要准确，若是遇上真热假寒不可被假象所迷惑。第二，市售附片有多种，不同制法疗效不同，毒性大小各异，医者应了然于心。第三，使用时黑附片要先从小量开始，观察使用后反应再酌情加量，具体根据虚寒轻重观察黑附片的用量，即一份寒一份量，使用至病人感到舌尖微麻时为止，说明量已经达到足量。第四，生附片力最大，没有独到的经验不可使用；纯黑色的附片已经无毒，但是药力太小，用量宜大一些；黄附片（皮黑中心淡黄）药力大，但有一定毒性，应先与鲜生姜同煮约50min以上，再与开水浸泡过的其他药煎煮，这样使用安全无毒，才能使附片发挥应有的作用。第五，"附子性温，无姜不热"，因此，附子与姜同用收事半功倍之效，且降低附子的毒副反应。方中桂枝汤调和营卫，玉屏风汤御风固卫，炒地肤子与蝉蜕是"对药"，两药相伍是治疗瘾疹之妙方。诸药相伍，相得益彰，补散兼施，扶正祛邪，用药恰到好处，疗效显著。

医案3（半夏泻心汤治疗慢性荨麻疹案）

章某，女，45岁，在西安市消防队工作，1993年4月9日初诊。

主诉：全身出现红色风团，瘙痒10余年，复发1个月。

病史：10多年前发生过类似症状，使用中药调理后痊愈。近1个月来症状复发，多处就诊治疗，使用过多种抗过敏西药、中成药，效果不明显，时轻时重，近日症状加重，遂来韩老师处就诊。

刻诊：全身皮肤出现红色风团，剧烈瘙痒，伴有腹胀，胃脘部疼痛，按之更甚，纳呆，大便不畅。

专科检查：全身泛发性风团，红白相兼，腹痛拒按，舌尖红，舌苔厚腻，脉象沉紧。人工划痕征（＋）。过敏原检测：尘螨、甲醛、僵蚕、乌梢蛇（＋）。

西医诊断：慢性荨麻疹（胃肠型）。

中医诊断：瘾疹。

辨证：脾胃不和。

治法：调中祛风。

方药：半夏泻心汤加味。姜半夏10g，黄连8g，黄芩10g，党参15g，干姜10g，砂仁10g，蝉蜕10g，炙甘草6g，炒地肤子30g，大枣3枚。每日1剂，水煎2次混合后早晚分服。避免接触相关过敏原及辛辣刺激物。

1993年4月18日二诊：自述药进5剂后，症状大减，皮肤风团仅有少量出现，瘙痒明显减轻，腹胀及胃脘部疼痛已消，大便通畅，食可，舌苔转薄。继用上方6剂，以巩固疗效。

半年后随访，未再复发。

按语： 半夏泻心汤乃《伤寒论》治疗"心下痞证"之主方，该方由三组药物组成，组方简单，配伍精妙，方中黄连、黄芩苦降泻热，清胆胃火热；半夏、干姜辛开醒脾，温胃止痛；党参、大枣、炙甘草益气补中，健脾扶正。辛开胃滞，苦降胆火，甘调脾胃，寒热并用，开降并进，甘调其中。与脾胃功能相应，脾喜燥恶湿，得辛则开而功能复常，胃喜湿恶燥，得苦则降而六腑通顺；加砂仁醒脾化湿开胃，地肤子、蝉蜕祛风止痒。

慢性胃肠型荨麻疹多是寒热并见，虚实夹杂，既有红色风团，剧烈瘙痒，舌红等热象，又见腹胀怕冷苔白等寒象。是寒在胃，热在胆，虚在脾，故用上方，药证相投，而收桴鼓之效。韩老师曾以此方法治疗数十例胃肠型荨麻疹均获得痊愈。

医案 4 （重用附子治疗脾肾阳虚型荨麻疹案）

姚某，男，36岁，宁夏固原人，2013年7月12日初诊。

主诉： 皮肤起红色风团，瘙痒2年余，加重1个月。

病史： 患者2年前因为淋雨后发病，皮肤起风团，以上半身较重，皮肤焮热。反复发作，屡用西药抗过敏及中成药、草药治疗，症状时好时坏。经朋友介绍遂延韩老师诊治。刻诊：皮疹早晚容易发作或加重，以上半身较重，自觉下半身发凉，晚上睡觉时要穿两双棉袜，否则难以入睡。时值仲夏，上穿棉衣，下着毛裤，足蹬棉鞋棉袜，喜热饮。

专科检查： 全身泛发性风团，红白相兼，皮肤划痕症（+）。舌淡红，苔白，脉象沉细。过敏原检测：尘螨、甲醛、蛋类、乌梢蛇（+）。

西医诊断： 慢性荨麻疹。

中医诊断： 瘾疹。

辨证： 脾肾阳虚（上热下寒）。

治法：温补脾肾，引火归原。

方药：当归四逆汤加味。当归10g，白术10g，茯苓20g，肉桂8g，白芍20g，细辛3g，通草6g，淫羊藿10g，黑附子30g，怀牛膝10g，炒地肤子30g，蝉蜕10g，炙甘草6g，黄芪30g，大枣3枚。每日1剂，开水煎2次，混合后早晚饭后分服。

配合自血疗法：取自身肘部静脉血1ml，立即肌内注射于臀部，两侧各0.5ml，每周1次。避免接触相关过敏原及辛辣刺激物。

2013年7月14日二诊：服上药7剂，症状改善不明显，仍然怕冷，舌苔脉象同前。治疗仍用前方，黄芪加至50g，黑附子加至40g，煎服方法同前。并配合自血疗法治疗。

2013年7月22日三诊：服药7剂后，症状减轻，瘙痒比以前明显好转，已经不着毛裤，晚上睡觉再不用穿棉袜，舌淡红苔白，脉象沉细有力。方药调整为：当归10g，桂枝8g，白芍20g，细辛3g，通草6g，淫羊藿10g，黑附子15g，怀牛膝10g，炒地肤子20g，蝉蜕10g，炙甘草6g，黄芪20g，党参15g。每日1剂，开水煎2次混合后早晚分服。

以上调理月余，1年后随访未再复发。

按语： 本案舌脉合参，均属脾肾阳虚之征，故以黑附子、淫羊藿、肉桂温补肾阳，"益火之源以消阴翳"。其中，肉桂性守不走，擅长引火归原，导龙入海，使浮热下趋；王冰云"善补阳者，必于阴中求阳，则阳得阴助而泉源不竭"，故加当归、白芍、怀牛膝滋养阴血，以资化源，并制诸药辛燥伤阴，且能活血行血，使血行风自灭；桂枝、细辛、通草温阳通络；水津为脾土固摄则外溢无由，邪风有卫气抵御则内犯无门，故以黄芪、白术、茯苓、大枣健脾益气，补肺固表；地肤子合蝉蜕祛风止痒，为韩老师治疗荨麻疹等瘙痒性皮肤病的常用药对。用药标本兼治，随证加减，取舍得当，故能使沉疴痼疾，豁然痊愈。

医案5（桂枝玉屏风汤加味治疗荨麻疹案）

薛某，女，38岁，住西安市西稍门某小区，2013年9月6日初诊。

主诉：全身反复起风团瘙痒 1 年余。

病史：患者于 1 年前因受风寒发病，多处求治未效，遂请韩老师诊治。刻诊：皮肤风团瘙痒，搔抓后呈条索状隆起，以天阴或下雨及晚间发病较重，伴身微畏寒，四肢冰凉，月经后延，经期则小腹疼痛，夹有血块，食纳可，大便糊状，日行 2 次。

专科检查：全身散在风团，色淡红，以四肢为著，皮肤划痕症（+）。舌淡红苔薄白而润，脉弦细。过敏原检测：尘螨、奶类、花类（+）。

西医诊断：慢性荨麻疹。

中医诊断：瘾疹。

辨证：风寒束表。

治法：调和营卫，祛风散寒。

方药：桂枝玉屏风汤加味。桂枝 10g，白芍 20g，干姜 8g，黄芪 20g，白术 10g，防风 15g，党参 15g，白鲜皮 20g，蝉蜕 10g，炒地肤子 30g，僵蚕 10g，延胡索 10g，生山楂 15g，益母草 20g。每日 1 剂，水煎 2 次混合后早晚分服。避免接触相关过敏物质及辛辣刺激物。

2013 年 10 月 3 日二诊：共服药 25 剂，发作次数减少，风团较前变小，自觉瘙痒感减轻，二便调，痛经缓解，血块减少。仍有畏寒感，上方加黑附子 15g（开水先煎 30min）继服。

2013 年 10 月 16 日三诊：继服 7 剂后，诸症明显好转，继服原方 7 剂以巩固治疗而愈。

按语：本例由感受风寒之邪而致，也与其素体阳气不足，阴寒内盛之内因有关，所谓"邪之所凑，其气必虚"也。内外寒邪，同气相求，同名相召，相得益彰。留恋肌表，营卫不和故而发病，阳虚阴胜则见恶寒肢冷，腹泻及痛经等诸症蜂起，故以桂枝汤合玉屏风散调和营卫，益气固表，以扶正去邪。白鲜皮、地肤子、僵蚕、蝉蜕祛风止痒；又加干姜温中散寒；延胡索、益母草活血调经；山楂活血消食，味酸敛肤。全方扶正祛邪，故能取效，复诊时症虽有缓解，但虚阳未复，故加熟附子扶阳散寒，则"离照当空，阴霾自散"，豁然病愈。

医案 6（荆防祛风汤加味治疗慢性荨麻疹急性发作案）

袁某，男，42 岁，陕西省某单位公务员，2013 年 11 月 6 日初诊。

主诉：运动或紧张后皮肤发痒起风团 1 年余，加重 1 个月。

病史：1 年前无明显原因或诱因，每于运动或紧张后，皮肤瘙痒，搔抓后出现风团，服用各种抗过敏西药，疗效欠佳，遂来韩老师门诊求治。刻诊：平素出汗少，即使剧烈运动也少有汗出，食眠可，二便调。

专科检查：身体壮实，唇红而干，皮肤划痕症（＋）。舌淡红苔薄白，脉滑数。过敏原检测：尘螨、草类、菌类、蛋类（＋）。

西医诊断：胆碱能性荨麻疹。

中医诊断：瘾疹。

辨证：风热郁阻肌肤。

治法：疏风散热。

方药：荆防祛风汤方加味。金银花 20g，生地 20g，地肤子 20g，白鲜皮 20g，荆芥 10g，防风 10g，连翘 10g，赤芍 10g，当归 10g，知母 10g，蝉蜕 10g，浮萍 10g，白蒺藜 20g，生黄芪 20g，生麻黄 10g。水煎服。

配合自血疗法、肚脐药物封包、背部拔罐疗法，每周 1 次。避免接触相关过敏原及辛辣刺激物。

2013 年 11 月 13 日二诊：服上方 7 剂，诸症好转，前方加桂枝 8g 继服。

2013 年 12 月 18 日三诊：上方加减共服 30 余剂，运动后皮疹未作，临床治愈，继以前方加减 7 剂巩固治疗。

按语：本案关键在于汗少，正常情况下，汗液外泄，是营卫调和，达邪外出的表现。今卫气不足，驱邪无力，风热客于肌腠，郁结不达，故而少汗；运动或紧张时阳热内盛，与客邪搏结，风热相扇，故作斯疾。《伤寒论》云"以其不能得小汗出，身必痒，宜桂枝麻黄各半汤"，韩老师仿其意，治以宣畅肌表，达肌腠，开鬼门，使邪有出路。方用荆防祛风汤加白蒺藜以祛风散热，兼清热凉血，以解肌肤郁滞之邪。其中，生地、知母养阴生津，可资汗源；生麻黄辛温发散，大开鬼门，发汗解表，得黄芪益气助阳，振奋卫气，增其发汗鼓邪外散之功，并防其耗散正气。复诊加桂枝辛温通络，助麻黄发散肌表。全方融辛润温凉于一方，以辛甘发散为主，宣通营卫，邪去汗畅而愈。

医案 7（六君子汤加味治疗慢性荨麻疹案）

贾某，女，39 岁，住甘肃省天水市，2014 年 11 月 26 日初诊。

主诉：全身散在风团伴瘙痒 3 个月。

病史：患者于 2014 年 9 月开始，全身反复出现风团瘙痒，伴气短，腰疼，怕冷，月经夹有血块，经来腹痛、腰疼加重。他医处以补中益气汤合麦冬、五味子、吴茱萸、枸杞子煎服，并配合穴位埋线（10 月 10 日）、西药抗过敏药未效；复又更医，处以消风汤加白蒺藜、蝉蜕、白鲜皮合荨麻疹丸等治疗，病情仍反复，遂延韩老师诊治。刻诊：全身风团，此起彼伏，发无定出，面色㿠白少华，畏风，白带量多。

专科检查：全身散在淡红色风团，以躯干为著，皮肤划痕症（＋）。舌淡苔白厚，脉濡弱。过敏原检测：尘螨、羊肉、海鲜类（＋）。

西医诊断：慢性荨麻疹。

中医诊断：瘾疹。

辨证：脾气虚弱，肺卫不固，虚风外袭。

治法：健脾除湿，祛风固表。

方药：六君子汤加味。党参 30g，姜半夏 10g，陈皮 10g，炒白术 10g，茯苓 30g，炙甘草 10g，生黄芪 20g，桂枝 10g，山药 10g，鸡冠花 20g，蝉蜕 10g，荆芥 10g，防风 10g，白芍 10g。每日 1 剂，水煎 2 次混合后早晚分服。避免接触相关过敏原及辛辣刺激物。

2014 年 12 月 6 日二诊：诉服上药 7 剂，第 1 剂时，因当日全身仍有风团，瘙痒难耐，随自取特非那定（敏迪）1 粒配合服用中药，痒减之后单服中药，皮疹及瘙痒渐减。数日来几未发作，所苦唯带下量多色黄。舌淡红，苔白较前变薄，脉濡。药已中鹄，继以前方加芡实 30g 巩固。

2014 年 12 月 13 日三诊：服药 7 剂，近来风团未作，白带已趋正常，继服以上方 7 剂而愈。

按语： 本例肺气不足则卫外失固，畏风，风邪乘虚而入，搏结于腠理而发为瘾疹。脾虚失运，气血生化乏源，水湿由生，故见面色㿠白少华，带下增多，结合舌脉，辨证为脾肺两虚。方用六君子健脾益气，重用茯苓以除湿利水，消散风团，重用党参、黄芪合山药增强补益脾肺，使正足则邪自却。其中，山药合鸡冠花固精收敛止带，治疗妇人脾虚不固之带下，每有奇效；荆芥、防风、蝉蜕祛风止痒；桂枝、白芍调和营卫。复诊时风团瘙痒之症已近痊愈，症状以脾虚带下为主，故重用芡实健脾益肾除湿止带。用药如兵，进退井然，药证相合，故收捷效。

医案 8（荆防祛风汤加味治疗慢性荨麻疹急性发作案）

马某，女，40 岁，住西安市解放路某小区，2014 年 11 月 29 日初诊。

主诉： 全身反复风团瘙痒 3 年余。

病史： 患者 3 年来，皮肤反复出现风团，自觉瘙痒，时发时止，发无定时，此起彼消，发无定处，痛苦难耐，以至于夜卧不安。已经数医治疗，遍用中西药物或有效或无效，均不能彻底治愈，遂来韩老师处求诊。刻诊：患者躯干四肢皮肤叠起风团，累累如云，瘙痒无度，面色少华，稍有乏困，食纳尚可，二便尚调。

专科检查： 躯干四肢皮肤遍起淡红风团，皮肤划痕症（＋）。舌淡红，舌体胖，苔白薄，脉濡稍数。过敏原检测：螨虫、牛肉、鱼类（＋）。

西医诊断： 慢性荨麻疹。

中医诊断： 瘾疹。

辨证：风热兼表虚不固。

治法：祛风清热，佐益气固表。

方药：荆防祛风汤加味。荆芥10g，防风10g，金银花20g，连翘10g，赤芍10g，当归10g，知母10g，白鲜皮20g，地肤子（炒）20g，蝉蜕10g，浮萍10g，乌梅10g，生山楂15g，生黄芪15g。每日1剂，水煎2次混合后早晚分服。

穴位埋线：合谷、曲池、肺俞、脾俞、百虫窝、足三里、天枢等，均取双穴。避免接触相关过敏原及辛辣刺激物。

2014年12月20日二诊：患者满面笑容来告，服上药7剂后病情明显减轻，近几天来，风团几乎未再发作，诸症若失，夜能安卧，要求巩固治疗。遂以前方7剂继进，药尽而安。

按语： 本例风团潮红，瘙痒剧烈，以风热郁表论治。治以祛风散热，驱邪外达；又因其发病多年，久病多虚，故佐以益气固表，扶正祛邪。方中荆芥辛温发散，善去血中之风，防风能发表祛风，胜湿，长于祛一切风，二药相伍，开发肌腠，达邪外出，疏风以止痒；金银花、连翘辛凉疏散风热；蝉、萍、鲜、肤祛风止痒；知母清热泻火；黄芪益气固表；芍、归养血活血，以达"血行风自灭"之效；梅、楂味酸敛肤，有抗过敏作用。全方标本兼治，寒温并用，攻补兼施，药证相投，故得佳效。配合穴位埋线的方法，祛风通络，达到"通其经脉，调其气血"的作用，有利于疾病的恢复。荆防方乃中华中医学会提供，全国中医皮肤重点专科共同观察的有效方，本案稍作加减使用。

小结

韩老师根据《黄帝内经》中"诸湿肿满皆属于脾"的论述，认为荨麻疹必兼有水湿停聚，外溢肌肤腠理的病机，若临证中伍用健脾利水的方法，可收到出人意料的效果。在具体运用时，若遇慢性荨麻疹常法乏效，兼有面色少华，神疲乏力，食纳减少，腹胀腹泻等脾虚之症以及小儿患者"脾常不足"，常以益气健脾，利水消肿之剂为主辨证施治，每收奇效。常用药如健脾益气，固表逐邪之黄芪、党参，温补脾阳之黑附子、干姜，健脾除湿之薏苡仁、茯苓，健脾和胃之山楂、厚朴等。

根据韩老师经验而制成的祛风抗敏丸（院内制剂：金银花、连翘、荆芥、防风、白鲜皮、苍术、厚朴、陈皮、地肤子、蝉蜕、僵蚕、薏苡仁、山楂、甘草等）具有清热解毒，化瘀散结，祛风解表，利湿燥湿，散风透疹止痒，利水渗湿，补脾益气，止泻缓急，消食除胀等功效。其中除了沿用传统清热解毒，祛风解表，利湿燥湿药之外，特别增加了健脾益气，消食除胀的薏苡仁、苍术、山楂，使脾胃功能正常。临床应用于治疗各型荨麻疹疗效显著，疗程短、见效快，是一组治疗荨麻疹的有效药物。

本病运用针灸、拔罐、肚脐药物封包、自血疗法等多方协同治疗，疗效显著。如医案8中配合穴位埋线疗法，针药结合，获效迅捷。临床上对荨麻疹属于慢性、顽固性者，一般均可采用埋线疗法，以提高和巩固疗效。取穴时以合谷、曲池、肺俞、脾俞、风市、百虫窝、足三里、天枢等较为常用，以达到健脾和胃，益气固表，祛风止痒的作用。治疗用药时也可参考现代医药研究成果，以服务于临床，提高疗效。如医案1、医案8治疗中加用乌梅，既能与甘草配合，酸甘养阴，以防辛散耗伤阴津，又有抗过敏作用，为韩老师治疗荨麻疹所喜用。医案1中以牡蛎软坚散结，消除风团之积聚，且牡蛎中所含钙质也具有抗过敏反应的作用。所以，医师勤求古训，融会新知，利于提高临床疗效。治疗的同时，还需嘱咐患者避免接触相关过敏原及辛辣刺激物，以免复发。

第五节　过敏性紫癜

医案 1（犀角地黄汤加味治疗紫癜案）

王某，女，6岁，1999年4月12日初诊。

其母代诉：双下肢瘀点反复发作2月余。

病史：患儿2个月前，无明显诱因于双下肢出现瘀点，病情反复，逐渐加重。曾在某院专科治疗，口服泼尼松（强的松），由30mg/d渐增至80mg/d，未能控制病情。刻诊：双下肢瘀点瘀斑，烦躁口渴，便干，余无明显异常。

专科检查：体温正常，血小板180×10^9/L，尿常规未见异常，患儿双下肢紫癜大小不一，密集成片，压之不退色，面容胖大似浮肿感，舌红苔黄，脉滑数。

西医诊断：过敏性紫癜。

中医诊断：葡萄疫。

辨证：营血有热。

治法：清热凉血止血，佐以活血。

方药：犀角地黄汤加味。水牛角（先煎）20g，生地炭20g，大、小蓟炭各8g，赤芍8g，丹皮8g，仙鹤草12g，茜草12g，白茅根12g，紫草12g，玄参12g，旱莲草12g，甘草6g。每日1剂，水煎分2次服。并嘱逐渐减泼尼松（强的松）用量。

1999年4月26日二诊：上药连服2周后紫癜仍有少许新出，原皮损开始减退，前方生地炭改用生地，加三七粉（冲）3g。

1999年5月10日三诊：继服2周，皮肤紫癜明显消退，无新皮损再现，泼尼松（强的松）减至30mg/d，其他症状亦减。嘱上方加太子参10g，大枣3枚，继续调理2月余而愈，停用泼尼松（强的松）。半年后随访未再复发。

按语：本例下肢瘀点、瘀斑，烦躁口渴，便干，舌红苔黄，脉滑数，辨证为血热型紫癜，凉血止血，活血祛斑为法，使出血止，瘀血去，新血生。选犀角地黄汤治疗，出自《千金方》，原为热毒炽盛于血分而设。方中犀角清营凉血，清热解毒为君（因犀牛是国家珍稀动物，故以水牛角代替，也可用玳瑁或羚羊角或升麻代替），取其清营凉血，清热解毒之功；生地、玄参清热凉血，滋养阴液为臣；因紫癜较重，改用生地炭，并加重用量，配合大、小蓟炭取其"血见黑则止"之理，以增强急则塞流止血功效；白茅根、赤芍、丹皮、茜草、紫草泄血分伏热，凉血散瘀；仙鹤草、旱莲草养阴凉血、止血活血，甘草清热解毒，并调和诸药，共为佐使。诸药相合，配伍精当，清热之中兼以养阴，凉血之中又能散瘀，使热清血止而无留瘀之弊。

医案2（**自拟紫癜方治疗紫癜案**）

贾某，女，42岁，住西安市南门外某小区，2001年6月24日初诊。

主诉：双下肢散在密集瘀点3周。

病史：患者于3周前去外地旅游，返回后突然发现双下肢有大小不等的紫红点，渐增多，遂来诊。刻诊：双下肢散在瘀点，无瘙痒疼痛，自觉午后微热，口干咽痛，全身无力，二便如常。

专科检查：双下肢伸侧皮肤可见散在针尖至榆钱大小的紫红色斑，压之不退色，皮损稍高出皮面，表面光滑。化验室检查：血小板和出凝血时间等均正常，尿检有微量镜下血尿。舌质红，苔微黄，脉微数。

西医诊断：过敏性紫癜。

中医诊断：紫斑。

辨证：血热灼络，迫血妄行。

治法：清热凉血，止血消斑。

方药：紫癜方加味。生地炭30g，仙鹤草30g，白茅根30g，紫草15g，墨旱莲15g，茜草15g，大、小蓟炭各10g，丹皮10g，地榆炭10g，侧柏炭10g，棕榈炭10g，枳壳10g，川牛膝10g，蝉蜕10g，甘草6g。每日1剂，水煎2次混合后早晚分服。

2001年7月4日二诊：服上方7剂，紫斑明显消退，遗有色素沉着斑。前方去地榆炭、棕榈炭，加白术10g，茯苓10g，丹参、赤芍各15g继服。

2001年7月12日三诊：服上方7剂，未见新的瘀点、瘀斑出现。复查镜下血尿消失，嘱继续服14剂巩固疗效。1年后随访未见复发。

按语：本案紫癜是因血热壅盛兼感风邪，风热与血热相搏，迫血妄行，以致血溢脉外而发斑。治宜清热凉血，止血消斑，方用自拟紫癜方加味。古有血见温则行，见寒则停，见黑（炭）则止之训。故方中白茅根、茜草、丹皮凉血散瘀，化瘀消斑；生地炭、大小蓟炭、地榆炭、侧柏炭、棕榈炭合仙鹤草收敛塞流止血，以求速效，其中仙鹤草并有补虚强壮之功；墨旱莲养阴清热凉血；枳壳理气；蝉蜕去风止痒；川牛膝引药下行。二诊时热势已缓，紫斑明显消退，但离经之血已为瘀血，故呈色素沉着，因而加丹参、赤芍以增凉血活血，去除瘀血，引血归经。又因其病久正气耗伤，乏力纳差，均为脾气不足，脾不统血，血不归经，外溢脉络之中和肌肤之间，根据缓则治本的原则，加白术、茯苓健脾益气，以统血摄血，而收全功。

医案 3（黄土汤加味治疗腹型紫癜案）

某女，14 岁，咸阳人，2012 年 8 月 5 日由咸阳某院转来本科就诊。家长代诉：以腹部剧痛入住当地某院外科，疼痛剧烈，部位不固定，以右下腹及脐周为主。伴有呕吐、便秘数日未解等，无皮肤紫癜类皮疹，怀疑肠梗阻剖腹探查，术中见小肠紫黑而缝合，转来我院皮肤科住院观察治疗。询问病史，得知平时身困乏力，畏寒肢冷，嗜卧喜静，大便数日 1 次。查：四肢无出血性皮疹，面色萎黄无华，舌淡红苔白厚腻，脉沉细无力。语音低微。

西医诊断：腹型过敏性紫癜。

中医诊断：腹痛（脾胃虚寒）。

治疗：温补脾胃，益气摄血。

方选：黄土汤加味。生地炭 20g，生白术 10g，附子（先煎）10g，黄芩炭 10g，阿胶 6g，炙甘草 6g，红参（与附子同煎）10g，伏龙肝 10g，炮姜 8g，仙鹤草 15g，陈皮 8g，三七粉（冲服）3g。6 剂，每日 1 剂，水煎 2 次混合后分 3~4 次服用。禁食。

第 2 天查房，家长告诉，服药 2 次后疼痛减轻，泻黑色干便数粒，化验大便常规，潜血（＋＋）。嘱继续服用中药，每剂分 3 次服完。

2012 年 8 月 12 日二诊：6 剂药尽，疼痛基本消失，大便正常，面部颜色转红润，舌红润苔白薄，脉沉细。语音较前有力，化验大便常规，潜血（＋）。处方调整如下：生地炭 15g，白术 10g，附子（先煎）10g，黄芩炭 10g，阿胶 6g，炙甘草 6g，党参 15g，炮姜 8g，仙鹤草 15g，陈皮 8g，生麦芽 20g，三七粉（冲服）3g。6 剂，每日 1 剂，水煎 2 次混合后分 2 次服用。半流质饮食。

2012 年 8 月 19 日三诊：住院 2 周后，活动自如，语音有力，面色红润，大便每日 1 次，舌红润苔白薄，脉沉细有力。建议出院。以上方去附子，加当归 10g，紫河车 5g，6 剂，制成水丸，每日 2 次，每次 4g，巩固疗效。6 年后随访未再复发。

按语：本案为无皮疹性腹型过敏性紫癜，临床比较少见，常容易误诊为"急腹症"。根据病史身困乏力，畏寒肢冷，嗜卧喜静，面色萎黄无华，舌淡苔白厚腻，脉沉细无力，语音低微等，皆为先天禀赋不足，脾胃虚弱，脾阳不足，不能温煦四肢，气不摄血，血失统摄而溢出肠络。寒主收引主痛，脉、舌皆为阳气不足之证。唯便秘一症，热、阴亏、寒、气虚皆可引起，此为阳气不足，传导无力。

黄土汤源于《金匮要略》。伏龙肝又称灶心土，《本草便读》："其功专入脾胃，有扶阳退阴散结除邪之意，凡诸血病，由脾胃阳虚而不能统摄者，皆可用之。"配草、术、参健补脾土，以为摄血之本；附子、红参配合，取参附汤益气温阳摄血救急；加炮姜助温中止血之效；加白术助参益气摄血；用阿胶配生地炭补益亡失之血；血得炭则止，用生地炭配黄芩炭清热滋阴，凉血止血，又制约附、姜阳热过亢；仙鹤草、三七粉为止血之要药；佐陈皮理气使其补而不滞，甘草益气温中调和为使药。血得温则行，温中止血则无留瘀之虞。全方配伍精密，效果显著。

小结

过敏性紫癜是最常见的毛细血管变态反应性疾病。本病类似于中医的"葡萄疫""肌衄""紫斑"等,《医宗金鉴》:"感受疫疠之气,郁于皮肤,凝结而成,大小青紫斑点,色状似如葡萄,发于遍身,为腿胫居多。"韩老师认为过敏性紫癜大致可分为两型,即血热型和气虚型,而以血热型较为多见,脾虚者以归脾汤或补中益气汤加减即可。韩老师治疗单纯性紫癜不用西药,口服中药一般月余即可治愈。如果尿中有隐血之紫癜肾,不易消退,以六味地黄汤加水蛭3~5g,并重用旱莲草、仙鹤草;阴虚较甚者加鳖甲、龟甲;尿中有蛋白者,加党参、白术、黄芪等补气药;伴有肾阳虚症状者,加淫羊藿、肉桂等每获良效。腹型紫癜虽然少见,只要辨证准确,使用黄土汤加味治疗,效果非常显著。

第六节 神经性皮炎

医案 1(丹栀消风汤加味治疗泛发性神经性皮炎案)

张某,男,58岁,甘肃省庆阳人,2010年2月14日初诊。

主诉:全身散在丘疹,剧烈瘙痒4年,复发10d。

病史:患者4年前因情绪激动后发病,颈、背部、骶部及四肢外侧皮肤出现丘疹、瘙痒,渐渐加重。曾在韩老师处给予内服中药,配合丹皮酚软膏外用痊愈。10多天来因家事休息不好,以上症状又发作,瘙痒剧烈,夜不安卧,遂又来韩老师处就诊。

专科检查:颈、背部、骶部及四肢外侧皮肤可见丘疹、皮肤粗糙呈苔藓化,伴见抓痕血痂。舌淡红,苔薄白,脉象弦滑。

西医诊断:泛发性神经性皮炎。

中医诊断:摄领疮。

辨证:肝郁化火,风热蕴肤。

治法:疏肝健脾,祛风止痒。

方药:(1)丹栀消风汤加味。当归10g,丹皮10g,栀子10g,白芍20g,茯苓20g,柴胡10g,白术10g,甘草6g,羌活10g,白蒺藜 30g，蝉蜕 10g，合欢皮 20g，白鲜皮 20g，荆芥 10g，防风 10g，乌梢蛇 10g。每日 1 剂，水煎 2 次混合后早晚饭后分服。

（2）蒺藜丸，每日 2 次，每次 6g，饭后服。

（3）氟酚那酸丁酯软膏 2 支，外涂患处，每日 2 次。

2010 年 2 月 28 日二诊：自诉服上方 14 剂，症状改善，瘙痒减轻，无新皮疹发生，二便正常。效不更方，继续服用上方。

2010 年 3 月 14 日三诊：继服上方 14 剂，皮疹消失，轻微瘙痒，给予蒺藜丸继服。1 周后告知瘙痒消失，皮肤恢复正常，病告痊愈。1 年后随访未复发。

按语：患者因精神因素而致肝气郁结，气血郁滞，肌肤失荣，生风化燥，又有虚邪贼风乘虚而入，搏结肌肤，故而皮肤干燥粗糙而痒。《黄帝内经》云"阳气者，烦劳则张"，家务琐事，夜卧不宁，劳伤阴血，更使阳热内张，热盛生风，以致病情反复加重。故以丹栀逍遥散疏肝解郁，养血清热；加蝉蜕、白蒺藜、羌活、荆芥、防风、白鲜皮祛风止痒；乌蛇善行通络，搜风止痒；合欢皮安神解郁，活血止痒，引药达皮。全方重在宣散肌表稽留之邪，疏通血络，以达"血行风自灭"之效，兼以疏肝健脾，调养气血，使邪无盘踞之由，安内攘外，故病得速已。

医案 2（丹栀消风汤加味治疗泛发性神经性皮炎案）

李某，女，35 岁，西安市某中学教师，2011 年 12 月 29 日初诊。

主诉：项背部及上肢外侧丘疹红斑瘙痒 2 年，复发 2 周。

病史：患者 2 年前因生气后，皮肤出现丘疹、红斑、瘙痒，逐渐加重。病后曾求治于韩老师，予以中药内服，外擦名丹肤王软膏 3 周而愈。近 10 多天来，因单位天天加班，休息不好，以上症状复发，遂来诊。刻诊：皮损经期加重，月经提前 10d 左右，经期两胁及乳房胀痛，食眠尚可，二便调。平时性格急躁，容易激动。

专科检查：项背部及四肢伸侧皮肤可见红色斑丘疹，皮肤干燥粗糙，呈苔藓样变。舌淡红，苔薄白，脉象弦滑。

西医诊断：泛发性神经性皮炎。

中医诊断：摄领疮。

辨证：肝郁气滞型。

治法：疏肝理气，祛风止痒。

方药：（1）丹栀消风汤加味。当归 10g，丹皮 15g，栀子 10g，白芍 20g，茯苓 20g，柴胡 10g，白术 10g，甘草 6g，羌活 10g，白蒺藜 30g，郁金 10g，合欢皮 20g，枳壳 10g，益母草 20g，荆芥 10g，防风 10g，乌梢蛇 10g。每日 1 剂，水煎 2 次混合后早晚饭后分服。

（2）蒺藜丸，每日 2 次，每次 6g，饭后服。

（3）乙氧苯柳胺软膏 2 支，名丹肤王软膏 2 支，每日 2 次，交替外涂患处。

2012 年 1 月 12 日二诊：服上方 14 剂，诸症减轻，情绪也较前平稳，急躁易怒感也有改善，效不更方，守方继服。

2012 年 1 月 26 日三诊：继服上方 14 剂，除自觉轻微瘙痒及淡红色色素沉着外，原皮损平复，末次月经来潮，已恢复正常，给予蒺藜丸内服巩固治疗而愈。1 年后随访未复发。

按语：肝主疏泄，调达气血，情志抑郁，则肝失疏泄，气机阻滞，郁而化火，故见烦躁易怒，两胁不适；冲任隶属于肝，肝郁气滞，气血失和，则月经失调，乳房胀痛；疏泄失常，气血津液疏布障碍，皮肤失于濡润，则风湿诸邪易趁隙而犯，蕴阻肌肤，更进一步使营血失于荣养之能，故见皮肤干燥粗糙作痒。故本病治疗重在疏肝理气，以丹栀消风汤疏肝解郁，加荆芥、防风、乌梢蛇祛风通络；枳壳、郁金、益母草行气活血调经，药证相合，故取桴鼓之效。

医案 3（丹栀消风汤治疗神经性皮炎案）

李某，男，70 岁，住西安市北大街，2014 年 12 月 27 日初诊。

主诉：全身皮肤瘙痒、干燥、苔藓样斑片 2 年。

病史：2 年前皮肤发生瘙痒，渐出现干燥、肥厚性苔藓样斑片，并泛发全身，瘙痒无度，昼轻夜重，夜不成寐，凡经数医，迭用中西药内服外用，效不佳，即或有效，停药则反复，渐失去治疗信心。近数月来全赖地塞米松等软膏外用以缓解症状。刻诊：精神可，全身皮肤散在干燥苔藓样斑片，瘙痒剧烈，以夜间为著，常彻夜难安，心烦易怒，焦虑不安，食纳可，二便调。

专科检查：头面、胸背、四肢皮肤干燥、粗糙、苔藓样斑片，伴有抓痕，结痂，皮损以头面及四肢伸侧为著。舌红苔白微腻，脉稍数。

西医诊断：神经性皮炎。

中医诊断：摄领疮。

辨证：心肝火旺。

治法：疏肝清热，祛风除湿。

方药：（1）丹栀消风汤加味。丹皮 10g，栀子 10g，柴胡 10g，当归 10g，白芍 20g，白术 10g，茯苓 20g，羌活 10g，白蒺藜 30g，蝉蜕 10g，合欢皮 20g，白鲜皮 20g，荆芥 10g，防风 10g，乌梢蛇 10g，生甘草 6g。7 剂，每日 1 剂，水煎 2 次混合后早晚饭后服。

（2）蒺藜丸，每日 2 次，每次 6g，饭后温开水服。

（3）外用丹皮酚软膏、名丹肤王软膏，交替涂于患处，每日 2 次。

嘱咐患者调畅情志，忌食辛辣刺激性食物及海鲜发物，避免过度洗浴和搔抓等。

2015 年 1 月 3 日二诊：告初服上方 7 剂，瘙痒减轻，但再服则效又不佳。乃于前方加珍珠母（先煎）30g，龙齿（先煎）30g，苦参 8g，每日 1 剂，水煎 2 次混合后早晚饭后服。其他治疗方法不变。

2015 年 1 月 10 日三诊：喜告服上方 7 剂，诸症若失，已能安然入眠，前之皮肤瘙痒、干燥、苔藓样斑片，悉皆消退，仅留散在淡褐色斑点状色素沉着、前臂散在淡红扁平丘疹，要求巩固治疗。舌淡红，舌苔右侧较白腻，于前方加砂仁 10g，巩固而愈。

按语：该案先以肝郁化火为主而论治，后从心肝合治而愈。方用自拟丹栀消风汤加味，方中柴胡疏肝解郁，助运脾土，使水湿不生，气血生化有源；当归、白芍补血柔肝，养血润燥；丹皮、栀子清泄肝经三焦郁热，去除耗伤阴血之因，丹皮以皮达皮，使血行风灭；白术、茯苓、生甘草运脾除湿；荆芥、防风辛温发散，配伍应用，非但无"风药助火"之谑，且有活血通经，助散风邪而止痒之妙；蝉蜕甘寒，《本草纲目》谓其可治"皮肤风热，痘疹作痒"；乌梢蛇善行入络搜伏风止痒，共去肌肤经络之顽风；白蒺藜苦泄，温通辛散，轻扬疏达，《药性论》云其治"诸风疡痈"，善散肝经风热，又能疏肝解郁，行气活血，除湿止痒；白鲜皮、羌活除湿止痒。复诊时，查其脉证，见瘙痒夜甚，舌红脉数，此肝肾阴虚，心火内动。乃于前方加珍珠母、龙齿安神止痒；苦参清心燥湿，杀虫止痒，使全方从心肝合治而收功。

小结

神经性皮炎，相当于中医的"牛皮癣""摄领疮""纽扣风""顽癣"等。韩老师认为，本病多与不良情绪、工作压力较大及熬夜等因素密切相关，在临床上多从肝论治，拟丹栀消风汤化裁治之，用之得当，临床效验颇丰。在治疗中，韩老师常详询病家，以期帮助患者找出致病根源，并积极帮助其消除病因，促进疾病恢复，甚至"勿药而愈"。

第七节 天疱疮

医案 1（龙胆泻肝汤加味治疗大疱性类天疱疮案）

李某，女，72 岁，家住西安市南郊某小区，2012 年 4 月 3 日初诊。

主诉：全身红斑水疱、糜烂渗出、瘙痒 5 年，复发 1 个月。

病史：5 年前偶然发现皮肤起很多大小不等的水疱，瘙痒明显，后皮疹逐渐加重，在某医院做皮肤组织病理切片诊断为"大疱性类天疱疮"，给予激素等治疗，情况有所好转，不久又复发。1个月前因情绪不好症状复发，皮损较以前增多，主要发生在躯干、两侧腋窝、腹股沟及腘窝部，已经累及口腔。纳食少，大便 2d 1 次。本人要求用中药调理治疗，转来我科就诊。

专科检查：皮肤可见大小不等的红斑、水疱、痂皮及色素斑。主要发生在躯干、两侧腋窝、腹股沟及腘窝部，疱壁较厚，尼氏征阴性，舌质红，舌苔薄黄腻，脉象滑数。

西医诊断：大疱性类天疱疮。

中医诊断：天疱疮。

辨证：脾胃湿热（热重于湿）。

治疗：清热利湿。

方药：龙胆泻肝汤加味。龙胆草 8g，栀子 10g，黄芩 10g，柴胡 8g，生地 15g，车前子 10g，泽泻 10g，通草 6g，当归 10g，甘草 6g，陈皮 10g，茯苓 15g，鱼腥草 20g，金银花 20g，薏苡仁 30g。每日 1 剂，水煎 2 次混合后早晚分服。

外用紫草油涂抹，每日 2 次。嘱咐家属注意保护疮面，预防感染。

2012 年 4 月 11 日二诊：自诉服上方 7 剂，症状显著改善，瘙痒减轻，无新水疱发生，饮食转好，大便正常。效不更方，继续使用上方内服，每日 1 剂，水煎 2 次混合后早晚饭后分服。外涂药及注意事项同前。

2012 年 4 月 19 日三诊：上方又服 7 剂后，皮肤基本恢复正常，纳可，二便正常，遗留色素沉着斑。舌质淡红，舌苔薄白润，脉象沉滑。湿热已去，脾胃虚弱是本，故处方调整如下：党参 20g，白术 12g，茯苓 20g，陈皮 10g，姜半夏 10g，甘草 6g，合欢皮 20g，扁豆 15g，黄芪 20g，山药 20g，薏苡仁 30g，鱼腥草 20g，枳壳 10g，白鲜皮 20g，桂枝 6g。每日 1 剂，水煎 2 次混合后早晚分服。服半个月后未再发作。嘱咐以 4 月 19 日药方 6 剂的量制成水丸，每日2次，每次5g，巩固疗效，防止复发。

2年后随访，皮肤正常，未再复发。

按语：大疱性类天疱疮是一种以表皮下水疱为主的慢性老年性皮肤病，多见于60岁以上的老年人，偶发于儿童。又称老年性天疱疮。其特征为疱壁紧张，不易破裂，尼氏征阴性，预后较好。部分病例可自行缓解，但是，紫外线照射可引起皮损复发，容易反复发作，不易痊愈。老年体弱者继发感染后则有生命危险。

本案患者病程达5年之久，时好时坏，反复不愈，并有口腔症状。辨证属于热重于湿，本着"急则治标"的原则，韩老师在用药时首先想到的是龙胆泻肝汤。该方用于各种湿热之证疗效肯定，作用迅速。一诊方使用后很快遏住病势，已无新发皮疹，说明药证合拍。其后效不更方，乘胜出击。患者高年，接受治疗最忌拖泥带水，短期攻邪疗法至为关键，可防止疾病向坏的方向持续发展，避免恶化，为向愈抢得先机。最后调理纯粹健脾补虚，黄芪、党参之属在恢复期可建奇功。先汤剂后丸方十分利于老年人服用，坚持治疗而无复发之虞。

医案2（除湿胃苓汤加味治疗寻常型天疱疮案）

李某，男，52岁，家住西安市长安区韦曲镇，2013年3月4日初诊。

主诉：全身红斑水疱、糜烂渗出、瘙痒2年，加重3个月。

病史：2年前偶然发现皮肤起大小不等的水疱，瘙痒，渐渐地加重，在某医院做皮肤组织病理切片诊断为"寻常型天疱疮"，给予激素、氨苯砜等治疗好转，不久又复发。近3个月来皮损较以前增多，已经波及口腔。瘙痒甚，纳食少，大便每日3次。本人对西医西药已经失去信心，经人介绍来陕西省中医院皮肤科就诊。

专科检查：皮肤可见大小不等的红斑、水疱、痂皮。主要发生在躯干及四肢。疱壁松弛，疱液清亮充盈，有破溃糜烂渗出现象，有的皮损表面附有脓性分泌物，气味腥臭，尼氏征阳性。舌体胖大，舌质淡红，舌苔白厚腻，脉象沉滑。

西医诊断：寻常型天疱疮。

中医诊断：天疱疮。

辨证：脾胃湿热（湿重于热）。

治则：健脾清热利湿。

方药：（1）除湿胃苓汤加味。苍术 10g，厚朴 10g，鱼腥草 20g，陈皮 10g，猪苓 10g，泽泻 10g，茯苓 30g，白术 10g，滑石 15g，防风 10g，栀子 10g，通草 6g，山楂 15g，甘草 6g，金银花 20g，扁豆 15g，薏苡仁 30g。每日 1 剂，水煎 2 次混合后早晚分服。

（2）氧化锌油外涂，每日 2 次。

嘱咐家属注意保护疮面，预防感染。

2013 年 3 月 19 日二诊：自诉服上方 14 剂，症状改善，瘙痒减轻，无新水疱发生，饮食转好，大便正常。效不更方，继续使用上方，去金银花、鱼腥草，加合欢皮 20g，每日 1 剂，水煎 2 次混合后早晚饭后分服。外涂药及注意事项同前。

2013 年 4 月 6 日三诊：上方服 14 剂后，皮肤基本恢复正常，留色素沉着斑，又服半个月后未再发作。嘱以 3 月 19 日药方加党参 20g，黄芪 20g，5 剂的量制成水丸，每日 2 次，每次 5g，巩固疗效，防止复发。

1 年后随访，皮肤正常，未再复发。

按语：寻常型天疱疮是最为多见、病情较为严重的一种天疱疮，常发生于中老年人。病因多端，病机复杂，危害性大。西医治疗选用激素或氨苯砜等有一定疗效，但副作用明显，有时患者不能耐受。这些年中医辨证施治取得了令人鼓舞的成绩，本案即是韩老师成功治疗该病的 1 个例子。重视脾胃是韩教授一以贯之的做法，如以往治疗多种疑难皮肤病一样，韩老师治疗本例还是从脾胃着手。

脾胃为后天之本，胃气旺盛则五脏皆受水谷精微之灌溉而受益，胃气伤则易生疾病，而且药物之能战胜病邪，亦须借胃气以敷布药力。韩老师常说，有胃气则生，无胃气则死。李东垣《脾胃论》更指出："治肝、心、肺、肾，有余不足或补或泻，唯益脾之药为切。"本案患者天疱疮为脾胃湿热作祟，瘙痒甚则心神受扰，心火亢盛复加湿热内阻，两邪交蒸，以致火毒夹湿，内不得泄，外不得出，流溢肌肤而成脾胃湿热之证。加之西药不时服用，脾胃之气大受戕伐，故而治疗选药要清热利湿和顾护脾胃并重。除湿胃苓汤加味侧重祛除脾胃之湿，清热解毒之品只有栀子、金银花等两三味，其余多为燥湿化湿利湿之品，多管齐下，脾胃之湿去热清，自然可以恢复运化的新常态，皮疹消退当然是水到渠成的事情。二、三诊时，又酌情伍入合欢皮、党参、黄芪三味，对正气来复起到加速作用。丸药缓缓图之，平稳推进，巩固疗效。

医案 3（六君子汤加味治疗家族性良性慢性天疱疮案）

杨某，男，82 岁，家住陕西省渭南火车站，2014 年 2 月 4 日初诊。

主诉：全身皮肤红斑水疱、糜烂渗出、瘙痒 3 年，加重半年。

病史：3 年前偶然发现皮肤起水疱，瘙痒，逐渐加重，在某医院做皮肤组织病理切片诊断为"家族性良性慢性天疱疮"，给予抗生素、氨苯砜等治疗好转，不久又复发。近半年来皮损较以前增多，瘙痒，纳少，大便数日 1 次。本人要求用中药调理治疗，转来我科就诊。

专科检查：皮肤可见红斑、糜烂、水疱、痂皮，主要发生在颈部、腋下及腹股沟部位。有臭味。舌淡，边有齿痕，苔白厚腻，脉象沉细。

西医诊断：家族性良性慢性天疱疮。

中医诊断：天疱疮。

辨证：脾虚湿盛。

治则：健脾利湿。

方选：六君子汤加味。党参 20g，白术 12g，茯苓 20g，陈皮 10g，姜半夏 10g，甘草 6g，白蒺藜 20g，蝉蜕 10g，合欢皮 20g，白鲜皮 20g，扁豆 15g，黄芪 20g，山药 20g，薏苡仁 30g。每日 1 剂，水煎 2 次混合后早晚分服。

2014 年 2 月 16 日二诊：自诉服上方 10 剂，症状改善，瘙痒减轻，无新皮疹发生，饮食转好，大便正常。效不更方，继续服用上方，加枳壳 10g，每日 1 剂，水煎 2 次混合后早晚饭后分服。

2014 年 4 月 10 日三诊：上方服 15 剂后，皮肤基本恢复正常，观察半个月未再发作。嘱其以 2 月 16 日药方 5 剂的量制成水丸，每日 2 次，每次 5g，以巩固疗效，防止复发。

后随访，称服完丸药后皮疹彻底消退，所有伴随症状消失，纳食、睡眠均好。

按语：家族性良性慢性天疱疮是一种不规则常染色体显性遗传性皮肤病，约 75% 的患者有家族史。其特点为反复发生群集的水疱，并有红斑、丘疹、痂皮等损害存在。病变部位多见于颈部、腋下、腹股沟等处。大多在青春期发病。西医对此病尚无特效疗法。

本案患者为老年人，之前看过西医，所用药物虽有一时之效，但不能控制复发。实际上老年人如果持续使用氨苯砜等药物，还会对肝肾功能造成一定的或不可逆的伤害，所以临床治疗时应慎之又慎。从患者新发皮疹结合舌脉来看，为脾虚湿盛之证无疑。韩老师在治疗时紧紧抓住老年人生理特点，用药时围绕脾胃做文章，脾胃健则运化功能好，湿邪就无聚结之由。此为治本之法。六君子汤加味药味平和，疗效可靠，为中医传统名方，对老年人强健后天之本其功甚著。本案方药的选择为老人大疱性皮肤病治疗开启了新思路。

小结

天疱疮是一种由免疫功能紊乱引起的严重的大疱性皮肤病。其特征为松弛的水疱，用手指轻压其顶部，可与临近的水疱融合成大疱，皮损广泛。全身各部位均可累及，但多数先发于口腔黏膜，其他头面、胸背、腋窝、臀部、阴部也较多见。有瘙痒、灼热、疼痛感。伴有明显的全身症状，口腔的损害可形成多处糜烂，引起出血、流涎、疼痛、进食困难，伴有怕冷、发热、纳呆、乏力等症状。病程持续数日，可因慢性消耗感染，全身衰竭死亡。极少数可自行缓解。愈合后遗留色素沉着，或有增殖性损害。现代医学常将其分为四型，即寻常型、增殖型、落叶型及红斑型。实验室检查：粒细胞总数、嗜中性粒细胞及嗜酸性粒细胞多呈中度增加，血沉加快。细胞学检查，可找到天疱疮细胞。治疗上多选用激素、抗生素或氨苯砜等。过去国内外治疗均选用肾上腺皮质激素，且用量较大，随之而来的并发症和副作用也多。

中医对本病早有记载，古代典籍《外科理例》首载病名，《医宗金鉴》沿袭之，《外科启玄》以病机定义，《景岳全书》以形态而称，《外科正宗》以病因而论。《外科大成》记载："天疱疮者，初来白色燎浆水疱，小如芡实，大如棋子，延及遍身，疼痛难忍。"《医宗金鉴》补充道："色赤者为火赤疮；若顶白根赤，名天疱疮。延及遍身，焮热疼痛，未破不坚，疱破毒水津烂不臭。"

中医认为本病病因为心火脾虚蕴蒸，兼感风热暑湿之邪，以致火邪侵肺，不得疏泄，熏蒸不解，外越皮肤而发本病，湿热蕴久化燥，灼津耗气，故后期见气阴两伤。另外还有热毒炽盛说、肝肾阴虚说等各家学说。共同完善了本病的病因病机学说。

韩老师认为，治疗本病要紧紧抓住时机，如果是高年老人，且病情十分严重，就不要一味地纯粹使用中医治疗，而要恰如其分果断使用西药的激素或抗生素等治疗，以争取时间抢救患者生命。在病情相对较轻的情况下可以完全使用中医中药。

中医治疗，首先要辨虚实。一般而言，实证皮损燎浆水疱，擦之则破烂，或见红疹，壮热口渴，舌红苔黄，脉象数急洪大；虚证皮损干燥脱屑，或见结痂，疱疹已少，颧红盗汗，五心烦热，舌红少苔，脉象细数。其次辨证要准确，或心火脾湿，或风热蕴肌，或热毒炽盛，或肝肾阴虚，不敢稍有差池。对心脾蕴湿型的天疱疮，清心健脾是正治，选药一般为黄连、防风、荆芥、栀子、牛蒡子、滑石、玄参、知母、石膏、甘草、白术、竹叶、苍术、茵陈；对风热蕴肌证，要清热疏风解毒并重，可选用防风通圣散加减出入；对热毒炽盛者，要当机立断使用清瘟败毒饮加减，可选黄连、黄芩、黄柏、栀子、水牛角、生地、玄参、金银花、连翘、丹参、荆芥、防风等；对肝肾阴虚证的调理，一般多选用六味地黄汤加减，酌情伍入疏风清热之品或药力平和的土茯苓等善后。

韩老师指出，本病以老年患者多见，其他年龄段的亦不少，治疗用药时，要分清不同年龄段的体质、心理、病理等特点，制定个性化的治疗方案，以期达到最佳治疗效果。对一些地处边远的农村患者或经济状况不佳的患者，如果病情不十分严重，也可因地制宜选用民间常用的单验方或效方。针灸治疗本病也有报道取效者，选穴一般用阴陵泉、足三里、绝骨、风池、血海、合谷、内关、三阴交等，每次选用1~3穴，每日1~2次。

韩老师进一步指出，对本病的护理极为重要，饮食要以清淡易消化为原则，早期给予清心解毒类食物，后期多食健脾益气除湿类，恢复期多食营养扶正类食物。辛辣刺激之品在疾病的全程治疗当中都在忌用之列。

第八节　黄褐斑

医案1（血府逐瘀汤加减治疗黄褐斑案）

李某，女，27岁，西安市人，1990年7月15日初诊。

主诉：面部色素沉着斑4年余，加重2个月。

病史：4年前，患者鼻左上方出现两分硬币大小色素沉着斑，逐渐增大，发展到对侧面部、鼻根及颧部等多个部位，色素加深，伴有腰膝疼痛，月经先后无定期，时有痛经，色黯红，有血块。病后多方治疗，用过维生素C片、中成药等无效。转至本院求中医治疗。

专科检查：鼻根、两颧及前额部均可见深褐色色素沉着，边缘模糊不清，舌质紫黯，苔白，脉弦细。

西医诊断：黄褐斑。

中医诊断：面尘。

辨证：气滞血瘀兼肾虚。

治法：活血化瘀，疏肝益肾。

方药：（1）血府逐瘀汤加减。桃仁10g，红花10g，当归15g，川芎10g，生地15g，血竭3g，桔梗10g，枳壳10g，柴胡6g，玫瑰花10g，凌霄花10g，六月雪10g，女贞子15g，旱莲草20g，益母草20g，甘草6g。每日1剂，水煎2次混合后早晚饭后服。

（2）祛斑玉容丸（医院制剂），每日2次，每次6g（约30丸）口服。

（3）局部中药祛斑面膜倒膜、面部刮痧治疗。

1990年7月31日二诊：服上方2周，未见不适，面部色素斑较前略淡，舌脉同前。继以7月15日方加续断20g，继续服用。其他治疗方法不变。

1990年8月16日三诊：服药1个月，面部色素斑明显变淡，腰膝疼痛及痛经消失，月经周期与上次相差3d，色深红，已无血块。治以7月31日方去血竭、红花、续断，加茯苓20g，玉竹15g继续服用，其他治疗方法不变。

1990年9月1日四诊：面部色素斑大部分消失，仅有小片淡褐色斑，月经周期正常。遂停服中药汤剂及局部治疗，改以口服祛斑玉容丸，每日2次，每次6g，巩固疗效。2个月后诸症悉除。1年后随访未见复发。

按语：本案患者面部色斑较多，患病4年，病久多瘀多虚。月经不调伴痛经，乃肝郁气滞之证；经血黯红，有块，舌紫黯均示内有瘀血；肾精不足，故腰膝疼痛。治宜疏肝理气，活血通经，佐以补肾消斑。选用血府逐瘀汤加丹参、血竭、益母草活血化瘀，理气调经为主；女贞子、续断、旱莲草滋补肝肾；白芷善行头面，祛风消斑；六月雪、玫瑰花、凌霄花乃植物之精华，功擅活血祛斑；川断益肾活血，为韩老师治疗肾虚腰疼所喜用；茯苓淡渗利湿，健脾轻身，合玉竹养阴益气，均有怡荣消斑之功。祛斑玉容丸根据韩老师经验方制备，疏肝健脾，祛斑容颜。全方肝肾同治，气血兼调，使精血充盛，气血畅达，药证相合，故月经复常，面部色斑渐退。面膜倒膜及面部刮痧常与内服诸药配合，以促进局部血行，祛除色斑。

医案 2（人参归脾汤加味治疗黄褐斑案）

张某，女，33 岁，河南洛阳市人，1991 年 6 月 5 日初诊。

主诉：面部色素沉着斑 7 年余，加重 1 个月。

病史：7 年前第一次怀孕期间面部出现色素沉着斑，产后 4 年色素斑未消失。第二次怀孕时色素斑面积逐渐扩大，颜色加深，发展到整个面部，病后服过数月逍遥丸、化瘀祛斑胶囊、维生素 C 片等无效，遂转至韩老师处治疗。刻诊：颜面色斑如云，伴有失眠多梦，四肢酸软无力，纳少腹胀，带下量多清稀，月经量少色淡，先期 1 周而行。

专科检查：整个面部淡褐色色素沉着，边缘模糊不清。舌质淡红，边有齿痕，苔白润，脉细缓。

西医诊断：黄褐斑。

中医诊断：面尘。

辨证：脾气虚弱。

治法：益气健脾，活血祛斑。

方药：（1）用人参归脾汤加减。红参 10g，党参 30g，白术 10g，黄芪 30g，当归 15g，甘草 6g，茯苓 15g，远志 10g，酸枣仁 20g，枳壳 10g，红花 10g，玫瑰花 10g，凌霄花 10g，菊花 10g，六月雪 10g。每日 1 剂，水煎 2 次混合后早晚饭后服。

（2）祛斑玉容丸（医院制剂），每日 2 次，每次 6g（约 30 丸），口服。

（3）局部施行中药祛斑面膜倒膜、面部刮痧治疗。

1991 年 6 月 20 日二诊：服上方 2 周，面部色素斑较前略为变淡，四肢酸软无力亦有所减轻，腹胀减轻，白带量减少，睡眠较前好转，饮食正常，舌脉同前。以6月5日方加薏苡仁20g，白扁豆15g继续服用。其他治疗方法不变。

1991年7月9日三诊：服药1个月，面部色素斑明显变淡，四肢酸软无力及腹胀基本消失，月经周期正常，色转深红，已无白带。继以6月20日方去红参，加玉竹15g继续服用。其他治疗方法不变。

1991年7月28日四诊：面部色素斑大部分消失，仅有小片淡褐色斑，即停服中药汤剂及局部治疗。给予口服祛斑玉容丸，每日2次，每次6g；归脾丸每日2次，每次10丸，巩固疗效。2个月后诸症悉除。2年后随访未见复发。

按语：脾气不足，运化失司，气血化生乏源，以致气血失荣，致面生色斑；脾失固摄则带下清稀量多；血虚则心神失养，故失眠多梦；四肢酸软无力、纳少腹胀及舌脉之象俱为脾气虚弱之征。方中红参、党参、白术、甘草、黄芪补气健脾；当归养血活血，与参芪等合用，共达益气养血之功；枳壳理气畅中，以使补而不滞；茯苓、远志、枣仁以养心安神；诸花活血通络，使面部气血通畅，肌肤得养而斑消。全方重在调补气血之不足，兼以养心安神而消斑。益气不壅滞，补血不滋腻，行血不伤正，配合面膜等以消斑怡荣，内外并治，故取得佳效。

医案 3（金匮肾气汤加味治疗黄褐斑案）

赵某，女，30岁，陕西省咸阳市人，1997年7月2日初诊。

主诉：面部色素沉着斑5年余，加重2个月。

病史：患者5年前于怀孕期间面部出现色素沉着斑，产后4年色素斑未消失，后来做过人流术，术后色素斑面积逐渐扩大，颜色加深，发展到整个面部。病后服用祛斑胶囊、维生素C片等，疗效不佳，转求韩老师治疗。刻诊：颜面色斑，伴有腰膝酸软，耳鸣头晕，白带清稀量多，四肢发凉，月经量少色淡，食眠尚可，二便调。

专科检查：整个面部均可见深褐色色素沉着，边缘模糊不清。

舌质黯红，苔白厚，脉沉细。

西医诊断：黄褐斑。

中医诊断：面尘。

辨证：肾阳亏虚。

治法：温阳补肾，活血祛斑。

方药：（1）用金匮肾气汤加减。熟地24g，山萸肉12g，山药12g，丹皮10g，茯苓15g，泽泻10g，黄芪30g，枳壳10g，红花10g，玫瑰花10g，凌霄花10g，菊花10g，淫羊藿10g，附子（开水先煎30min）10g，桂枝（后下）10g。每日1剂，开水煎2次混合后早晚饭后服。

（2）局部进行中药祛斑面膜倒膜、面部刮痧治疗。

1997年7月18日二诊：面部色斑较前变淡，腰膝酸软及四肢发凉有所好转，余证同前。7月2日方去淫羊藿，加芡实30g，每日1剂，开水煎2次混合后早晚饭后服。局部治疗方法不变。

1997年8月4日三诊：面部色素较前明显变淡，腰膝酸软、耳鸣头晕及四肢发凉症状基本消失，有少量白带，月经量较前增多，色红。以7月18日方去桂枝、附子，加六月雪10g，每日1剂，水煎2次混合后早晚饭后服。加服祛斑玉容丸，每日2次，每次6g（约30丸）。局部治疗方法不变。

以上方法治疗1月余，色素斑消失，其他症状也随之消失，病告痊愈。1年后随访未复发。

按语：本例因孕育耗伤精血，肾水亏虚，阴液不能上荣于面而燥结成斑；肾精不足，腰膝酸软，耳鸣头晕；乙癸同源，血弱则经水量少而色淡，肝失肾水滋养而失其条达气血之职，也可致气血瘀滞，颜面失荣而生黑斑；阴损及阳，肾气失其温煦固摄之能，故见四肢不温，带下量多质清。舌脉之象，属肾阳不足。方以金匮肾气汤加淫羊藿温阳补肾，填补精血以上承于头面；诸花质轻上行，活血消斑；枳壳行气调中，以免诸药滋补滞碍脾胃；芡实健脾固肾，固摄精微而止带，为韩老师治疗皮肤病兼见带下症所常用。方以桂枝易肉桂，意在桂枝在表，肉桂在里。辨证用药，丝丝相合，故收良效；更加服祛斑玉容丸以益气养血，活血消斑，配合面膜倒膜及刮痧促进局部血行，祛除色斑，均有提高治疗效果的作用。

医案4（丹栀逍遥散加味治疗黄褐斑案）

王某，女，29岁，陕西省三原县人，1999年5月5日初诊。

主诉：面部色素沉着斑2年余，加重半个月。

病史：患者于2年前因太阳暴晒后面部出现色素沉着，经过中西药治疗后色素斑变淡。1个月前由于婆媳矛盾整天生气，加之工作又不顺心，近半个月来面部色素斑加重，面积逐渐扩大，到整个面部，遂来韩老师门诊求治。刻诊：颜面色斑，失眠多梦，耳鸣头晕，烦躁易怒，月经提前，经期乳房胀痛，食纳可，二便调。

专科检查：面部见弥漫性淡褐色色素沉着斑，边缘模糊不清，诉乳腺轻度增生。舌质红，苔白润，脉弦滑。

西医诊断：黄褐斑。

中医诊断：面尘。

辨证：肝郁气滞。

治法：疏肝理气，活血祛斑。

方药：（1）丹栀逍遥散加味。丹皮10g，焦栀子10g，当归10g，白芍20g，柴胡8g，茯苓20g，白术10g，甘草6g，丹参20g，枳壳10g，红花10g，玫瑰花10g，凌霄花10g，郁金10g，山慈姑10g。每日1剂，水煎2次混合后早晚饭后服。

（2）祛斑玉容丸，每日2次，每次6g（约30丸）口服。

（3）局部中药祛斑面膜倒膜、面部刮痧治疗。

1999年5月20日二诊：服药半个月后症状改善，可以入睡，梦已减少，情绪稳定，面部色素斑已有减淡迹象。诉乳房胀痛减轻。效不更方，前法内外结合，继续治疗。

1999年6月10日三诊：面部色素斑明显变淡，诉乳房胀痛消失，停服中药，以祛斑玉容丸，每日2次，每次6g（约30丸）口服，结合局部中药祛斑面膜倒膜、面部刮痧治疗。嘱其再坚持用药月余以巩固疗效。

1年后随访未再复发。

按语：本案因患者情志不遂，致肝气郁结，久则气血运行不畅，使颜面血行瘀滞而出现色斑；气郁化火，灼伤阴血，不能上荣于面，则可加重面部色斑；阴血不足则心神失养，故有失眠多梦，耳鸣头晕；经前血潮胞宫，肝血益显不足，疏泄不畅，冲任不固，故见月经先期，乳房胀痛。治疗重在调肝，方以丹栀逍遥散疏肝泄热，养血柔肝，合丹参、红花、玫瑰花、凌霄花活血化瘀以消斑；枳壳行气畅中；郁金、山慈姑行气活血，化痰散结以消乳中痞块，为韩老师治疗肝郁气滞型乳腺增生经验用药。加服祛斑玉容丸以疏肝理气，益气养血，配合面膜、面刮促进色素消退。内外兼治，使气血通调，颜面肌肤得以荣养，故色斑消退。

小结

黄褐斑是一种较常见的损容性疾病，形成的原因非常复杂，常由多种内外因素综合作用导致，如紫外线照射、妊娠、服用避孕药、化妆品使用、内分泌失调、肝胆疾病、精神因素、睡眠等。故在治疗时，首先寻找病因，有系统性疾病如慢性肝、肾病，乳腺增生，子宫肌瘤，卵巢囊肿，结核，甲亢，甲低，肿瘤者，当先治疗原发病。与妊娠有关的，加强产后调理。

中医将本病称为"黧黑斑""面色黧黑""皯黯"等。古来论述颇多，如《医宗金鉴》载："黧黑皯黯源于忧思抑郁，血弱不华，火燥结滞而生于面上，妇女多有之。"认为情志失调，肝气不舒，可致气血不畅，不能上荣于面而生色斑。《诸病源候论》曰："面黑皯者，或脏腑有痰饮，或皮肤受风邪，皆令血气不调，致生黑皯。"认为脾运失司，气血生化乏源，则颜面失于荣养而生斑。《外科正宗》云："黧黑斑者，水亏不能制火，血弱不能华肉，以致火燥结成黑斑……"指出肾阴不足，精血不充，虚火上炎而生黑斑。清代何梦瑶《医碥》曰："面黑，有肾阳虚，肾寒侮土，故黑色见于面唇，唇者，脾之华，土不胜水，故黑。"认为肾阳不足也可导致本病。可见，肝脾肾功能失调、气血失和为本病主要病机。

韩老师临证，常将本病辨证分为四型：①肝气郁结型，以情志不畅为表现特点，如急躁易怒，月经不调，面部皮损黄褐斑片多呈地图样；②脾虚型，以消化机能不良为发病特点，如饮食不佳，脘腹胀闷，面部淡褐斑片，斑色隐隐，边界不清，以双颊部为主；③肾气亏损型，以患者全身整体机能不良为特点，如伴腰膝痿软，头晕目眩，失眠多梦，月经紊乱，五心烦热等症状，皮损以鼻为中心，面部深褐或黑褐，斑片状如蝴蝶，边界清楚；④血瘀型，以病久气血脉络不通为表现特点，如肌肤甲错，月经夹杂血块，痛经，舌质色黯，舌底瘀络等，色斑色深青黑，境界清楚。

治疗时据证选方，肝郁型以疏肝理气为治，选丹栀逍遥散加减；脾虚型以健脾化湿为治，选归脾丸或参苓白术散加减；肾虚型以补肾养阴为治，选用六味地黄汤加减；血瘀型以活血化瘀祛斑为治，用桃红四物汤或血府逐瘀汤加味。

《素问·调经论》曰"人之所有者血与气耳"，《灵枢·邪气脏腑病形》云"十二经脉，三百六十五络，其血气皆上于面而走空窍"，气血失和，经络不通，气血不能上荣于面是导致黄褐斑的主要病机。气血贵在流通，故韩老师在辨治中，总以"通"法贯穿治疗始终：因于气滞者，理气行气以通之；由于血瘀者，活血化瘀以通之；责之痰浊者，祛痰化浊以通之；火燥凝滞者，疏散润燥以通之；诸虚不足，脉络枯涩而不通者，则辨证给以益气、温阳、填精、养血等补而通之。故以通法治疗本病，也似有持简驭繁之效果。但"通"法不可机械地理解为活血通络一法。

活血化瘀药可改善局部血运，促进色斑消退，改善面色，故临诊中，韩老师每在辨证选方的基础上，注重配伍活血通络之品，特别喜用具有活血消斑作用的花类药物治疗本病。花类属植物精华，多质地轻扬，性善上行而外达肌肤，常用玫瑰花、凌霄花、红花、菊花、月季花五花，活血通络、宣散瘀滞以消斑，称为五花祛斑汤，验之临床，屡见显效。

黄褐斑的治疗，应内治与外治相结合，中医外治以面膜、面部刮痧、按摩等方法治疗效果较好。韩老师认为，平时坚持按摩9个穴位，对美白皮肤很有好处，而且能帮助治疗面部色斑。这9个穴位是，三阴交、阴陵泉、地机、膻中、关元、气海、肾俞、足三里和脾俞穴。还需要配合阿是穴（色斑部位）按摩。产生色斑的地方往往血液循环不好，按摩可以疏通经络、行气活血，从而淡化色斑。如果配合针灸效果会更好。

第九节　湿疹

医案 1（龙胆泻肝汤加减治疗湿疹案）

郭某，女，38岁，山西省万荣县人，2000年8月7日初诊。

主诉：全身反复起丘疹水疱渗水伴瘙痒30余年，加重1个月。

病史：自幼患湿疹，常在夏秋两季或饮食不节时加重，此次因饮食海鲜而复发，丘疹水疱散发全身，剧烈瘙痒。曾在某院口服泼尼松（强的松）30mg/d，阿司咪唑（息斯敏）之类，病情未减。遂求诊于韩老师。刻诊：全身散发丘疹水疱结痂，抓后流水，心烦口渴，白带多而黄臭，便秘、溲赤。

专科检查：全身散发红色丘疹水疱，部分聚集成片，结黄色痂皮，渗液淡黄，皮损灼热感，以四肢为多发。舌质红苔白腻，脉滑数。

西医诊断：急性湿疹。

中医诊断：湿疮。

辨证：湿热壅盛。

治法：清热利湿，消风止痒。

方药：（1）龙胆泻肝汤加减。龙胆草10g，黄芩10g，生地15g，栀子10g，石膏20g，藿香10g，茵陈10g，车前子10g，泽泻10g，白鲜皮20g，苦参8g，白茅根30g。每日1剂，水煎2次混合后早晚饭后服。

（2）口服氯苯那敏（扑尔敏）4mg，日 3 次；维生素 C 片 0.2g，日 3 次。

2000 年 8 月 14 日二诊：服药 7 剂，诸症好转，瘙痒减轻，渗出减少，便已调。前方去龙胆草、黄芩、石膏、栀子，加枳壳、白术、芡实各 10g，生薏苡仁 30g，日 1 剂，水煎服。

2000 年 8 月 25 日三诊：药进 14 剂，皮疹大部分消退，痒减。上方去茵陈，加当归 10g，首乌藤 30g 继服。

2000 年 9 月 9 日四诊：又服 14 剂，病告痊愈。

按语：本例为慢性湿疹急性发作，临床症状有皮损红肿灼热，渗液瘙痒急剧加重，便干溲赤，心烦口渴，舌红脉数等特点。辨证属湿热蕴肤，热盛生风。治宜清热利湿，消风止痒。以龙胆草、黄芩、栀子、石膏、生地清热解毒，藿香、茵陈、车前子、泽泻、白茅根除湿利水，苦参、白鲜皮消风止痒。复诊时湿热渐去，故渐减苦寒之品，酌加运脾除湿，以绝生湿之源；湿邪即去，阴液受伤，故加辛润养血之品。治疗中随证加减，药证合拍，故邪去正安，皮肤康复。

医案 2（自拟湿疹方治疗小儿湿疹案）

张某，女，4 岁，住西安市玉祥门内，2003 年 1 月 29 日初诊。

其母代诉：颜面及躯干四肢反复渗出、结痂、斑片伴瘙痒 4 年。

病史：患儿出生后 2 个月颜面部即出现皮疹，按"胎湿疮"（幼儿湿疹）治疗 3 年余，颜面部黄水渐少，但渐及全身其他部位，特延韩老师诊治。刻诊：颜面、四肢及腋下皮疹渗水，四肢伸侧及手背皮肤干燥粗糙，奇痒不安，晚间为甚，食纳可，二便畅。

专科检查：手足指（趾）间隙、腋窝部、小腿内侧仍见浸淫成片，稍有湿润，皮肤肥厚，四肢伸侧及手背皮肤干燥皲裂。舌红苔薄少津而干，脉细数。

西医诊断：慢性湿疹。

中医诊断：小儿湿疮。

辨证：阴虚血燥。

治法：养阴清热，润燥止痒。

方药：（1）自拟湿疹方：生地6g，玄参6g，白芍8g，紫草6g，蚤休6g，丹皮6g，白鲜皮6g，荆芥6g，防风6g，黄柏3g，水牛角3g，赤芍3g，生甘草6g。每日1剂，水煎2次取汁约250ml，混合后分3～4次服。

（2）马齿苋30g，野菊花30g，金银花30g，生地榆30g。加水浸泡30min后煮沸15min，滤渣取汁待凉后，用多层纱布或口罩蘸水冷敷，每日2次，每次30min。

2003年2月26日二诊：守方加减治疗，服药20余剂，诸症好转，前方去荆芥、白鲜皮继治。

2003年3月8日三诊：又服10剂，皮疹消失，舌脉复常，告愈。

按语：小儿湿疮，又称奶癣、胎癣，与现代医学之小儿湿疹类似。小儿湿疮好发于面部，常在出生后数月内发病，易反复发作，奇痒难耐。为常见病，治疗常较棘手。本例病程较久，由禀赋不足，外感湿热之邪，郁久伤阴耗津，肤失濡养所致，见皮肤干燥、肥厚皲裂，舌脉亦阴虚血燥之象，故使用养阴清热，润燥止痒法而取效。方中生地、玄参、白芍养阴润燥；丹皮、赤芍凉血清热；蚤休、水牛角清热解毒；黄柏、白鲜皮、荆芥、防风清热燥湿、祛风止痒；复诊时瘙痒已减，湿邪已化，阴液渐复，故去荆芥、白鲜皮。全方虚实兼顾，养阴不助湿，祛湿不伤阴，邪去正复，病告痊愈。

医案3（龙胆泻肝汤加味治疗阴囊湿疹合并睾丸炎案）

成某，男，58岁，陕西省蔡家坡人，2010年3月21日初诊。

主诉：阴囊潮红渗出瘙痒，伴右侧阴囊肿痛1周。

病史：患者于1周前，无明显诱因出现阴囊皮肤潮红斑片，继而渗水，自觉剧烈瘙痒，同时见右侧睾丸及阴囊肿痛。未做特殊治疗，病情加重，遂来诊治。既往有前列腺增生病史。

专科检查：阴囊皮肤发生红斑肿胀，有轻度渗出，右侧阴囊肿胀较著，睾丸肿大，扪之坚硬，压痛。舌质红，苔黄厚腻，脉象弦细数。

西医诊断：急性阴囊湿疹并发急性睾丸炎。

中医诊断：肾囊风合并子痈。

辨证：肝经湿热下注。

治法：清利湿热，疏肝理气。

方药：龙胆泻肝汤加味。龙胆草 8g，栀子 10g，黄芩 10g，柴胡 8g，车前子（包）10g，生地 12g，泽泻 10g，木通 6g，当归 10g，川楝子 15g，橘核 30g，蛇床子 10g，苦参 6g，甘草 6g。10 剂，每日 1 剂，水煎 2 次混合后早晚饭后分服。

外用：连翘、生地榆、马齿苋、苦参、蒲公英各 30g，加水泡 30min 后煮沸 20min，连煮 2 次，滤渣取汁，入芒硝（溶化）30g。待凉后冷敷患处，每日 2 次，每次 30min。

2010 年 4 月 3 日二诊：睾丸及阴囊肿痛明显减轻，红斑等较前好转，已经干燥无渗出，仍觉瘙痒。舌苔薄黄，脉象弦细略数。

选用前方去苦参，加延胡索、川草薢各 10g，白鲜皮 15g，白蒺藜 20g。7 剂，每日 1 剂，水煎 2 次混合后早晚饭后分服。外用方法同前。

2010 年 4 月 14 日三诊：睾丸及阴囊肿痛基本消失，皮肤红斑明显好转，轻度瘙痒感。舌质淡红，苔薄白，脉象弦细。按二诊方再进 6 剂，以巩固疗效。1 周后所有症状全部消失，皮肤恢复正常。病告痊愈。

按语：肝的经脉绕阴器，过少腹，肝经湿热下注，阴囊部位红斑丘疹、渗出瘙痒，湿热下注，气血壅阻，经络不畅，故见睾丸或附睾肿大疼痛，阴囊皮肤红肿。舌脉之象均属肝经湿热证，故以龙胆泻肝汤加苦参，以清利湿热。其中，苦参善除下焦湿热，与黄柏、龙胆草等相似，又能祛风、杀虫而止痒，以治疗皮肤湿疹、瘙痒等症为特长；川楝子、橘核疏肝理气，消肿散结；蛇床子燥湿止痒，并引诸药直达病所。外用药冷敷患处清热解毒，燥湿止痒散结。内外结合，故收佳效。

医案 4（桃红四物汤加味治疗湿疹案）

何某，女，77 岁，住西安市二马道某小区，2014 年 2 月 12 日初诊。

主诉：双下肢反复红斑渗出结痂瘙痒 2 年，加重 1 个月。

病史：患者 2 年前开始，小腿部起丘疱疹，瘙痒，搔抓后流水，结痂，皮损渐增厚，粗糙，反复发作，时轻时重。曾多方治疗，疗效不佳。1 个月前，因食用阿胶后症状加重，皮疹渗水增多，遂延韩老师治疗。刻诊：下肢红色斑片，结痂渗水，瘙痒剧烈，夜间加重，食辛辣发物时瘙痒加剧，精神食纳可，腹中和，二便尚调，余无不适。

专科检查：双下肢局限性黯红至紫褐色斑片，伴有渗液，渗出液少量呈淡黄色，上覆痂皮，部分皮损较厚粗糙，伴见黯红色色素沉着斑。舌黯红，舌苔白，脉弦。

西医诊断：亚急性湿疹。

中医诊断：湿疮。

辨证：湿热瘀阻。

治法：清利湿热，活血化瘀。

方药：（1）桃红四物汤加味。桃仁 10g，红花 10g，当归 10g，川芎 10g，生地 15g，赤芍 10g，川牛膝 10g，木瓜 10g，萆薢 10g，鱼腥草 20g，丹参 20g，白茅根 20g，白蒺藜 20g，白鲜皮 20g，蒲公英 20g。每日 1 剂，水煎 2 次混合后早晚饭后服。

（2）外用名丹肤王软膏，每日 2 次，涂于患处。

2014 年 2 月 26 日二诊：服上药 14 剂，诸症好转，皮损以色素沉着为主，已不觉瘙痒。守方继治如前。

2014 年 3 月 5 日三诊：皮疹基本消退，留褐色色素沉着，继以前方 7 剂巩固治疗。

2014年4月2日四诊：停药后，因饮食不慎有所反复，继治如前。

2014年4月9日五诊：服药7剂，病愈，继进前方7剂巩固，并嘱清淡饮食，调畅情志。

按语：本例脾虚生湿，重浊下趋，郁而化热生风，发于肌肤，故见皮肤红斑渗出瘙痒等；复因年高气血虚弱，血行迟滞，且湿热阻结，营血不荣，则见皮损紫黯，粗糙肥厚。根据急则治其标的原则，韩老师以活血化瘀，清利湿热为治。以桃红四物汤加丹参、白茅根、川牛膝养血活血，达"血行风自灭"之效。其中，川牛膝活血利水，引药下行；萆薢、木瓜、鱼腥草、蒲公英清热利湿；白蒺藜、白鲜皮祛风除湿止痒。全方重在治标，清热而不凝血，除湿而不伤阴，活血而不耗气，故邪去正安，诸症平复。

医案5（丹栀逍遥散加味治疗湿疹案）

韩某，女，45岁，住西安市北门外二马路，2014年11月10日初诊。

主诉：肛周、皮肤潮湿瘙痒半年。

病史：半年来，肛周皮肤瘙痒，曾外用痔疮膏、皮康王等，短时有效，停药复发。曾于9月在韩老师处间断用中药"溻洗散"外洗治疗有效，惜未能坚持，中途他医给中药五苓散加味煎服、枸地氯雷他定片口服、洁肤净洗剂未效，故又来门诊请韩老师诊治。刻诊：肛周皮肤潮湿瘙痒，伴有多梦，月经量少，经来腰疼、乳房疼痛，平素烦躁易怒，面部对称性黄褐色色素沉着，以两颧部为著。

专科检查：肛周皮肤局限性浸润性潮红斑片，边界清楚，有散在渗出结痂及抓痕。颜面色素沉着以两颧部为著，呈对称性。舌淡黯苔薄白，脉滑。

西医诊断：慢性肛周湿疹，黄褐斑。

中医诊断：湿疮，面尘。

辨证：肝郁脾虚，湿热下注，湿聚生虫。

治法：内治以疏肝和脾，清利湿热；外治以除湿解毒，杀虫止痒。

方药：（1）丹栀逍遥散加味。丹皮10g，栀子10g，柴胡10g，当归10g，白芍20g，白术10g，茯苓20g，生甘草6g，玫瑰花10g，生薏仁20g，萆薢10g，蛇床子10g，凌霄花10g。每日1剂，水煎2次混合后早晚饭后服。

（2）蒺藜丸（医院制剂），每次6g（30丸），每日2次，饭后服。

（3）溻洗散，水煎取汁待凉后外洗。每日2次，每次20~30min。

2014年11月26日二诊：服药14剂，患者喜形于色，诉诸症减轻，肛周瘙痒显著缓解，自觉舒适，已经不再有潮湿感，且面部色斑明显减淡、缩小，面色也较前有光泽。近日夜寐欠安，要求继续用药调治以防反复。效不更方，继以前方加酸枣仁20g，加减服用20余剂而愈。

按语： 本例因平素烦躁易怒，经行乳痛，月经量少，面部色斑等，韩老师辨证为肝血虚弱，气郁化火。女子以血为本，血虚则肝失所养，肝气横逆乘脾，脾土失运，水湿下注魄门，湿聚生热生虫，则有肛周皮肤湿痒之症。故韩老师处以丹栀逍遥散以养血和营，清肝健脾。玫瑰花为解郁圣药，合凌霄花活血化瘀，清轻上行，善消面部色斑；薏仁、萆薢清除湿热，湿去热孤，虫自不生；蛇床子散寒祛风，燥湿杀虫，并可引诸药直达二阴。复诊时加酸枣仁养血安神助眠，且能补养心肝。全方内调气血脏腑以治本，外去诸邪以治标，药证丝丝相合，固当取效。本案从肝调治而取效，说明湿疹一病，虽病发于外，但"有其外必有其内"，必须重视脏腑辨证，方能达到预期疗效。

小结

湿疹皮疹呈多形性表现，瘙痒剧烈。中医称为"湿疮""浸淫疮"，根据发病部位的不同又各有其名。如发于小腿部的称"下注疮""湿毒疮""湿臁疮"。发于手部的皲裂性湿疹称"掌心风"，如《医宗金鉴·外科心法要诀》载"无故掌心燥痒起皮，甚则枯裂微痛者，名掌心风"。全身泛发的急性湿疹名"浸淫疮"。《诸病源候论·浸淫疮候》云："浸淫疮，是心家有风热，发于肌肤。初生甚小，先痒后痛而成疮，汁出浸溃肌肉，浸淫渐阔乃遍体……以其渐渐增长，因名浸淫也。"发于阴囊部的称"肾囊风"或"绣球风"。发于婴幼儿者称胎癥疮，又称奶癣、乳癣，如《外科正宗·奶癣》说："头面遍身发为奶癣，流滋成片，睡卧不安，瘙痒不绝。"

韩老师经验，湿疹用药，急性期以清热祛风利湿祛邪为主，慢性期以健脾除湿止痒扶正为主。然本病多缠绵难愈，且易反复，临证宜灵活辨证，不宜墨守成方，一遇湿疹瘙痒，辄投淡渗利水或燥湿杀虫之品，更伤其阴血。本症常虚实互见，峻猛攻伐之剂，宜中病即止，热偏盛者，过用寒凉清热之品，可致冰伏湿邪；湿盛者，苦燥之品，久用伤耗阴津；瘀偏重者，应知化瘀活血，每可耗气伤血。临证用药，韩老师尤其重视引经药的选用，引领诸药直达病所。如病发二阴加蛇床子、下肢加川牛膝、手部加蜈蚣等。

湿疹治疗中，选用适当的外用药，可使药力直达病所，以免其苦寒伤中，从而达到除湿解毒、收湿敛疮、杀虫止痒等功效，内外兼治，可迅速改善临床症状，提高疗效。

治疗取效时，还应善于守方，以图驱邪务尽。同时应重视饮食忌宜，避免辛辣油腻、肥甘之类，以防病情反复。

第十节　银屑病

医案 1（自拟方治疗银屑病案）

刘某，女，36岁，山西省石鲁县人，1981年3月20日初诊。

主诉：四肢躯干散在鳞屑性红斑，伴见瘙痒3年。

病史：自诉3年来四肢外侧、躯干起片状红斑，上覆白色较厚皮屑，抓之容易脱落，伴有剧烈瘙痒。病后曾多处求医治疗，服过中药、西药（药名不详），外涂激素类软膏，时轻时重，入冬自行缓解，至春夏复发加剧。平时性格急躁，易怒，便干溲赤。

专科检查：四肢躯干散在鳞屑性斑片，基底潮红，鳞屑厚积，舌红苔黄，脉象滑数。

西医诊断：寻常型银屑病。

中医诊断：白疕。

辨证：热毒壅肤。

治法：清热解毒，活血止痒。

方药：土茯苓 30g，板蓝根 30g，生地 30g，水牛角 30g，白鲜皮 30g，代赭石 20g，紫草 20g，玄参 15g，赤芍 15g，连翘 15g，乌梅 15g，槐米 10g，甘草 10g。每日 1 剂，水煎 2 次混合后早晚分服，药渣煎水外洗。另服银屑平片（医院制剂），每日 2 次，每次 8 片，温开水送服；外涂牛皮癣软膏（医院制剂）。并嘱忌服发物及辛辣刺激物。

1981 年 4 月 16 日二诊：上方服用 20 余剂，皮疹大部分消退，躯干及上肢可见色素减退斑，瘙痒消失，二便正常，舌红苔白，脉象弦滑。上方去代赭石、水牛角，每日 1 剂，水煎 2 次混合后早晚分服，药渣煎水外洗。银屑平片继服。禁忌同前。

1981 年 5 月 10 日三诊：上方服用 15 剂，皮疹基本消失，躯干及四肢可见色素减退斑，瘙痒消失，二便正常，舌红苔白，脉象弦滑，基本痊愈。故停服中药，单以银屑平片，每日 2 次，每次 6 片，温开水送服，以巩固疗效。禁忌同前。服 6 个月后停药，3 年后随访未再复发。

按语：患者平素性急易怒，气郁化火，内热蕴积，耗伤阴液，故便干溺黄；复外感风、热、燥邪，内外合邪，搏结肌肤而发病。春夏阳气渐充而生发，邪毒壅滞肌肤，故病情反复；秋冬阳气内收，症状缓解。舌脉之象亦为热毒壅肤之征。方中水牛角、土茯苓、连翘、板蓝根清热解毒，紫草、玄参、槐米清热凉血，其中槐米苦微寒，《药品化义》云其"此凉血之功独在大肠也。大肠与肺为表里，能疏皮肤风热，是泄肺金之气也"，玄参合生地养阴生津，以"壮水之主以治阳光"，紫草合赤芍凉血散瘀，代赭石平肝潜阳，凉血止血，《本草再新》谓其"平肝降火，治血分去瘀生新"，《本草经疏》亦云："代赭石，其主五脏血脉中热，血痹、血瘀。"诸药合用有凉血活血，血行风灭之功，与证相合。白鲜皮祛风止痒，乌梅合甘草酸甘化阴，清热润燥，外用有蚀疮作用，用治肥厚、增生性皮肤病。诸药合用，重在标本兼顾，使邪去正安而病愈。

医案2（**银翘散加减治疗银屑病案**）

岳某，女，13岁，住西安市社会路，1982年11月19日初诊。

主诉：全身密集散在鳞屑性斑丘疹，伴瘙痒1周。

病史：自诉1周前，因感冒发烧，伴有皮肤出现红疹，脱皮，瘙痒，经过治疗，热退感冒愈，而皮疹不消且不断加重。经某医院皮肤科诊断为寻常型点滴状银屑病，建议中药治疗而来韩老师处。

刻诊：全身皮肤斑疹鳞屑，抓之如雪花状脱落，剧烈瘙痒，伴有咽喉疼痛，口干思饮，余无不适。

专科检查：全身散在密集斑疹，表面覆以白色鳞屑，如粟粒至黄豆大小，疹间皮肤正常，咽部红肿。舌质深红，苔薄黄，脉象浮数。

西医诊断：寻常型点滴状银屑病。

中医诊断：白疕。

辨证：风热邪毒郁表。

治法：清热祛风，凉血解毒。

方药：银翘散加减。银花20g，连翘12g，荆芥8g，牛蒡子10g，桔梗10g，芦根15g，蝉蜕8g，白茅根15g，紫草10g，竹叶8g，赤芍10g，野菊花15g，甘草6g。每日1剂，水煎2次混合后早中晚分3次服。另服银屑平片（医院制剂），每日2次，每次4片，温开水送服。外涂牛皮癣软膏（医院制剂），每日2次。并嘱忌食发物及辛辣刺激饮食。

1982年11月27日二诊：自诉服药1周后，症状大减，皮疹变淡，鳞屑变薄，瘙痒明显减轻，咽痛、口干好转，无新皮疹出现。继治如前。

1982 年 12 月 5 日三诊：自诉服药 1 周后，皮疹基本消失，无瘙痒感觉，皮肤可见淡白色斑，咽痛、口干等症状亦消失。舌淡红，苔薄白，脉象弦略数。病告痊愈。以小剂量银屑平继服 3 个月，巩固疗效。随访 30 余年，再未复发。

按语： 本案由风热之邪外袭，郁结肌表，营血失荣而化燥，故见皮疹鳞屑瘙痒；风热郁而不达，蕴结咽喉，故咽喉红肿疼痛；热灼津液，故口干欲饮。经云："其在皮者，汗而发之"，遵"治上焦如羽，非轻不举"，韩老师以银翘散加减治疗，以疏散肺卫风热。正如吴鞠通在《温病条辨》创立本方时所言："本方谨遵《黄帝内经》风淫于内，治以辛凉，佐以苦甘。热淫于内，治以咸寒，佐以甘苦之训。又宗喻嘉言芳香逐秽之说，用东垣清心凉膈散，辛凉苦甘。病初起，且去入里之黄芩，勿犯中焦。加银花辛凉，芥穗芳香，散热解毒。牛蒡子辛平润肺，解热散结，除风利咽，皆手太阴药也"，"纯然清肃上焦，不犯中下，无开门揖盗之弊，有轻以去实之能"。加蝉蜕、野菊花加强疏散风热之效，白茅根、紫草、赤芍清热凉血。全方清扬宣散，因势利导，使邪去而正自安。

医案 3（愈银片治疗寻常型银屑病）

刘某，男性，32 岁，2010 年 8 月 4 日初诊。

主诉： 躯干四肢反复红斑鳞屑 15 年。

病史： 自诉 15 年前无明显原因出现散在性红色丘疹，有白色较厚鳞屑、瘙痒。病后多处求医，曾内服外用多种中西药，症状时轻时重，且反复发作，伴大便干燥，性急易怒。

专科检查： 查体可见躯干及四肢散在红斑、丘疹，上覆多层银白色鳞屑，有银白色薄膜及点状出血现象。舌红苔黄，脉弦滑。

西医诊断： 寻常型银屑病（进行期）。

中医诊断： 白疕。

辨证： 血热证。

治法：清热凉血，活血润肤止痒。

方药：愈银片，每次2g（10片），每日2次，饭后服。外涂牛皮癣软膏，每日2次。

用药3周后皮损变淡、鳞屑变薄、瘙痒减轻；治疗1个疗程（1个月）后症状减轻60%以上；服药2个疗程后皮疹完全消失，唯有色素沉着斑；继续减量服药，每次1g，每日2次，以巩固疗效。半年后停药，随访至今，未再复发。

按语： 愈银片是韩老师根据自己多年临床经验制备而成。方中以槐米为君药，具有清热、凉血、解毒之功，民间及历代医书所载，用于治疗白疕有效。白芍、制首乌滋阴、养血、润肤；生地、丹皮凉血、活血、解毒为臣，以助君药；松脂燥湿杀虫，为治白疕要药；三棱、莪术活血化瘀、散结。诸药合用起到清热、凉血、解毒，活血润肤之功。韩老师认为，银屑病患者多表现为血热、血瘀，后期则血瘀兼血虚，本方组成正切合此病机，故用之有效。

临床观察治疗期间，未发现毒副作用及不良反应，说明本方安全可靠。使用本药期间应适当禁食辛辣、酒类等刺激性食物，以免影响疗效。

医案4（内服结合外洗等综合治疗掌跖银屑病案）

陈某，女，35岁，河南洛阳人，2013年2月20日初诊。

主诉：掌跖反复脓疱脱屑伴疼痛瘙痒3年。

病史：患者数年来，于掌跖部反复出现脓疱，屡经中西医内服外涂治疗，效果时好时坏，反复发作不愈，甚是痛苦。去年以来症状加重，手足满布红斑、脓疱，瘙痒、疼痛，行走极不方便，经朋友介绍来韩老师处求诊。

专科检查：掌指及跖部皮肤潮红斑片，其上脓疱聚集，粟粒至扁豆大小，伴见患部干燥脱屑，舌质红，苔白，脉象沉滑。

西医诊断：掌跖脓疱病。

中医诊断：白疕。

辨证：湿热壅盛。

治法：清热燥湿解毒。

方药：愈银片，每日2次，每次2g（10片），温开水送服。

威灵仙洗剂：山豆根30g，威灵仙30g，槐米30g，蜂房15g，商陆30g，苦参30g，黄柏30g。每剂加水浸泡30min后煮沸20min，滤渣取汁约1500ml，待温后浸泡患处，每日2次，每次30min。

牛皮癣软膏（医院制剂），外擦患处，每日2次。

2013年3月10日二诊：使用以上治疗方法，无任何不良反应，掌跖脓疱明显消退，瘙痒、疼痛减轻。效不更方，以上治疗方法继续使用，连续治疗3个月皮肤恢复正常。1年后随访，一切正常，未再复发，病告痊愈。

按语：掌跖脓疱病，相当于中医的"痦疮""镟指疳"。《医宗金鉴·外科心法要诀·痦疮》云："此证生于指掌之中，形如茱萸，两手相对而生，亦有成攒者，起黄白脓疱，痒痛无时，破流黄汁水，时好时发，极其疲顽，由风湿客于肌腠而成……若日久不愈，其痒倍增。"本案脾虚生湿，蕴结留滞四末，郁而生热，因"湿热善腐"（陈士铎《洞天奥旨》）而生疮，故见掌跖部潮红脓疱。如明代申斗垣《外科启玄》云："脾主四末，因脾中有湿热，故能腐诸物是也。"湿热阻滞络脉，营血失养，故见皮损干燥脱屑，因湿热黏腻难去，故病情缠绵反复。愈银片清热凉血，活血解毒，养血柔肝，合威灵仙洗剂以清热解毒燥湿，内外兼治，药与证合，故能取效。

医案5（半枝莲方加味治疗银屑病案）

张某，男，24岁，2013年6月24日初诊。

主诉：全身散在鳞屑性红斑伴瘙痒半年。

病史：患者于半年前无明显诱因出现全身鳞屑性红斑，屡经中西药物内服外用，疗效不佳，近来皮损逐渐增多，遂来求治。刻诊：全身散在红斑，上覆盖鳞屑，自觉瘙痒。既往身体健壮，嗜食辛辣油腻。

专科检查：全身皮肤散在扁豆至瓶盖大小红色鳞屑性斑片，部分融合成大片，以躯干为著，皮损基底潮红，可刮出鳞屑，有薄膜现象，Aspects 征阳性。舌质红苔薄白，脉数。

西医诊断：寻常型银屑病。

中医诊断：白疕。

辨证：风热外犯。

治法：清热祛风。

方药：（1）半枝莲方加味。半枝莲 12g，荆芥 10g，防风 10g，白鲜皮 20g，地肤子 20g，蛇床子 15g，萆薢 10g，紫草 10g，蒲公英 20g，蝉蜕 10g，野菊花 20g，紫花地丁 20g，丹参 20g，槐米 10g，白芍 20g。14 剂，每日 1 剂，水煎 2 次混合后早晚分服。

（2）愈银片（医院制剂），每日 2 次，每次 2g，饭后服。

（3）龙珠软膏外涂，每日 2 次。

2013 年 7 月 8 日二诊：诸症好转，继以前方治疗。

2013 年 9 月 2 日三诊：上方随证加减服药近 2 个月，皮疹消退，留褐色色素沉着，临床治愈。继以前方 7 剂巩固治疗。

按语：本例素嗜辛辣油腻，湿热蕴积，营血热盛，热盛于内则易与六淫中风热之邪相召引，内外搏结，致营血郁滞，肌肤失荣，故发为红斑鳞屑，热盛生风，风动，故见皮肤瘙痒。又湿热胶结黏腻，难解难散，故病情反复，缠绵难愈。其症状表现特点在于瘙痒。病机特点以风热为关键，又兼湿邪。故方中以半枝莲、野菊花、紫花地丁、蒲公英质地轻清之品清热解毒，而无苦寒凝滞热邪、阻滞气机之弊；荆芥、防风、蝉蜕辛散达表，透散风热；地肤子、白鲜皮、蛇床子祛风除湿止痒；槐米、萆薢清热除湿，使湿去则热易散；紫草清热凉血，活血解毒，加丹参、白芍养血活血，血行则风灭；合愈银片以增其清热祛风，活血化瘀之功。治疗中以祛邪为主，外散风热，内清湿热，兼和营血，药证相合，故病得速除。

医案6（萆薢渗湿汤加味治疗银屑病案）

杨某，男 62 岁，山西省霍县人，2013 年 11 月 2 日初诊。

主诉：躯干四肢散在鳞屑性红斑伴瘙痒 6 年，加重 4 年。

病史：患者于 6 年前始于感冒后全身出现鳞屑红斑，病情时轻时重。近 4 年来，病情明显加重，皮损增多，扩大融合成片，遂来诊。

刻诊：全身鳞屑性红斑，自觉瘙痒明显，夜寐不安，怕冷，食纳可，二便调。

专科检查：腰背、双肘及下肢可见大片鳞屑性红斑，以双小腿伸侧为甚，边界清楚，鳞屑厚积，刮除后可见薄膜现象及点状出血。舌红苔薄白，脉弦滑。

西医诊断：寻常型银屑病。

中医诊断：白疕。

辨证：湿热瘀阻证。

治法：清热除湿，活血通络。

方药：萆薢渗湿汤加味。萆薢 10g，茯苓 20g，法半夏 10g，生薏苡仁 20g，黄柏 10g，通草 6g，丹皮 10g，白术 10g，半枝莲 12g，丹参 20g，连翘 15g，马钱子 0.8g。水煎服，兼服愈银片，外用卡泊三醇软膏。

2013 年 11 月 9 日二诊：服上方 7 剂，病情稳定，仍觉瘙痒。上方加三棱、川牛膝各 10g 继服。

2013 年 11 月 16 日三诊：病情好转，皮损变薄，偶有轻微瘙痒。前方继进。

2013 年 11 月 23 日四诊：皮损明显变薄，部分皮损鳞屑消退，仅留色素沉着，瘙痒减轻，继以上方加木瓜 10g 煎服。

2013 年 11 月 30 日五诊：全身皮损鳞屑消退，仅留淡褐色至褐色色素沉着斑片。舌暗红苔薄白而润，脉滑。上方 7 剂继服，以巩固治疗。现在随访中。

按语：本例病程缠绵，皮损以双下肢为著，故从湿辨治。饮食不慎，脾虚生湿，蕴阻肌腠脉络，肌肤失养，郁久则化热生风，或湿热内生，与风湿之邪相召，搏结肌肤，故见红斑鳞屑，伴见瘙痒。治以清热除湿，活血通络，以萆薢渗湿汤健运脾胃，除湿清热，加半枝莲、连翘加强清热解毒之功；加丹参凉血活血；马钱子苦寒，有毒，清热通络，《外科全生集》谓其："能搜筋骨入髓之风湿，祛皮里膜外凝结之痰毒。"《医学衷中参西录》也云其："开通经络，透达关节之力，远胜于它药。"韩老师每喜用以治疗证属血瘀络阻之皮肤顽疾。复诊瘙痒未减，加三棱、川牛膝加强活血化瘀，以达"血行风自灭"之效，其中牛膝引药下行；加木瓜以化湿通络。诸药合用，祛湿清热，活血通络，血行风灭，故诸症悉除。

医案 7（当归四逆汤加味治疗银屑病案）

谭某，女，45 岁，陕西渭南市人，2014 年 2 月 24 日初诊。

主诉：全身散在潮红鳞屑性斑片伴瘙痒 3 个月。

病史：患者于 3 个月前感冒后，于头面躯干四肢出现散在潮红鳞屑性斑片，自觉瘙痒，多方求治未效，病渐加重，已严重影响正常社交生活，戴口罩而来求诊，神情焦急，以期速愈。现食眠可，怕冷，比常人穿着较厚，二便通畅，月经尚调。

专科检查：头面躯干四肢散在潮红鳞屑性斑片，皮损以颜面四肢为著，刮去鳞屑，可见有薄膜现象，点状出血。舌色淡胖，边有齿痕，苔薄白而润，脉沉。

西医诊断：寻常型银屑病。

中医诊断：白疕。

辨证：气血虚弱，风寒外袭。

治法：养血益气，祛风散寒。

方药：当归四逆汤加减。当归 10g，桂枝 10g，白芍 10g，通草 6g，附子 10g，干姜 10g，黄芪 20g，党参 20g，合欢皮 20g，荆芥 10g，防风 10g，白鲜皮 20g，蝉蜕 10g，甘草 10g。每日 1 剂，开水煎 2 次混合后早晚饭后服。

外用：牛皮癣软膏，每日 2 次。

2014 年 3 月 3 日二诊：服药 7 剂，病情显著好转，患者自觉全身轻快，皮损显著变薄，瘙痒亦明显减轻。效不更方，以其病久多瘀，病久入络，继以前方加红花10g活血化瘀治疗。后以上方，略事加减调治。

2014年5月10日三诊：已痊愈，随即停药观察，并嘱畅情志，节饮食。

按语： 本例气血素虚，感冒风寒，蕴结肌肤，留恋不去，阻滞血脉，致营血不畅，失于温煦，故畏寒怕冷；肌肤失养，故见斑疹鳞屑；血虚生风，故觉瘙痒。治宜益气养血，祛风散寒。方中当归辛润温通，养血活血；桂枝温经散寒，温通血脉；细辛温经散寒，助桂枝温通血脉；白芍养血和营，助当归补益营血，通草通经脉，以畅血行；黄芪、党参益气固表，并有化气生血之妙；荆芥、防风辛温解表，祛风散寒；合欢皮、白鲜皮、蝉蜕以皮行皮，透表达邪，祛风止痒；白茅根甘凉生津，凉血活血，既合归、芍以补营血，又防桂枝辛温太过，伤及阴血；干姜、甘草温养中气，以助营血；复诊时加红花辛温通络，活血化瘀。全方温经散寒，养血通脉，温而不燥，补而不滞，终收全功。

医案8（桃红四物汤与四逆加味治疗银屑病案）

王某，男49岁，陕西省宝鸡市人，2014年10月12日初诊。

主诉： 躯干四肢鳞屑性红斑、斑块20余年，加重1个月。

病史： 患者于20年前，全身出现鳞屑红斑，屡经中西药治疗，病情时轻时重，近年来病情复发频率增加，且症状逐年加重，持续时间较长。近月来，皮损明显加重，遂来诊。刻诊：全身鳞屑性红斑，自觉瘙痒明显，平素畏寒怕冷，病情以冬季加重。

专科检查： 头皮、躯干、四肢可见散在暗红色浸润性鳞屑斑片，边界清楚，鳞屑厚积，呈银白色，皮疹以双下肢多发，伴有明显抓痕，头皮部可见束状发，红斑、斑块上皮屑刮除后可见薄膜现象及点状出血，指（趾）甲缘红肿，指甲表面不平，部分甲板增厚变形。舌质黯红，苔白，脉沉涩。

西医诊断： 寻常型银屑病。

中医诊断： 白疕。

辨证：阳虚血瘀证。

治法：活血温阳。

方药：（1）桃红四物汤与四逆汤加味。桃仁 10g，红花 10g，当归 10g，川芎 10g，赤芍 10g，附子（开水先煎）10g，干姜 10g，肉桂（后下）6g，川牛膝 10g，威灵仙 10g，木瓜 10g，生地 20g，甘草 6g。7 剂，每日 1 剂，水煎 400ml，分 2 次早晚饭后服。

（2）生地榆 60g，苦参 30g，山豆根 30g，威灵仙 30g，连翘 30g，皂角刺 30g。水煎取汁约 200ml，入温水中药浴，每日 1 次。

（3）卡泊三醇软膏外涂，每日 2 次。

2014 年 10 月 19 日二诊：原有斑块明显变平，斑块颜色变淡，皮屑减少，舌质红，苔白，脉沉涩，患者诉口干明显，畏寒减轻。上方生地加至 30g，余不变。继续药浴，隔日 1 次；加走罐，隔日 1 次。

2014 年 10 月 26 日三诊：服上方 6 剂，患者未诉不适，大的斑块明显变平，从边缘缩小，部分小的斑块已经消失，留有炎症后色素减退斑。舌质红，苔白，脉涩。中药方调整如下：桃仁 10g，红花 10g，当归 10g，川芎 10g，赤芍 10g，川牛膝 10g，威灵仙 10g，木瓜 10g，甘草 6g，干姜 6g，肉桂（后下）5g，熟地 20g。每日 1 剂，水煎 400ml，分 2 次早晚饭后服；中药药浴，每日 1 次。1 周后停药浴，改为游走罐，每日 1 次。

2014 年 11 月 5 日四诊：原有红斑、斑块完全消失，留有炎症后色素减退斑。仍用上方 6 剂，巩固疗效。

按语：患者发病既久，又屡用清热凉血药物，苦寒伤中，阳气被伤，每遇冬季，遭遇外寒，内外寒邪相合，凝滞经脉，导致脉络瘀滞，气血运行不畅，肌肤不得滋养而发病，皮损以斑块为主，色暗红，且寒冷时更重。综合脉证，属寒凝血瘀，治宜温阳活血并行。故方选桃红四物汤养血活血，化瘀通络。前贤谓"血得温则行，得寒则凝"，故以四逆汤温阳暖中，并散寒以促血行，达到"益火之源，以消阴翳"之目的。木瓜、威灵仙通经疏络；川牛膝活血化瘀，引药下行，直达病所。然温阳活血易致阳胜耗津，故复诊时减肉桂用量，而增生地用量；后改生地为熟地，养血滋阴，以生阳化气，即王冰所谓"善补阳者，必于阴中求阳，阳得阴助而泉源不竭"之意。疾病不同时期，治疗方法亦有所偏重：皮屑较厚时，着重药浴；皮屑变薄后，药浴及走罐并重；皮屑进一步减少、斑块变平时，着重走罐；皮损基本消失时，仅内服中药以巩固疗效。临证根据病情变化，灵活调整治疗方案，是中医个性化治疗的特点。

医案9（半枝莲方加味治疗银屑病案）

张某，男，40岁，住西安市西郊某小区，2014年11月29日初诊。

主诉：全身大片鳞屑性潮红斑片，伴瘙痒半年。

病史：半年前无明显诱因于头皮、躯干部出现散在红色斑疹，未予重视，后皮疹逐渐增多，遂在当地门诊部给自制药品（成分不详）内服外用，病证未见好转。曾用过阿维A胶囊、卡泊三醇软膏、他克莫司软膏，还用过光疗等，疗效均不明显，几近绝望。经介绍前来请韩教授诊治。

刻诊：全身皮肤大片暗红斑片，上覆白色肥厚干燥鳞屑，自觉瘙痒剧烈，食纳可，口唇干红，二便尚调。

专科检查：咽红，头面、躯干、四肢部大片暗红斑片，上覆白色肥厚干燥鳞屑，松动易脱落，头皮鳞屑堆积，头发成束。舌绛红，苔少欠润，脉数。

西医诊断：寻常型银屑病。

中医诊断：白疕。

辨证：热毒炽盛，血热风燥。

治法：清热解毒，活血祛风。

方药：（1）半枝莲方加味。半枝莲12g，荆芥10g，防风10g，白鲜皮12g，地肤子15g，蛇床子12g，萆薢10g，紫草20g，蒲公英20g，蝉蜕10g，野菊花20g，紫花地丁20g，威灵仙10g，白芍20g，商陆 10g。每日 1 剂，水煎 2 次早晚饭后服。

（2）愈银片，每次 2g，每日 2 次，饭后服。

（3）牛皮癣软膏（医院制剂），每日 2 次，涂于患处。

2014 年 12 月 6 日二诊：服上药 7 剂，病情无明显变化，舌脉同前。前方加合欢皮 20g，蚤休 15g 继服。

2014 年 12 月 20 日三诊：服上药 7 剂，中途因感冒发烧并腹泻，静脉输液头孢 3d，停服中药，现感冒诸症已愈。查除双下肢外，其余部位皮损均有所变薄，颜色变淡，瘙痒感也明显减轻。上方加木瓜 10g 继进。

2015 年 1 月 1 日四诊：皮损瘙痒感已消，仅下肢少量鳞屑斑片。舌红苔薄白，脉数。辨证：血热型。治法：清热凉血，除湿解毒。方药：凉血四物汤加味。当归 10g，川芎 10g，生地 20g，白芍 20g，黄芩 10g，红花 10g，丹皮 10g，枳壳 10g，陈皮 10g，栀子 10g，木瓜 10g，威灵仙 10g，半枝莲 12g，白茅根 20g，丹参 20g，甘草 10g。每日 1 剂，水煎 2 次早晚饭后服。

2015 年 2 月 14 日五诊：服药月余，下肢有少量残留鳞屑斑片，基底淡红，鳞屑细薄，近愈。继服前药巩固治疗。现仍在观察随访中。

按语：本例治疗之初，症见全身大片鳞屑红斑，鳞屑厚积，自觉瘙痒剧烈，乃热毒炽盛，热盛生风，风盛则痒，故以清热祛风为主。韩老师以半枝莲方加味治疗，方中半枝莲、野菊花、紫花地丁、蒲公英清热解毒；地肤子、白鲜皮、蛇床子祛风除湿止痒；荆芥、防风、蝉蜕辛散达表，透散风热；草薢清热除湿，使湿去则热易散；紫草、白茅根清热凉血，活血解毒，加白芍敛阴和营，防疏散伤阴耗血；威灵仙善行十二经络，祛风除湿通络。全方以清热祛风为主，兼以除湿活血通络。待热势顿挫，风去痒消，则改以凉血活血为主，兼清湿热。方中当归、白芍、丹参养血活血，川芎、红花活血；丹皮、白茅根凉血活血，生地清热凉血，养阴以制阳，乃取"壮水之主以治阳光"之意，并合当归、白芍、丹参养血润肤；

枳壳、黄芩、栀子、半枝莲清热解毒；枳壳行气以助血行，合陈皮和胃助运，防寒凉阻碍脾胃运化；木瓜、威灵仙除湿通络；合欢皮解郁安神，以皮达皮，引诸药直达病所。

小结

银屑病，相当中医的"白疕""白疕风"等，临床多责之于血热、血燥、血瘀，治疗多清热解毒，活血祛风为治。然而本病临床表现复杂，治疗用药绝非某证某方便可应变临床。医者当"有者求之，无者求之"，"谨察阴阳所在而调之，以平为期"。谨将韩老师治疗寻常型银屑病的经验介绍于后，学者可举一反三，不至于胶柱鼓瑟。根据临床所见，较为常见的有以下几型：

（1）风热型：临床表现自觉瘙痒明显，皮损基底潮红，可伴有咽喉泛红或红肿或干痛，溲赤便干，舌红苔黄脉数或浮数。治以清热解毒，祛风止痒。常以自拟半枝莲方（半枝莲、荆芥、防风、白鲜皮、地肤子、蛇床子、萆薢、紫草、蒲公英、蝉蜕、野菊花、紫花地丁）加减治疗。临床用药后，患者瘙痒感多迅速减轻，乃至消除，则"有效而更方"，根据临床表现，以血热型或血瘀型等论治。

（2）血热型：临床表现多无瘙痒感觉，皮损干燥，基底潮红或鲜红，不断有新增皮损出现，伴随症状与风热型类似。治宜清热凉血，活血解毒，方选凉血四物汤（当归、川芎、生地、白芍、黄芩、栀子、红花、丹皮、枳壳、陈皮、甘草）加减。然过用久用苦寒之品易伤及阳气，导致寒邪凝滞，脉络阻滞不通，故多选金银花、连翘、蚤休、半枝莲之类，而少用苦参、黄柏之属。

（3）肝郁（女性称冲任不调）型：临床常见平时心烦易怒，常伴口干咽燥、腰酸腹痛等症。女性伴有月经不调，皮疹多在月经前加重，舌质淡红或黯红，舌苔薄白或少苔，脉弦弱。治宜调养肝肾，方用丹栀逍遥汤加减。腰膝困痛，加川断、杜仲；伴乳腺增生，加郁金、山慈姑；月经不调，加益母草、丹参、香附等。

（4）血虚寒凝型：常伴畏寒肢冷，入冬加重，妇人常有经来腹痛，月经后期，经色淡黯，夹杂血块，喜温喜按，舌淡苔白，脉沉迟细。治宜养血散寒，方选当归四逆汤加减。伴腹泻者，加党参、山药；纳差者，加鸡内金、焦三仙；身困者，加生黄芪、党参等；虚寒甚者，加附子。

（5）血瘀型：此型多为病史较长，久病入络，阻滞经脉，症见皮损鳞屑厚积，不易剥脱，基底黯红或紫红，皮损或痒或不痒，肌肤甲错，舌黯红或伴有瘀点，舌底静脉常粗大，脉兼弦涩。治以活血化瘀通络，方用桃红四物汤或血府逐瘀汤加味。成药可用愈银片、大黄䗪虫丸等。

湿热型常以萆薢渗湿汤加味治疗，关节型银屑病疼痛不休时加青风藤10g，马钱子0.8g，止痛效果非常好。

韩老师认为，本病临床用药时，尤应注重引经药的使用，使药物直达病所，有效提高临床疗效。皮损以头皮为著者，加牛蒡子、菊花；在额部及前发际者，加白芷；在双上肢者，加桑枝或桂枝；双下肢为著者，加木瓜、川牛膝；在颈背部者，加羌活、葛根等。

银屑病多病程久长，诸邪留恋，瘀阻经络，致肌肤失养，荣卫不固，则外邪更易入里，阻滞经络，复又加重血瘀，而成恶性循环，故血瘀既是病理结果，又是致病因素。所以治疗中，对活血化瘀药的使用应贯穿始终。活血药多味辛而善行，疏通经络，开凝散滞，既能防止清热解毒凝滞血脉，又可助药物速达肌腠经络而逐邪外出，还可使气血通达，充养肌肤而固外，即《黄帝内经》所谓的"辛以润之"。热瘀者，常选丹参、白茅根、丹皮、紫草；寒瘀者，加桂枝、红花、当归、川芎；气滞血瘀者，可选郁金、枳壳；气虚血瘀者，加生黄芪、党参；痰瘀阻络者，可加白芥子、僵蚕；病久难愈，皮损顽厚属血瘀阻络者，加威灵仙、三棱、莪术，或加全虫、穿山甲等虫类搜剔之品。

对于病情较重，皮损泛发全身，辨证属风热、血热或血瘀型银屑病，韩老师常重视中药药浴，认为本法可使药物直达病所，又可借助温热作用，改善病变部位血行，有利于减轻血瘀症状，而无内服药"良药苦口"之虑及产生的不良反应或副作用。临床常用方为生地榆方（韩老师自拟方），具体用药用法如下：生地榆、山豆根、威灵仙、苦参、黄柏、千里光、生百部、商陆各30g，川椒、艾叶各10g，加水3000ml，浸泡30min以上，大火烧开，小火煎煮20min，滤渣取汁，将药液加入水温39℃木桶中，患者坐位，水位不能超过患者心脏位置，浸泡30min。浸泡期间禁止用手搔抓或者搓洗皮屑。瘙痒不显著者，可去川椒、艾叶。对于头皮鳞屑较明显者，常用去屑方（韩老师自拟方，透骨草、威灵仙各60g）酌加苦参、皂荚、白鲜皮等各30g，水煎外洗。

第十一节　扁平苔藓

医案1（血府逐瘀汤加减治疗泛发性扁平苔藓案）

蒋某，女，69岁，陕西省蓝田县人，2004年1月6日初诊。

主诉：两下肢紫蓝色斑片，瘙痒2年多。

病史：患者近半年来斑片延及腹部。病后在西安几所大医院皮肤科就诊，皮肤组织病理诊断为"扁平苔藓"。使用过不少西药及中药内服、外涂，没有效果，且病情不断加重，剧烈瘙痒。经人介绍延韩老师诊治。

专科检查：两下肢及腹部可见紫红色斑、丘疹，大小不等，边沿不规则。舌质色黯，有瘀点，苔白腻，脉象沉细无力。

西医诊断：扁平苔藓。

中医诊断：紫癜风。

辨证：血瘀挟风。

治法：活血化瘀，祛风止痒。

方药：血府逐瘀汤加减。桃仁10g，红花10g，当归10g，川芎10g，生地20g，赤芍10g，牛膝12g，丹参20g，刺蒺藜20g，连翘15g，荆芥10g，防风10g，合欢皮20g，威灵仙10g。7剂，每日1剂，水煎2次混合后早晚饭后分服。药渣加水煎后外洗。

2004 年 1 月 14 日二诊：用上药后，病情稳定，略有减轻，大便较前次数增多，每日 2～3 次。上方加党参 15g，易赤芍为白芍 20g，继续服用。

2004 年 1 月 21 日三诊：服药后大便正常，日 1 次，皮肤瘙痒减轻，无其他不适症状。以 1 月 14 日方继续服用。

2004 年 2 月 18 日四诊：皮肤瘙痒明显减轻，皮疹颜色较前变淡，舌质瘀点减少，前方加黄芪 20g，服用方法同前。

2004 年 3 月 12 日五诊：皮肤瘙痒基本消失，皮疹颜色明显变淡，舌质瘀点消失，舌质淡红色，脉象沉而有力。前方加减服用月余而愈。

按语：本案根据皮损为紫黯色斑片，舌质黯有瘀点等属于血瘀络脉之证，加之久病多瘀等，治疗当以活血化瘀通络止痒为法。选用血府逐瘀汤加荆芥、防风、白蒺藜祛风止痒；合欢皮以皮达皮，引药达表；配连翘解毒散结；威灵仙通络散结之力，非他药可比。因患者年长，且久病多虚，不可过用攻伐之剂，故于复诊时加党参、黄芪益气固表，扶助正气，并有推动血行之功，以防虚虚之变。方证相投，故用之有效。

病案 2（玉女煎与清胃散加味治疗口腔、外阴扁平苔藓）

赵某，女，53 岁，西安市灞桥区人，2013 年 1 月 10 日初诊。

主诉：皮肤、口腔、外阴部紫红斑疹，瘙痒 10 多年。

病史：患者于 10 年前先在腹部、脐窝、上肢等部位发生皮疹，渐渐发展至乳房下、口腔及外阴部，剧烈瘙痒。先后去西安几家大医院诊断治疗。在西京医院皮肤科做皮肤组织病理切片（病理号：19949，报告日期：2005 年 12 月 7 日），报告为"扁平苔藓"。一直口服激素治疗，有时服阿维 A、阿司咪唑（息斯敏）之类，躯干明显好转。近半年来口腔灼热疼痛，外阴烧灼瘙痒，纳少，大便稀，每日 3～4 次，伴有灼热感，求中医治疗。

专科检查：前额、腹部、脐窝可见大小不等的色素沉着斑，边沿不规则，外阴黏膜、上下牙龈呈血红色，个别牙龈萎缩。颊黏膜糜烂，伴有网状条纹。舌质红苔黄，脉象沉滑。

西医诊断：口腔、外阴扁平苔藓。

中医诊断：紫癜风。

辨证：胃热兼气虚。

治法：清泻胃热，佐以益气。

方药：玉女煎与清胃散加减。生石膏20g，知母10g，麦冬15g，生地20g，川牛膝10g，升麻10g，黄连8g，当归10g，牡丹皮10g，党参20g，山药20g，石斛20g，鸡冠花20g。7剂，每日1剂，水煎2次混合后早晚饭后分服。平时以鸡冠花、地骨皮煎水漱口，每日3次。同时用肉桂、吴茱萸等份研末，用醋调膏敷于涌泉穴，每日1次，以引火归原。

2013年1月20日二诊：自诉服上药后病情稳定，口腔灼热疼痛、外阴烧灼瘙痒感较以前略减轻，纳食较以前增加，大便每日2次，舌苔、脉象同前。上方鸡冠花加至30g，地骨皮加至15g。7剂，每日1剂，水煎2次混合后早晚饭后分服。平时仍以鸡冠花、地骨皮煎水漱口，每日3次。

2013年2月6日三诊：自诉服上药后病情较前有所好转，口腔灼热疼痛、外阴烧灼瘙痒感较以前明显减轻，纳可，大便每日2次，灼热感基本消失。舌质淡红，苔白润，脉象沉细。胃肠湿热基本已去，中气尚虚，前方调整如下：地骨皮10g，知母10g，麦冬15g，生地20g，川牛膝10g，升麻10g，扁豆15g，当归10g，牡丹皮10g，党参30g，山药30g，石斛20g，鸡冠花30g，枳壳10g。每日1剂，水煎2次混合后早晚饭后分服。平时仍以鸡冠花、地骨皮煎水漱口，每日3次。

2013年2月16日四诊：自诉服上药后病情较前明显好转，口腔灼热疼痛、外阴烧灼瘙痒感基本消失，纳可，大便每日1次，舌质淡红，苔白润，脉象沉细有力。病情好转，需要继续巩固疗效。遂以上方10剂，共为细末，制成水丸，每次30丸，每日3次，温开水送服。

2013 年 4 月 26 日五诊：上方服 2 个月余，病情基本痊愈，继以上方 5 剂制成水丸，服法同上，巩固疗效。

10 个月后随访，未再复发。

按语：本案病位以口腔与阴部为主，当责之脾肾。脾开窍于口，其华在唇，脾与胃互为表里，"实则阳明，虚则太阴"，以症状分析实乃本虚标实证，用玉女煎合清胃散清泻胃热治其标，加党参、山药、白术健脾益气顾其本；鸡冠花甘凉，无毒，归肝、大肠经，具有活血化瘀、凉血止血的作用，适宜治疗瘀热阻结之皮肤病。韩老师根据古书记载认为，鸡冠花是治疗口唇疾病不可多得之药，验于临床，屡试不爽，故方中重用鸡冠花主疗口疮。用药与证相应，治疗中随证加减，乃使口腔顽症获愈。

医案 3（桃红四物汤加减治疗腹、四肢扁平苔藓案）

穆某，男，31 岁，陕西省周至县人，2013 年 2 月 8 日初诊。

主诉：腹部及四肢灰蓝色斑片半年，伴口腔白斑 2 个月。

病史：患者半年多来，腹部及四肢出现紫蓝色色斑，自觉瘙痒。近 2 个月来皮疹延及口腔，热冷刺激后有灼痛感，在西安几所大医院皮肤科就诊，皮肤组织病理诊断为"扁平苔藓"。用过西药及中药内服、外涂（名不详），没有效果，病情不断加重。经人介绍，来门诊请韩老师诊治。

专科检查：四肢伸侧可见紫蓝色斑、丘疹，大小不等，边沿不规则，口腔、颊黏膜部可见针尖至粟粒大小的乳白色丘疹。舌质黯，苔少而干，脉沉细。

西医诊断：扁平苔藓。

中医诊断：紫癜风。

辨证：血瘀阴虚。

治法：活血化瘀，滋阴通络。

方药：桃红四物汤加味。桃仁 10g，红花 10g，当归 10g，川芎 10g，生地 20g，赤芍 10g，木瓜 10g，川牛膝 10g，三棱 10g，莪术 10g，怀山药 20g，鸡冠花 30g，麦冬 20g，地骨皮 10g，合欢皮 20g。

每日 1 剂，水煎 2 次混合后早晚饭后分服。药渣加水煎后外洗四肢部位的皮损。

2013 年 2 月 16 日二诊：用上药后，病情稳定，略有减轻，大便较前次数增多，日 2～3 次。上方加党参 15g，易赤芍为白芍 20g，继续服用。药渣加水煎后外洗四肢部位的皮损。

2013 年 2 月 26 日三诊：服药后大便正常，日 1 次，皮肤瘙痒减轻，口腔对热、冷刺激后灼痛感减轻，无其他不适症状。2 月 16 日方继续服用。药渣加水煎后外洗四肢部位的皮损。

2013 年 3 月 10 日四诊：皮肤瘙痒明显减轻，皮疹颜色较前变淡，舌质淡红，舌苔白润。前方加黄芪 15g，服用方法同前。药渣加水煎后外洗四肢部位的皮损。

2013 年 3 月 23 日五诊：皮肤瘙痒基本消失，皮疹颜色明显变淡，舌质淡红，苔白润，脉象沉而有力。3 月 10 日方继续服用，巩固疗效。

按语：本例皮损多发，延及口腔，观其脉证，乃属血瘀阻络，胃阴亏虚之证。血瘀则气血不达，肌肤失荣，阴津不足则血脉枯涩，又可致血瘀加重，故需活血与养阴兼行并进。方以桃红四物汤加活血化瘀之品以行血，其中生地合山药、麦冬以养胃阴；诸皮类药，以皮行皮，活血解毒，兼清虚热；气是人身之本，津血同源，生成赖于气，复诊加党参、黄芪健脾以助运，益气以生津。全方活血不破血，养阴不滞血，使血脉得充，营血周流，肌肤得养，顽疾自散。

医案 4（丹栀消风汤加味治疗四肢扁平苔藓案）

侯某，女，西安市人，71 岁，2013 年 11 月 8 日初诊。

主诉：四肢及面部紫蓝色斑，瘙痒 2 年多，加重半年。

病史：患者 2 年多来四肢及面部多发紫蓝色斑，剧烈瘙痒，近半年来延及腹部。病后在西安几所大医院皮肤科就诊，皮肤组织病理诊断为"扁平苔藓"。使用过不少西药及中成药内服、外涂，效果甚微，病情不断加重，平素性急易怒，眠差，瘙痒剧烈。经人介绍寻韩老师诊治。

专科检查：四肢、面部及腹部可见紫蓝色斑、丘疹，大小不等，边沿不规则。舌质红，苔薄白，脉象弦滑。

西医诊断：扁平苔藓。

中医诊断：紫癜风。

辨证：肝郁血瘀。

治法：疏肝理气，活血止痒。

方药：丹栀逍遥散合桃红四物汤化裁。丹皮10g，栀子10g，当归10g，白芍20g，柴胡10g，茯苓20g，白术10g，桃仁10g，红花10g，川芎10g，生地20g，牛膝12g，丹参20g，刺蒺藜20g，荆芥10g，防风10g，合欢皮20g，威灵仙10g，乌梢蛇10g。6剂，每日1剂，水煎2次混合后早晚饭后分服。药渣加水煎后外洗。

2013年11月20日二诊：服上方药后病情稳定，没有新的皮疹发展，无其他不良反应，舌苔脉象同前。以上方10剂继治，每日1剂，水煎2次混合后早晚饭后分服。药渣加水煎后外洗。

2013年12月10日三诊：已经服上方16剂，自觉瘙痒比以前减轻，皮疹颜色较以前变淡，纳少，无其他不良反应。以上方去威灵仙、栀子，加内金15g，神曲10g，每日1剂，水煎2次混合后早晚饭后分服。药渣加水煎后外洗。

2014年1月9日四诊：上症先从上肢、躯干明显好转，再见下肢明显减轻，颜色明显变淡，瘙痒明显减轻，舌淡红，脉象弦细。病人有乏力感觉，畏中药苦口难咽，求成药疗之。前方去乌梢蛇、荆芥、防风，加党参20g，10剂，制成水丸服用，每日2次，每次6g，饭后温开水送服。

2014年3月19日五诊：皮肤已经恢复正常，瘙痒消失。病告痊愈。

按语：本例病程较久，患者平素性急易怒，剧烈瘙痒，眠差，脉象弦滑。乃由情绪因素引起，肝失疏泄，致气机阻滞，行血不力，久而血瘀肌肤络脉，肌肤失养则见斑疹色紫，营血不荣，燥盛生风，故觉瘙痒。治当疏肝理气，活血止痒，方选丹栀逍遥散与桃红四物汤加减。加刺蒺藜、乌梢蛇、荆芥、防风祛风止痒；加合欢皮引药达皮，安神止痒；威灵仙软坚散结。服药月余症状大减，药苦寒伤胃，出现纳差，去威灵仙、栀子，加内金、神曲以开胃。后期痒止，病人有乏力感觉，乃中气不足所致，又畏中药苦口难咽，求成药疗之，故去乌梢蛇、荆芥、防风，加党参制成水丸以巩固疗效。本案取效，关键在于所选方药与其内在病机一致，故能使顽疾得愈。

医案5（桃红四物汤加减治疗四肢扁平苔藓案）

李某，男，76岁，西安市长安区人，2014年2月8日初诊。

主诉：两下肢蓝紫色斑片，瘙痒半年，加重2个月。

病史：患者半年多来两下肢紫蓝色色斑，剧烈瘙痒，近2个月来延及双上肢。病后在西安几所大医院皮肤科就诊，皮肤组织病理诊断为"扁平苔藓"。用过西药及中药内服、外涂（具体用药不详），没有效果，病情不断加重。经人介绍寻韩老师诊治。

专科检查：四肢可见紫蓝色斑、丘疹，大小不等，边沿不规则。舌质黯，有瘀点，苔白腻，脉象沉细。

西医诊断：扁平苔藓。

中医诊断：紫癜风。

辨证：血瘀阻络。

治法：活血化瘀，通络止痒。

方药：桃红四物汤加减。桃仁10g，红花10g，当归10g，川芎10g，生地20g，赤芍10g，木瓜10g，川牛膝10g，三棱10g，莪术10g，丹参20g，乌梢蛇10g，威灵仙10g，连翘15g，合欢皮20g。每日1剂，水煎2次混合后早晚饭后分服。药渣加水煎后外洗。

2014年2月16日二诊：用上药后，病情稳定，略有减轻，大便较前次数增多，日2~3次。上方易赤芍为白芍20g，加党参15g，继续服用。药渣加水煎后外洗。

2014年2月25日三诊：服药后大便正常，日1次，皮肤瘙痒减轻，无其他不适症状。2月16日方继续服用。药渣加水煎后外洗。

2014年3月11日四诊：皮肤瘙痒明显减轻，皮疹颜色较前变淡，舌质瘀点减少。前方加黄芪20g，服用方法同前。药渣加水煎后外洗。

2014年3月23日五诊：皮肤瘙痒基本消失，皮疹颜色明显变淡，舌质瘀点消失，舌质淡红色，脉象沉而有力。以3月11日方继续服用，巩固疗效。

按语： 本例年高体弱，气血渐衰，血行迟滞，瘀阻血络，积聚成形，故见肌肤斑疹色紫；气血不通，肌肤失荣，化燥生风，故觉瘙痒。综其脉证，属血瘀阻络，故以桃红四物汤合丹参养血活血，荣养肌肤；乌梢蛇、威灵仙、木瓜祛风湿，通经络，合三棱、莪术活血破积；瘀血阻滞，久积而成瘀毒，故以连翘清热解毒，活血化瘀，且能透热达表；合欢皮活血解毒，以皮达皮，引药直达病所。复诊时增党参、黄芪益气扶正，推血助行，并防攻伐伤正。用药攻补兼施，以祛邪为主，而达瘀去络通，使瘀毒得以宣散，肌肤得养，血行风灭，故病得愈。

小结

扁平苔藓，相当于中医学的"紫癜风"。《圣济总录》云"紫癜风之状，皮肤生紫点，搔之皮起而不痒痛是也"，其发病多因"风邪挟湿，客在腠理，荣卫壅滞，不得宣流，蕴瘀皮肤，致令色紫"。临床表现为具有特征性的紫蓝色扁平丘疹、斑丘疹，病程较长，可累及皮肤、黏膜、指、趾甲等部位，病理检查为多发于真皮浅层的慢性炎症。在现代医学中，本病病因不明，目前一般认为可能与神经精神障碍、病毒感染或自身免疫有关。

对于本病，韩老师临证常分型治疗：血瘀为著者，予以活血化瘀通络，方选桃红四物汤加味；胃热为著者，治以清泄胃热，方用玉女煎与清胃散加减；气滞血瘀者，以理气活血为法，方用丹栀逍遥散合桃红四物汤加减；肝肾阴虚，湿热下注者，治以滋阴降火，兼清利湿热，用知柏地黄丸加味治之。

韩老师认为，本病皮损多紫黯或淡紫，舌质黯有瘀点，具有病久难愈之特点，临证多从血瘀络脉论治，并根据患者伴随症状，视其血瘀之深浅，兼阴虚、气虚、挟风、挟湿之多寡进行加减，坚持用药，多能获良效。

第十二节　白塞氏病

医案 1（甘草泻心汤加味治疗白塞氏病案）

成某，女，27 岁，西安市某单位公务员，1987 年 4 月 2 日初诊。

主诉：口腔及外阴溃疡，疼痛，反复发作 3 年余。

病史：有白塞氏病 3 年余，口腔黏膜反复发生溃疡，伴有外阴部溃疡，疼痛，下肢结节反复发作。2 年前有眼部疾病，伴有腹胀纳少，困乏无力。

专科检查：口腔及外阴溃疡，下肢结节红肿，压痛。舌淡红，苔黄白厚，脉沉细。

西医诊断：白塞氏病。

中医诊断：狐蜜病。

辨证：脾虚兼有湿热。

处方：甘草泻心汤加味。炙甘草 20g，黄连 6g，黄芩 6g，半夏 10g，干姜 10g，党参 15g，大枣 3 枚，炒薏苡仁 20g。7 剂，水煎 2 次，混合早晚饭后分服。

苦参 30g，煎水待温外洗阴部，每日 2 次。

1987 年 4 月 10 日二诊：上方服用 1 周，结合苦参煎水外洗，症状明显好转，溃疡开始愈合，下肢结节红肿减轻，压痛消失，腹胀消失，饮食可，舌苔薄白。效不更方，继续前方再进 7 剂。配合苦参煎水待温外洗阴部。

1987年4月18日三诊：症状消失，基本恢复正常，病告愈。

按语： 治疗本病有不少经验方子，有效者莫如《金匮要略》甘草泻心汤。《伤寒论》中也有此方，但没有人参，炙甘草是主药，用量要大至15~30g，甘草具有很好的黏膜修复作用；黄连与黄芩的用量根据患者寒热比例决定，舌质红、苔黄者黄连与黄芩用量大于半夏、干姜，舌质淡、苔白厚者半夏、干姜用量大于黄连与黄芩。伴有腹泻或糖尿病患者加葛根。甘草泻心汤在古代是治疗狐惑病的专方，现在用它来治疗白塞病，可以看成是白塞病的专方，也可以作为复发性口腔溃疡的常规用方。有报道甘草用到了30g，但是要注意副作用，量过大可以导致反酸、腹胀、浮肿、血压升高等，需要密切关注。

医案 2 （杞菊地黄汤加减治疗白塞氏病案）

冯某，男，35岁，西安市某工厂电工，1989年3月10日初诊。

主诉： 口腔及包皮溃疡，反复发作2年余。

病史： 有白塞氏症病史，口腔黏膜溃疡，包皮溃疡及下肢结节性红斑反复发作，以前有眼部疾病，伴有腰膝酸痛，四肢无力，健忘，视力减退。

专科检查： 口腔及包皮溃疡，下肢结节红肿压痛。舌淡红边有瘀点，苔薄白，脉沉细尺弱。

西医诊断： 白塞氏病。

中医诊断： 狐惑病。

辨证： 肝肾不足，挟有瘀血。

治法： 滋补肝肾，活血散结。

方药： 杞菊地黄汤加减。熟地24g，山萸肉12g，山药12g，茯苓10g，泽泻10g，牡丹皮10g，枸杞10g，菊花10g，丹参20g，鸡冠花30g，牛膝10g，巴戟天10g，杜仲10g，淫羊藿10g，肉桂6g。7剂，每日1剂，水煎2次混合后早晚分服。忌烟酒及海鲜发物，注意休息。

1989年3月19日二诊：口腔黏膜溃疡略有减轻，包皮溃疡及下肢结节好转，腰膝酸痛、四肢无力、健忘、视力减退等改善不明显。舌苔与脉象同前。1989年3月10日方加鹿角胶10g，续断30g。10剂，每日1剂，水煎2次混合后早晚分服。忌烟酒及海鲜发物，注意休息。

1989年4月6日三诊：口腔黏膜溃疡减轻较著，包皮溃疡及下肢结节明显好转，腰膝酸痛、四肢酸软无力、健忘、视力减退等症状有明显改善。舌红苔白，瘀点减少，脉象沉细有力。效不更方，3月19日方药再进10剂，每日1剂，水煎2次混合后早晚分服。忌烟酒及海鲜发物，注意休息。

1989年4月20日四诊：口腔黏膜溃疡及包皮溃疡已经全部愈合，下肢结节已经消散，压痛消失，腰膝酸痛、四肢酸软无力、健忘、视力减退等症状有明显改善。舌红苔薄白，瘀点消失，脉象沉弦有力。3月19日方药去肉桂、淫羊藿、鸡冠花，6剂，粉碎成极细末制成水丸，每日2次，每次6g，温开水送服，以巩固疗效。

按语： 白塞氏病类似于张仲景《金匮要略》所描述的狐惑病的症状表现。《金匮要略》认为由湿毒所致，且取上下交病，独治其中之法，用甘草泻心汤以苦、辛、甘合治之。但从本案症状看，白塞氏病的主要证型为肾气亏虚，虚火上扰清窍，又兼挟瘀血，反复发作2年有余，乃虚中挟实证。故治疗以杞菊地黄汤加巴戟天、杜仲滋补肝肾；加淫羊藿、肉桂取阴阳互根之理；加丹参、牛膝以助牡丹皮活血散结；重用鸡冠花30g，其疗口腔黏膜溃疡有神药之称。二诊时观其疗效欠佳，是补肾之力稍逊，故加鹿角胶、续断助之，更有肉桂导龙入海，引火归原。近2个月的治疗，紧扣病机，方证相投，其效显著。为巩固疗效，再以水丸续之。

医案3（清热益气法治疗白塞氏病案）

刘某，女，42岁，西安市某机关干部，1990年1月12日就诊。

主诉：口腔溃烂反复发作已7年，加重2个月。

病史：1983年曾发生过外阴瘙痒、溃疡，自行外治旬月而愈。近2个月来因劳累而引发以上症状，表现为外阴瘙痒，继则皮肤破损而溃烂，口腔多发性溃疡，寐少梦多，口干喜饮，胃纳尚可，二便通利，月经正常，白带量多。伴有低热，经多处治疗无效后转我科。

专科检查：左侧小阴唇中央及下方各有一麦粒至黄豆大溃疡，口腔多发性溃疡，面色潮红。舌尖红苔薄白，脉沉细而数。

西医诊断：白塞氏病。

中医诊断：狐蜜病。

辨证：气阴两虚，兼有湿热。

治法：滋阴养血，健脾祛湿，佐以清热解毒。

方药：黄连8g，苦参8g，蛇床子10g，蒲公英、茯苓各20g，生地、黄芪各15g，元参10g，当归、白术各10g，甘草8g。水煎服，每日1剂，连服10剂。外用冰硼散敷外阴溃疡处，每日更换1次。嘱保持心情舒畅，避免劳累，饮食富有营养。禁忌辛辣刺激及海鲜发物。

1990年1月24日二诊：用药后口腔及外阴溃疡略减，余症亦减，舌质淡红，苔薄白，脉沉细数，因久病必虚，且与虫毒、湿热之邪蕴结，故宜缓治之。步前法，并加强健脾清热祛湿之药。上方去生地、苦参，加党参15g，泽泻10g。外用药同上。

1990年2月24日三诊：上方加减共进20多剂，口腔及外阴溃疡初告愈合。嘱续服上方，停用冰硼散。

1990年3月29日四诊：上方加减月余后诸症悉除。再以上方制成水丸剂继续服用2个月，以巩固疗效。

按语：狐蜜病《金匮要略》内服用甘草泻心汤和赤小豆当归散，外用则以苦参汤熏洗，然病情往往错综复杂，故临床用药宜辨证施治，宗其法而不泥其方。本案例口腔、外阴溃疡反复发作经久难愈，盖久病必虚，气血不足而致溃疡难以收口；湿热内蕴，缠绵日久，必致伤阴，故症见面色潮红，寐少梦多，口干喜饮，舌尖红，脉沉细而数等。药以苦参、黄连、公英清热解毒，生地、元参滋阴凉血，当归、黄芪、甘草补益气血，连进10剂，果奏初效。因阴液已复，故上方去生地、元参，以免滋腻助湿恋邪；加党参以助当归、黄芪补气养血；茯苓、白术健脾祛湿，蒲公英、黄连清热解毒，使全方成其清热利湿，安中解毒之功。冰硼散外敷，具有祛腐生肌，解毒收口之效。内外兼治2月余而获痊愈。

医案4（龙胆泻肝汤加减治疗白塞氏病案）

成某，男，31岁，甘肃省天水市人，1991年4月11日初诊。

主诉：包皮溃疡，下肢结节压痛，反复发作半年余。

病史：1年前发生过口腔黏膜溃疡，经口腔科治愈。近半年来包皮溃疡及下肢结节、压痛，反复发作，烦躁易怒，口苦，大便干燥。

专科检查：包皮溃疡，下肢结节红肿、压痛。舌红，苔黄腻，脉弦滑有力。

西医诊断：白塞氏病。

中医诊断：狐蜃病。

辨证：肝胆湿热下注。

治法：清肝火，泻湿热。

方药：龙胆泻肝汤加减。龙胆草10g，栀子10g，黄芩10g，柴胡8g，生地12g，车前子8g，当归10g，泽泻10g，甘草5g，蛇床子10g，连翘15g，丹参20g，赤芍12g。7剂，每日1剂，水煎2次混合后早晚饭后分服。局部治疗，如意金黄膏外敷结节处，每日换药1次。生地榆60g，马齿苋、蒲公英、金银花、苦参各30g，蛇床子15g，水煎取汁待冷湿敷包皮溃疡处，每日2次。

1991年4月18日二诊：下肢结节明显好转，疼痛减轻，包皮溃疡变浅，范围缩小，舌淡红，苔薄黄，脉象无明显变化。效不更方，前方内服、外用方药、方法不变，继续使用1周。

1991年4月29日三诊：下肢结节、疼痛基本消失，包皮溃疡接近愈合，脉象无明显变化。舌淡红，苔薄黄，脉弦。龙胆泻肝汤乃清利湿热之重剂，见好收兵，不可过剂，以免伤正。改以桃红四物汤加金银花、仙鹤草、白茅根各30g，丹参、连翘各15g，蛇床子、浙贝母各10g。7剂，每日1剂，水煎2次混合后早晚饭后分服。局部基本愈合，故停止外治法。

上方加减治疗2周，病愈，随访1年未再复发。

按语：白塞氏病又称眼口腔生殖器综合征，是一种难治性疾病，相当于中医的狐惑病，《金匮要略》曰"蚀于喉为惑，蚀于阴为狐"。临证多从肝胆湿热论治。本例湿热循经下注，见包皮溃疡，热毒窜及血络，见双下肢红斑结节。其余诸症，皆由湿热流注肝经所作，故用龙胆泻肝汤去除肝胆湿热正为合拍。因本例久病多虚多瘀，不可攻伐太过，故待邪去大半后，用桃红四物汤加味活血清络，剿除余邪，使邪去体安而收全功。

小结

韩老师认为此病有两难：一难诊断，症状复杂，常是多器官受损，又不一起发作，病人常在多个科室就诊，容易造成误诊；二难根治，缓解症状容易，而难在根治。临床治疗狐惑病宜根据病机区分为不同阶段使用不同的方法。本病早期有眼部症状或者生殖器溃疡等，辨证属于实证者可用龙胆泻肝汤加菊花、蛇床子、薏苡仁等中药治疗。伴有口腔溃疡加大剂量鸡冠花至30g口服。以湿热为主，化燥伤阴不明显者，溃烂部位渗出物多，甚则有膜状物覆于溃疡之上，兼口苦而黏，不欲饮水，便溏溺赤，苔腻，脉濡数。治宜清热解毒燥湿为主，内外治法兼施。内服药以调整脏腑功能，去除病邪为主，如用龙胆泻肝汤等方，取效一时。欲求根治，以用甘草泻心汤化裁为佳。因本病湿毒上冲而复下注，上下交病须治其中，故用甘草泻心汤，且甘草用量宜大，使中气得运而湿毒自化。常酌加苦参、黄柏、败酱草、土茯苓、地肤子、炒槐角、密蒙花、草决明等药。外用药直接作用于局部，功力专一而直达病所。先以苦参汤加黄连、白矾、甘草之属水煎熏洗阴部，再用冰蛤散撒于患处，以达清热燥湿，止痛之功。口腔溃疡可外用冰硼散、锡类散，或用硼砂少许化水漱口。

若病变经久不愈且见咽干口燥，两目干涩，视力减退，腰疼腿软，舌红而干，脉弦细数者，此乃湿热蕴久化燥，损伤肝肾之阴所致，治宜以养肝血，益肾阴为主，稍佐清热利湿之品。可酌情选用一贯煎、杞菊地黄汤等方加味。

若病变后期阴损及阳，脾肾阳衰而见形寒肢冷，脘腹冷痛胀满，神疲食少，小便清长频数等症者，应先顾其阳气，法随机转，选用理中汤、肾气丸等方加减变化。切勿专事清利一法，而犯虚虚实实之戒。

狐蟹病病程长，病证顽固，宜早诊断，早治疗。治疗本病不但要选有效方，且贵在守方。临床常见病人用药多而见效较微，坚持用药则病有转机，且能治愈，故守方是治愈本病必不可少的条件之一。医者必须向病人讲明病情，以增强其战胜疾病的信心，使之坚持治疗，不可轻试辄止，反复更医，需与医者密切配合才能提高疗效。病情后期注意勿过用苦寒，以免损胃伤阳。患者全部症状消失后不宜立即停药，仍应嘱其服药一个阶段，以资巩固。

第十三节　结节性红斑

王某，女，26 岁，住西安市南郊某小区，2013 年 5 月 27 日初诊。

主诉：双下肢伸侧散在红斑结节疼痛 1 个月。

病史：患者 1 个月前，双小腿皮肤出现红色结节，有疼痛感。两腿沉重肿胀，部分皮损消退后留有淡褐色痕迹，食眠可，二便尚调。

专科检查：双小腿稍有浮肿，皮肤散在大小不等的数个结节，以小腿伸侧多发，直径为 1～3cm，色淡红至黯红，有压痛。舌淡红苔薄白，有齿痕，脉弦滑。尿常规（－）。

西医诊断：结节性红斑。

中医诊断：瓜藤缠。

辨证：湿热瘀阻。

治法：活血通络，清利湿热。

方药：桃红四物汤加味。桃仁 10g，红花 10g，当归 10g，川芎 10g，熟地 10g，白芍 15g，山楂 20g，丹参 20g，川牛膝 20g，木瓜 10g，连翘 15g，萆薢 10g，忍冬藤 20g，陈皮 10g，板蓝根 20g。每日 1 剂，水煎 2 次混合后早晚分服。

地奥司明片，每日 2 次，每次 2 粒，口服。

2013 年 6 月 4 日二诊：服药 7 剂，近无新的结节出现，原皮损有所消散并缩小，已不觉疼痛。效不更方，继以前方治疗。

2013 年 7 月 2 日三诊：病情稳定，无新疹出现，原有皮损消退，无不适，患处留淡褐色色素沉着，痊愈。继服上方 7 剂以巩固疗效。

2013 年 8 月 19 日四诊：近因饮食辛辣油腻，又有数枚新发皮疹，但症状较前轻微，余无不适。继治如前。

2013 年 9 月 2 日五诊：服药 14 剂，诸症消失。嘱清淡饮食，以防复发。

按语：本例病由湿邪下注，阻滞肌腠脉络，郁久化热，湿热聚结而发，故见下肢红斑结节；邪阻血脉，不通则痛，故感疼痛。清代唐容川《血证论》："瘀血化水，亦发水肿，是血病而兼水也。"血瘀不畅，故见水肿。湿邪黏腻停滞，病情易于反复。治宜活血通络，清利湿热。故以桃红四物汤加丹参、川牛膝、山楂活血化瘀。其中，牛膝活血利水，行血通络，可引药下行，直达病所；连翘、忍冬藤、板蓝根、木瓜、萆薢清热解毒，并能活血通络，陈皮合木瓜理气和胃化湿。本案治疗中，韩老师尊"甚者独行"之旨，以祛邪为主，使邪去而正安。

小结

瓜藤缠相当于西医的结节性红斑，是一种发生于下肢的结节性红斑、皮肤脂膜炎性皮肤病。多见于青年女性，以春秋季发病者为多。因数枚结节，犹如藤系瓜果绕腿胫生而得名。《医宗金鉴·外科心法要诀》云："此证生于腿胫，流行不定，或发一二处，疮顶形似牛眼，根脚漫肿……若绕胫而发，即名瓜藤缠。"其特点是，下肢散在性皮下结节，以小腿伸侧为著，鲜红至紫红色，大小不等，疼痛或压痛。

韩老师认为，本病多由饮食不节，脾虚湿盛，湿邪下注，郁而化热，湿热阻滞，气血运行不畅，或素来脾虚生湿，复感风寒湿邪，凝滞血脉形成气滞血瘀，经络阻塞而发病。总以湿邪为发病之根本原因，而瘀为发病之直接因素。治疗应以清热利湿或温化水湿以去湿，活血行血以祛瘀。

第十四节　皮肤淀粉样变

医案 1（丹栀消风汤加味治疗皮肤淀粉样变案）

郭某，男，55 岁，宁夏固原人，2008 年 4 月 13 日初诊。

主诉：四肢、肩背部皮肤丘疹、瘙痒 11 年余。

病史：患者 10 多年前四肢、肩背部皮肤出现瘙痒粗糙，经多家医院就诊，确诊为"皮肤淀粉样变"，治疗乏效，渐至加重，经朋友介绍来韩老师门诊求治。刻诊：皮肤干燥粗糙，瘙痒明显，性急易怒，食纳尚可，大便偶见稀糊不成形，小便畅。

专科检查：四肢伸侧及肩背部可见粟粒至绿豆大小圆锥形黑褐色丘疹呈串珠样排列，融合为苔藓样变，皮损处可见抓痕及血痂、皮肤肥厚粗糙，触之坚硬。皮肤组织病理切片（2008 年 4 月 19 日报告，病理号：2008448）为皮肤淀粉样变。舌质红，苔白润，脉弦滑。

西医诊断：皮肤淀粉样变。

中医诊断：松皮癣。

辨证：肝郁气滞，痰浊阻络。

治法：疏肝活血，化痰通络。

方药：（1）丹栀消风汤加味。丹皮10g，栀子10g，当归10g，白芍20g，柴胡8g，茯苓20g，白术10g，甘草6g，羌活10g，白蒺藜30g，乌梢蛇10g，葛根10g，合欢皮20g，蝉蜕10g，海浮石20g，僵蚕10g。每日1剂，水煎2次混合后早晚饭后分服。

（2）蒺藜丸，每日2次，每次6g，饭后温开水送服。

（3）软皮热敷散局部热敷，每日2次，每次半小时。

（4）局部刮痧治疗，每周1次，每次半小时。

2008年5月18日二诊：服上药20多剂，瘙痒较前减轻，皮损较以前变小，脱屑减少。效不更方，守方继治如前。

2008年6月22日三诊：治疗2月余，瘙痒明显减轻，皮损明显减少，范围缩小。以4月13日方去白蒺藜、僵蚕，加王不留行10g，生牡蛎30g继续服用。其他治疗方法不变。

2008年7月31日四诊：皮肤基本恢复正常，瘙痒轻微。停服中药治疗，以蒺藜丸，每日2次，每次6g，饭后温开水送服1个月，巩固疗效。

2年后随访未复发，病告痊愈。

按语：本案乃肝郁气滞，疏泄失职，脾失健运，痰湿渐生，又因气血失于调达，肌肤失养，腠理不密，风淫于外，与痰湿搏结肌肤，阻滞络脉，聚而成形，故见皮肤肥厚粗糙，丘疹坚硬密布而瘙痒；性急易怒，大便稀糊及舌脉之症俱为肝郁化火，脾失运化，痰浊阻络之征。方以丹栀逍遥散疏散肝郁，健脾助运，以绝痰湿之源；羌活、白蒺藜、乌梢蛇、蝉蜕祛风通络，除湿止痒，其中羌活善去身半以上风湿；葛根祛风解肌，善清颈肩部在表之风邪；合欢皮活血解毒，解郁止痒，以皮行皮；僵蚕、海浮石祛风化痰软坚；蒺藜丸疏肝和血，祛风止痒；外用软皮热敷散活血通络，软坚散结，促使皮损消散。诸药合用，共奏疏肝活血，化痰通络之功。

医案2（桃红四物汤加味治疗皮肤淀粉样变案）

何某，男，45岁，新疆乌鲁木齐市人，2012年6月8日初诊。

主诉：双下肢及背部皮肤苔藓样变，瘙痒 10 年余。

病史：患者 10 年前由不明原因出现双下肢及背部皮肤粗糙斑片，自觉瘙痒，在多家医院就诊。曾经做皮肤组织病理切片，报告为"皮肤淀粉样变"，经用西药止痒类软膏及口服抗过敏类药物，均无明显疗效，故来韩老师处寻求中医治疗。刻诊：双下肢及背部皮损干燥无汗，瘙痒剧烈，食纳可，余无不适。

专科检查：双下肢伸侧及背部皮肤粗糙，丘疹呈串珠样排列，融合成片，皮损中心严重边缘较轻，表面有抓痕。舌质黯红，苔白而润，脉弦。

西医诊断：皮肤淀粉样变。

中医诊断：松皮癣。

辨证：痰瘀凝结。

治法：活血软坚，化痰润肤。

方药：（1）桃红四物汤加味。桃仁 10g，红花 10g，当归 10g，生地 20g，穿山甲 8g，赤芍 12g，川牛膝 10g，乌梢蛇 10g，土鳖虫 6g，白芥子 12g，浙贝母 10g，白蒺藜 20g，合欢皮 20g，麻黄 6g，威灵仙 10g。每日 1 剂，水煎 2 次混合后早晚饭后分服。

（2）软皮热敷散局部热敷，每日 2 次，每次半小时。

（3）局部刮痧治疗，每周 1 次，每次半小时。

2012 年 6 月 23 日二诊：使用以上方法治疗 2 周，无不适感觉，局部皮损有好转，瘙痒减轻。效不更方，以上法继续治疗。

2012 年 7 月 29 日三诊：治疗 6 周后皮肤变得较前滋润，瘙痒明显好转，颗粒状丘疹变小。以前方去白蒺藜，加皂角刺 15g，每日 1 剂，水煎 2 次混合后早晚饭后分服。其他治疗方法不变。

2012 年 8 月 31 日四诊：瘙痒消失，原有丘疹变平、缩小，皮损范围已经缩小至原来的 1/3。继按 7 月 29 日方加减，治疗月余，皮肤恢复正常，病告痊愈。

2 年后随访，未见复发。

按语：患者病程较久，综其脉证，乃由痰瘀凝结所致。痰湿阻络，气血津液不达，肌肤失养，化燥生风，故肌肤干燥无汗而瘙痒；痰湿瘀阻，聚而有形，发于肌肤则见皮肤丘疹坚结成片，累累如串珠；舌质黯红，苔白而润，脉弦，皆为痰湿瘀阻之象。方中桃红四物汤活血化瘀，养血润燥。其中，穿山甲、浙贝母、白芥子化痰散结；威灵仙、乌梢蛇、土鳖虫、赤芍活血祛风通络；白蒺藜、合欢皮祛风止痒；麻黄辛温发散，开发腠理，使津液得以布散，肌肤得以润养；川牛膝活血化瘀，引药下行。外治意在加强活血通络，化坚散结，疏通气血之效。全方以治标为主，使诸邪尽去，气血以荣，则顽疾自除。

第十五节　结节性痒疹

医案 1 （血府逐瘀汤加味治疗结节性痒疹案）

患者陈某，女，36 岁，陕西省兴平市人，1996 年 5 月 8 日初诊。

主诉：四肢散在丘疹、结节，剧烈瘙痒 4 年。

病史：4 年前患者被蚊虫叮咬后四肢出现丘疹伴结节瘙痒，经治疗后大部分皮损消退，仅四肢伸侧遗留 10 余个黄豆大坚硬结节，剧烈瘙痒，难以入睡，烦躁不安。

专科检查：四肢伸侧可见 10 余个黄豆大坚硬结节，表面粗糙，伴有色素沉着。舌黯红边有瘀点，苔白厚腻，脉弦滑。

西医诊断：结节性痒疹。

中医诊断：马疥。

辨证：痰瘀互结。

治法：祛瘀化痰散结。

方药：（1）血府逐瘀汤加味。桃仁 10g，红花 10g，当归 10g，川芎 10g，生地 20g，赤芍 10g，川牛膝 12g，白蒺藜 20g，乌梢蛇 10g，合欢皮 20g，浙贝母 10g，威灵仙 10g。每日 1 剂，水煎 2 次混合后早晚饭后分服。药渣加水煎后外洗患处。

（2）蒺藜丸（医院制剂），每日2次，每次6g，口服。

（3）白降丹划涂治疗：消毒结节部位，用手术刀轻轻划破表皮，范围为0.5~1cm，见有少量渗血为宜。用无菌牙签蘸蒸馏水，再黏附少量白降丹，涂在刀口处，不用覆盖。3d1次，4次为1个疗程。亦可用火针治疗，每周2次。

1996年5月24日二诊：以上法内服外用治疗后瘙痒减轻，结节变软变小。为加速疗效，拟上方加姜黄10g，山甲珠6g，土鳖虫6g，以加强软坚散结之功。共治疗月余，结节变平，瘙痒消失，皮肤恢复正常。

按语：结节性痒疹为慢性疣状结节性损害。多分布于四肢，以小腿伸侧面最多，亦可见于手足背部及腰围、臀围。常见于中年人。与祖国医学文献中记载的"马疥"相类似。《诸病源候论》记载："马疥者，皮肉隐嶙起作根墟，搔之不知痛。"此病例属中医顽湿聚结之类，多由瘀血夹痰结滞于肤发为结节，属于皮科一大顽症。治疗时以王清任的血府逐瘀汤活血软坚散结为主，该方为祛除瘀血顽症的代表方，证之临床确有卓效。因为病变部位在四肢，故加姜黄活血化瘀兼以引经，加浙贝母化痰散结，加山甲珠、土鳖虫活血软坚散结功大力专，可有效缩短疗程。院内制剂蒺藜丸具有良好的疏风止痒、软坚散结之效，配合汤方如虎添翼。白降丹的使用可谓匠心独运，收到了外科手术剜除病根之效。本案为汤方丸药、外科针刀合用的典范。

医案2（血府逐瘀汤加味治疗结节性痒疹案）

屈某，男，47岁，陕西省渭南市人，1998年6月11日初诊。

主诉：背部、四肢出现坚硬结节，剧烈瘙痒6年。

病史：患者于6年前皮肤无故瘙痒，在某医院按湿疹治疗，时好时坏，反复发作，逐渐形成豌豆至蚕豆大坚硬结节10余个，以背部、四肢伸侧较严重，剧烈瘙痒。

专科检查：背部、四肢伸侧可见10余个豌豆至蚕豆大小的坚硬结节，表面粗糙，伴有色素沉着。舌黯红边有瘀点，脉弦细。

西医诊断：结节性痒疹。

中医诊断：马疥。

辨证：痰湿瘀结。

治法：祛瘀化痰燥湿。

方药：（1）血府逐瘀汤加味。桃仁10g，红花10g，当归10g，川芎10g，生地20g，赤芍10g，薏苡仁20g，刺蒺藜20g，乌梢蛇10g，苍术20g，合欢皮20g，珍珠母30g，龙齿30g，浙贝母10g，威灵仙10g。每日1剂，水煎2次混合后早晚饭后分服。药渣加水煎后外洗。

（2）蒺藜丸（医院制剂），每日2次，每次6g，口服。

（3）白降丹划涂治疗：消毒结节部位，用手术刀轻轻划破表皮，范围为0.5~1cm，以有少量渗血为宜。用无菌牙签蘸蒸馏水，再黏附少量白降丹，涂在刀口处，不用覆盖。3d1次，4次为1个疗程。亦可用火针治疗，每周2次。

1998年7月12日二诊：以上方法内服外用治疗月余后瘙痒减轻，结节变软变小。欲加速疗效，上方加山甲珠、土鳖虫各6g，以加强软坚散结之功。共治疗3月余，瘙痒消失，结节变平，皮肤恢复正常。

按语：此病例同前案，均属中医顽湿聚结范畴，多由瘀血夹痰结滞于肤发为结节，治疗用方基本一致。加薏苡仁、苍术祛湿之力更强；合欢皮、珍珠母、龙齿重镇安神，对缓解瘙痒引起的烦躁失眠实有裨益，且石类有软坚作用；威灵仙软坚散结；刺蒺藜、乌梢蛇搜风止痒，擅去伏风，草药难以制服的瘙痒，加用乌梢蛇灵动之品后会大为减轻，配合山甲珠、土鳖虫等虫类药，往往可以一招制痒。韩老师在多年的临床实践中积累了极为丰富的虫类药使用经验，他常对学生讲，除了要将中草药的树皮草根、矿物金石之类熟练使用外，更重要的是要敢于善于使用虫类药，因其属于动物药，其蛋白等结构和人类非常接近，即人们常说的"血肉有情之品"，在治疗皮肤病方面的功效是草药所无法比拟的。历代中医大家都十分注意使用虫类药，当代国医大师朱良春、禤国维等是虫类药使用的集大成者，我们要从大家的著述中汲取其用药精华，力求有所创新，为人类的健康事业多做贡献。

小结

结节性痒疹是以散在的褐色半球形坚实丘疹结节为特征的慢性瘙痒性皮肤病。患者大多为过敏体质，多先有虫咬、消化道疾病、内分泌失调等病史。病情顽固，缠绵难愈。有的病程可为数年或数10年。多见于成年女性。

本病的皮疹具有特征性，瘙痒剧烈是其又一大特点。由于不断抓挠，很容易发生表皮剥脱、抓痕或血痂，但绝不形成水疱。

中医临床分型一般是素体蕴湿、外感虫毒型。治则是除湿解毒，疏风止痒，活血软坚。常用的治疗方剂为中医辨证方，其药物多为苍术、苦参、白鲜皮、泽泻、海桐皮、薏苡仁、当归、川芎、赤芍、连翘、生牡蛎、白蒺藜之属。对剧痒难忍者，可加全虫以达解毒散结止痒之功，代表方为全虫方。已故中医名家赵炳南先生对该病的治疗别有心得，他创制的黑布药膏、黑色拔膏棍至今仍为许多医家所喜用。对夜难安眠者，可加夜交藤、酸枣仁；结节色黯、坚硬者，加珍珠母、灵磁石、乌梅、五味子。白降丹与火针都是治疗本病的有效方法。

本病的摄护，一是要注意环境卫生，防止蚊虫叮咬；二是要积极治疗慢性病，祛除有关病灶。

本节列举案例男女患者各1人。在治疗中用药的一致性，充分体现了同病同治的治疗思路。方中药物的加减使用很有指导意义，尤其对初学者是入门的捷径。

第十六节　瑞尔黑变病

周某，女，42岁，西安市人，1999年3月30日初诊。

主诉：患者颜面、颈部发生对称性青灰色斑 2 年，加重 3 个月。

病史：患者于 2 年前始，颜面及颈部出现色素斑片，初起较轻，呈淡灰色，逐渐颜色加深，波及双手臂，轻微瘙痒及脱屑。近 3 个月来，病情加重明显，遂来韩老师门诊治疗。刻诊：面颈部及上肢皮肤色斑，情绪抑郁，食眠尚可，二便调。

专科检查：颜面、颈部及双手臂内侧弥漫性色素沉着斑，呈青灰色，与正常皮肤边界不清楚，压之不退色，舌黯红，脉弦细。

西医诊断：瑞尔黑变病。

中医诊断：黧黑斑。

辨证：血脉瘀滞，兼有气虚。

治法：活血化瘀，益气退斑。

方药：血府逐瘀汤加味。药用：当归 10g，生地 15g，桃仁 10g，红花 10g，枳壳 10g，赤芍 10g，柴胡 10g，甘草 10g，桔梗 10g，川芎 10g，牛膝 10g，玫瑰花 10g，黄芪 30g，玉竹 30g，青蒿 30g。水煎服。半个月后色素明显变淡，嘱其继续服用 3 月余而色斑消失，皮肤恢复正常。

按语：瑞尔黑变病属中医黧黑斑范畴，临床治疗较为棘手。唐容川《血证论》云："一切不治之证，总由不善祛瘀之故。"本例病久多瘀，瘀血停滞肌肤，致肌肤失于气血荣养而黑变，治以益气活血而退斑。方用血府逐瘀汤养血活血，行气化瘀；加黄芪益气，并促血行；玉竹旨在退斑容颜，《神农本草经》载玉竹"久服去面黑䵟，好颜色，润泽"。甘松也有类似记载。用青蒿以防光照加重黑斑。全方气血兼顾，通补并进，使气血得以布散，肌肤得以荣养，方证相应，故能中病。

小结

瑞尔黑变病是发生在以面颈部皮肤为主的淡灰色至深黑灰色色素沉着病。男女都可罹患，但女性较男性多。病因不清，可能是因长期搽用某些化妆品或其他香脂和霜剂后产生的一种光敏性皮炎，或在缺乏维生素 B 族的基础上暴露于日光所致。

本病较为少见，易被误诊为艾迪生病，故临床需与之相鉴别。艾迪生病即慢性肾上腺皮质功能减退症，为皮质激素分泌不足或缺乏所致。主要临床表现有：全身皮肤色素沉着并累及黏膜，常伴乏力、头晕、食欲下降、消瘦及血压降低。

血府逐瘀汤见于《医林改错》，乃清代名医王清任所创立，是治疗血瘀证之代表方。韩老师常用此方治疗瑞尔黑变病等皮肤顽疾且屡试不爽。韩老师认为，运用本方时，应注重辨证，辨证应着重注意皮肤的症状，与舌脉合参，抓住主要的颜面色素沉着、舌紫或有瘀点、瘀斑、唇黯及皮肤瘀斑、青斑、紫黑、赘生物以及麻木、疼痛、病程较久等血瘀之象，均可使用血府逐瘀汤加减化裁治之。应用本方时，还要分清轻重缓急，轻者用原方即可，重则加三棱、莪术之属，甚则选用山甲、水蛭。并结合气虚、血热、血虚、夹痰之异，配用相应药物，并注意平素有无出血现象，有无禁忌等，只要详辨细察，用在恰到好处则收桴鼓之效。

第十七节 青年痤疮

医案 1（桃红四物汤加味治疗痤疮案）

连某，女，28 岁，榆林市某银行职员，2008 年 5 月 6 日初诊。

主诉：面及胸背部起黑头、脓疱，反复发作 8 年余。

病史：患者面部及胸背部可见散在毛囊性炎性丘疹，伴有脓头、结节、囊肿及瘢痕。痛痒兼作时好时坏，反反复复已有 8 年余。加重自有规律，常常于每年 5 月、10 月春夏交替、夏秋交替之际加重。在当地医院和外省医院诊治，疗效差强人意。

患者多年来经至则腹痛有加，伴有血块，其色黯红。

专科检查：面部及胸背部可见密集炎性丘疹，黑白头，脓头，囊肿，皮肤凹痕密集。舌质黯红，苔薄白，脉象沉涩。

西医诊断：聚合性痤疮。

中医诊断：粉刺。

辨证：痰瘀互结。

方药：桃红四物汤加味。桃仁 10g，红花 10g，当归 10g，川芎 10g，生地 20g，赤芍 10g，浙贝母 10g，皂角刺 20g，白花蛇舌草 30g，连翘 20g，生牡蛎 30g，夏枯草 20g，陈皮 10g，海浮石 20g，甘草 6g。10 剂，每日 1 剂，水煎 2 次混合后早晚饭后分服（月经期停服）。

大黄䗪虫丸，每次 3g，每日 2 次，口服。月经期停服 1 周。

局部外涂痤疮擦剂（医院制剂），每日 2 次。

每周在面部做消炎面膜 2 次，背部拔罐 1 次。

2008 年 5 月 18 日二诊：面部及胸背部油脂较前减少，脓疱、囊肿减轻，痛痒好转。舌脉无明显变化。效不更方，以上方药继续服用。大黄䗪虫丸，用法用量同前。局部治疗同前。

2008 年 6 月 7 日三诊：面部及胸背部油脂明显减少，脓疱、囊肿明显消退，痛痒好转，疤痕较以前好转。舌质红，苔白润，脉象沉细。处方用 5 月 6 日方加玫瑰花 10g，丝瓜络 10g，10 剂，每日 1 剂，水煎 2 次混合后早晚饭后分服。大黄䗪虫丸仍如前服用。每周做祛斑面膜 2 次，背部拔罐 1 次。

2008 年 6 月 17 日四诊：面部及胸背部油脂分泌基本正常，脓疱、囊肿全部消失，无痛痒感觉，疤痕较以前明显好转。舌质红，苔白润，脉象沉细。处方：桃仁 10g，红花 10g，当归 10g，川芎 10g，生地 20g，赤芍 10g，浙贝母 10g，皂角刺 10g，连翘 15g，生牡蛎 30g，夏枯草 20g，陈皮 10g，丝瓜络 10g，玫瑰花 10g，甘草 6g。10 剂，每日 1 剂，水煎 2 次混合后早晚饭后分服。大黄䗪虫丸如前服用。每周做祛斑面膜 2 次，背部拔罐 1 次。

2008 年 6 月 30 日五诊：面部及胸背部油脂分泌正常，丘疹、囊肿全部消失，无痛痒感觉，疤痕较以前明显好转，仅能看到痤疮治愈后所留痘印。舌质红，苔白润，脉象沉细有力。停用大黄䗪虫丸、外擦剂及背部拔罐。为巩固疗效，处方调整为：桃仁 10g，红花 8g，当归 10g，川芎 10g，生地 15g，赤芍 10g，皂角刺 10g，连翘 10g，生牡蛎 20g，夏枯草 20g，陈皮 10g，丝瓜络 10g，玫瑰花 10g，甘草 6g。10 剂，每日 1 剂，水煎 2 次混合后早晚饭后分服。每周做祛斑面膜 2 次。

按语：本案患者所患为聚合型痤疮，丘疹、囊肿、瘢痕等多种损害于一身，病程较长，发病与患者的饮食、心情等因素有关，更有遗传原因，在痤疮中属于难治的一种。对患者面部皮肤的美观有严重影响，自然影响到其情绪。

对这种伴有月事不调的血瘀痰凝性痤疮，治宜化瘀散结与消痰诸法并重。韩老师用桃红四物汤加减，并用成药大黄䗪虫丸取得了满意疗效。

桃红四物汤为中医理血名方，具有活血化瘀，行气止痛之功效，主治血瘀证。内外妇儿各科均常用。皮肤科用于治疗瘀血所致的各种顽症疗效确切，加减使用其效更著。

韩老师指出，大黄䗪虫丸为医圣张仲景创立，2000 年使用不衰，其活血破瘀，通经消痞，对瘀血停滞积聚坚块，癥积不孕、阴虚有热或虚中夹实等症均有显著疗效，广泛用于临床各科。现代药理研究证实，其可抑制血小板聚集抗血栓，对已形成的血栓有溶解作用。可改善血液流变性，降低血黏度，扩张血管，改善微循环，促进瘀血吸收，恢复器官功能。

两方合用，汤丸并进，再配以对聚合型痤疮有特殊疗效的皂角刺、牡蛎、白花蛇舌草、海浮石等，使患者皮损很快消于无形。汤方、丸药、面膜、拔罐诸法联合应用，明显缩短了病程。

医案 2（凉血四物汤加减治疗痤疮案）

陈某，男，17 岁，西安市铁一中高三学生，2009 年 5 月 12 日就诊。

主诉：面部及胸背部黑、白头，脓疱，痒痛，反复发作 5 年，加重 1 个月。

病史：曾在多家西医医院治疗，用过抗生素、激素等，有一定疗效，但时好时坏不断复发。也曾尝试过复方珍珠暗疮片、肠清茶等，疗效不佳。自诉经常伴有五心烦热，口渴便秘等症状。

专科检查：面部及胸背部可见密集毛囊性炎性丘疹，伴黑白头粉刺，脓头，面部皮疹，以口唇周围及两面颊部较重。舌质红，苔薄黄，脉象滑数。

诊断：粉刺（青年痤疮）。

辨证：肺胃热盛（血热型）。

治法：清宣肺热，清胃凉血。

方药：用凉血四物汤加味。当归10g，生地20g，赤芍12g，川芎10g，栀子10g，黄芩10g，陈皮10g，公英20g，连翘15g，白花蛇舌草20g，丹皮10g，丹参20g，鱼腥草20g，甘草5g。7剂，每日1剂，水煎2次混合后早晚饭后分服。

局部外涂痤疮擦剂（医院制剂），每日2次。

每周做消炎面膜2次，背部拔罐1次。

2009年5月20日二诊：自诉使用上法治疗后症状明显减轻，颜色变淡，痒痛好转，无新皮疹出现，五心烦热、口渴等症状改善，便调。舌质红，苔薄黄，脉象滑数。处方：5月12日方加牡蛎20g，夏枯草20g，以增强软坚散结之功。7剂，每日1剂，水煎2次混合后早晚饭后分服。外治方法同前。

2009年5月31日三诊：自诉使用上方治疗后症状明显好转，颜色变淡，痒痛感消失，五心烦热、口渴等症状明显好转，无新皮疹出现，便调。舌质红，苔薄白，脉象滑数。处方：5月20日方加浙贝母、丝瓜络各10g，以增强活血通络及化痰散结作用。7剂，每日1剂，水煎2次混合后早晚饭后分服。外治方法同前。

2009年6月10日四诊：患者来诊心情愉悦，称服完上次的7服药后，再没有出现新的皮疹，原有的皮疹颜色也变得淡了好多，并且没有痒痛的感觉。面部及胸背部只剩下痘印。便调，纳可，眠佳。舌质红，苔薄白，脉弦滑。拟用血府逐瘀汤加夏枯草、连翘各

20g，玫瑰花、凌霄花、丝瓜络各 10g，以增强活血通络之力，直至痘印完全消除。7 剂，每日 1 剂，水煎 2 次混合后早晚饭后分服。外治方法同前。嘱其：饮食禁忌要遵守，休息睡眠要保证，7 剂后可以按方自行抓药服用以巩固疗效。

按语： 年轻人血气方刚，血分有热属于正常现象。但肺胃热盛则易开启病端，致皮肤痤疮层出不穷，轻者疹子痒痛不适，重者黑头白头、脓疱疤痕毁损容颜，让人烦恼不已。本案即为血热型痤疮。"热者寒之"，治疗血热就要用清热凉血之法。凉血四物汤治疗本型痤疮是正选。无论白头黑头，只要症见肺胃热盛、血瘀凝结，鼻部及两颊部或红或紫皆可应用。

韩老师在治疗本型痤疮时十分重视引经药的使用，如方中的黄芩、鱼腥草等都是肺经专药。同时不忘活血化瘀。血热日久耗气伤津形成瘀血，故在治疗中化瘀始终伴随。特别要注意的是，韩老师对于反复发作的痤疮，多选用牡蛎等软坚散结之品，牡蛎富含钙、锌等微量元素，对调节内分泌水平，减少油脂分泌有肯定的作用。

医案 3 （丹栀逍遥散加味治疗痤疮案）

李某，女，22 岁，陕西师范大学学生，2009 年 6 月 5 日就诊。

主诉：面部散在毛囊性炎性丘疹，反复发作 6 年。

病史：面部及胸背部多油，反复起黑头、脓疱，痒痛，常常于月经前发作，月经过后自然减轻，如此反复已经 6 年多。在外院曾用抗生素如四环素、甲硝唑等内服外用，初用有效，久用无效。后来还用过维 A 酸（维甲酸）、维胺脂，因副作用明显而停用。

询问其妇科情况，诉月经前后不定期，经来腹痛、口苦等症状明显。

专科检查：面部及胸背部可见密集毛囊性炎性丘疹，黑白头，脓头，耳后淋巴结肿大。舌质红，苔薄白，脉弦。

诊断：粉刺（青年痤疮）。

辨证：冲任不调。

治法：疏肝解郁，调理冲任，清热消斑。

方药：丹栀逍遥散加味。丹皮 10g，栀子 10g，白芍 20g，柴胡 10g，茯苓 15g，白术 10g，当归 10g，丹参 20g，甘草 5g，乌药 8g，益母草 20g，旱莲草 20g，月季花 10g，白花蛇舌草 20g。7 剂，每日 1 剂，水煎 2 次混合后早晚饭后分服。

局部外涂痤疮擦剂（医院制剂），每日 2 次。

每周做消炎面膜 2 次，背部拔罐 1 次。

2009 年 6 月 13 日二诊：自诉使用上方治疗后症状明显减轻，丘疹颜色变淡，痒痛好转，耳后淋巴结变小，无新皮疹出现。舌质红，苔薄白，脉弦滑。6 月 5 日方加牡蛎 20g，夏枯草 20g，以增强软坚散结之功。7 剂，每日 1 剂，水煎 2 次混合后早晚饭后分服。外治方法同前。

2009 年 6 月 21 日三诊：自诉使用上方治疗后症状明显好转，丘疹颜色变淡，痒痛感消失，无新皮疹出现，耳后肿大的淋巴结消退，本次月经周期相差 2d。舌质红，苔薄白，脉弦有力。6 月 13 日方加丝瓜络 10g，以增强活血通络作用。7 剂，每日 1 剂，水煎 2 次混合后早晚饭后分服，外治方法同前。

2009 年 7 月 6 日四诊：自诉使用上方治疗后原来皮疹基本消失，颜色变淡，痒痛感消失，无新皮疹出现，面部及胸背部以痘印为主，经来腹痛、口苦等症状消失。舌质红，苔薄白，脉弦有力。用血府逐瘀汤加益母草、丹参、连翘各 20g，玫瑰花、凌霄花、丝瓜络各 10g，以增强活血通络，消除痘印为主。每日 1 剂，水煎 2 次混合后早晚饭后分服。外治方法同前。先后服用 3 周，皮肤基本恢复正常。6 个月后随访未复发，月经正常。

按语：同为青年痤疮，男女患者的治疗用方、用药大不一样。陈修园《问证诗》中的"妇人尤必问经期"，在女性痤疮治疗时应该时时牢记。本案患者的临床症状随月经周期的变化而变化，证明内分泌因素在发病中起着重要作用，辨证论治时是重要的参考因素。韩老师深谙这一点，在治疗遣方用药时选用具有良好作用的加味逍遥汤化裁收到了预期的治疗效果。该方舒肝解郁，凉血调经，用于肝郁化火，胸胁胀痛，烦闷急躁，颊赤口干，食欲不振或有潮热，以及妇女月经先期，经行不畅，乳房与少腹胀痛。临床证明其有很好的镇静宁神、清热除烦之效，能缓解患者的不良情绪，从而促进痤疮的平复。后用血府逐瘀汤并乌药、丹参、连翘、白花蛇舌草、月季花等理气活血、清热解毒、化瘀消斑之品，不仅可以消除痤疮的各种损害，更利于后期的调理恢复。

医案4（当归四逆汤加味治疗痤疮案）

周某，女，23岁，西北政法大学学生，2010年3月6日就诊。

主诉：颜面反复毛囊性炎性丘疹3年。

病史：颜面部、前胸后背，油脂分泌旺盛，反复起毛囊性炎性丘疹，有时伴有脓疱。有轻微疼痛，瘙痒不适。反复发作多年，常常在每年5月前后加重。大便每日2~3次，手足发凉，喜热畏冷，月经后期1周以上。曾经用过西药的抗生素、激素类药，但疗效不佳。还去过好几家中医诊所，服用龙胆泻肝丸和三黄片后腹痛难忍，大便次数增多，痤疮加重。

专科检查：面部及胸背部可见密集毛囊性炎性丘疹，脓头较多，耳后及颌下淋巴结肿大，面色灰暗无光。舌淡苔白厚，脉象沉细。

诊断：粉刺（青年痤疮）。

辨证：脾胃虚寒。

治法：温经散寒，理气化瘀。

方药：当归四逆汤加减。当归10g，细辛3g，桂枝10g，丹皮10g，白芍20g，白花蛇舌草20g，通草6g，炙甘草5g，益母草20g，乌药8g，浙贝母10g。7剂，每日1剂，水煎2次混合后早晚饭后分服。肉桂、吴茱萸各等份研末，用醋调成膏敷于涌泉穴，胶布固定，每日1次，以达引火归原的作用。

局部外涂痤疮擦剂（医院制剂），每日2次。

每周做消炎面膜2次，背部拔罐1次。

2010年3月15日二诊：自诉使用上方药治疗后症状减轻，丘疹颜色变淡，痒痛好转，耳后及颌下淋巴结变小，无新皮疹出现，大便每日 2 次。舌淡红，苔薄白，脉象沉细滑。3 月 6 日方加牡蛎 20g，连翘 20g 以增强软坚散结之功，加干姜 6g 以温胃散寒。7 剂，每日 1 剂，水煎 2 次混合后早晚饭后分服。外治方法同前。

2010 年 3 月 24 日三诊：自诉使用上方治疗后症状明显好转，丘疹颜色变淡，痒痛感消失，无新皮疹出现，耳后肿大的淋巴结消退，手足发凉、喜热畏冷等症状好转。月经正常，时有恶心。舌淡红，苔薄白，脉象沉细有力。3 月 15 日方易干姜为生姜 10g 以温胃散寒止呕，丝瓜络 10g 以增强活血通络作用。7 剂，每日 1 剂，水煎 2 次混合后早晚饭后分服。外治方法同前。

2010 年 4 月 2 日四诊：自诉使用上方治疗后原来皮疹基本消失，颜色变淡，痒痛感消失，无新皮疹出现，面部及胸背部以痘印为主，手足发凉、喜热畏冷等症状消失。舌质红，苔薄白，脉弦有力。上方再进 7 剂，以巩固疗效。

按语：既有痤疮，又有手脚冰凉、畏寒肢冷、月经愆期诸症存在，说明病机复杂，治疗颇为棘手。前医以清热泻火解毒为治，使用清肝胆利湿热的龙胆泻肝汤或三黄片之类，未能达到治疗目的。韩老师根据患者月经愆期结合兼证，认定病属脾胃虚寒证，方用当归四逆汤化裁。

当归四逆汤原方治疗营血虚弱，寒凝经脉，血行不利所致之证。素体血虚而又经脉受寒，寒邪凝滞，血行不利，阳气不能达于四肢末端（头面部也可认为是人体末端），营血不能充盈血脉，遂呈手足厥寒、脉细欲绝。治当温经散寒，养血通脉。方以桂枝汤去生姜倍大枣，加当归、通草、细辛组成。方中当归甘温，养血和血，桂枝辛温，温经散寒，温通血脉，为君药。细辛温经散寒，助桂枝温通血脉，白芍养血和营，助当归补益营血，共为臣药。通草通经脉，以畅血行，大枣、甘草益气健脾养血，共为佐药。重用大枣，既合当归、白芍以补营血，又防桂枝、细辛燥烈太过，伤及阴血。甘草兼调药性而为使药。全方共奏温经散寒，养血通脉之效。

其组方特点是温阳与散寒并用，养血与通脉兼施，温而不燥，补而不滞。

韩老师在治疗时对原方略事加减，适当佐以清热、软坚散结之品，温清消补并用，寒热温凉兼施，避免了虚虚实实之弊。全方看似平凡，实则匠心独运，充分体现了中医辨证论治的传统魅力。

医案 5 （龙胆泻肝汤加减治疗痤疮案）

李某，男，19 岁，西北政法大学学生，2010 年 5 月 4 日就诊。

主诉：面部及胸背部毛囊性炎性丘疹，伴有黑头、脓疱，痒痛，反复 6 年，加重 2 个月。

病史：病后曾多地诊治，均按痤疮给予红霉素、甲硝唑、维胺脂等内服及外用，有效，但停药即发。经常伴有烦躁易怒，口苦便秘等症状。

专科检查：面部及胸背部多油，可见密集毛囊性炎性丘疹，黑白头，脓头，耳后淋巴结肿大。舌质深红，苔黄腻，脉象弦滑有力。

西医诊断：青年痤疮（寻常型）。

中医诊断：粉刺。

辨证：肝胆湿热。

治疗：泻肝火，利湿热。

方药：龙胆泻肝汤加减。龙胆草 10g，栀子 10g，黄芩 10g，柴胡 8g，生地 12g，车前子 8g，当归 10g，泽泻 10g，甘草 5g，蒲公英 20g，连翘 15g，白花蛇舌草 20g，赤芍 12g。7 剂，每日 1 剂，水煎 2 次混合后早晚饭后分服。

局部外涂痤疮擦剂（医院制剂），每日 2 次。

每周做消炎面膜 2 次，背部拔罐 1 次。

2010 年 5 月 13 日二诊：自诉使用上法治疗后症状明显减轻，丘疹颜色变淡，痒痛好转，无新皮疹出现，耳后肿大的淋巴结变小，便调。舌质红，苔薄黄，脉弦有力。处方：5 月 4 日方加牡蛎 20g，夏枯草 20g，以增强软坚散结之功。7 剂，每日 1 剂，水煎 2

次混合后早晚饭后分服。外治方法同前。

2010年5月21日三诊：症状持续好转，丘疹颜色变淡，痒痛感消失，无新皮疹出现，耳后肿大的淋巴结消退，便调。舌质红，苔薄白，脉弦有力。处方：5月13日方加丹参20g，丝瓜络10g，以活血通络，增强疗效。7剂，每日1剂，水煎2次混合后早晚饭后分服。外治方法同前。

2010年6月3日四诊：自诉使用上方治疗后原来皮疹基本消失，患处接近正常肤色，瘙痒无，面部及胸背部以痘印为主，便调。舌质红，苔薄白，脉弦有力。处方：用血府逐瘀汤加夏枯草、连翘各20g，玫瑰花、凌霄花、丝瓜络各10g，旨在活血通络，消除痘印。每日1剂，水煎2次混合后早晚饭后分服。外治方法同前。先后服用3周，皮肤基本恢复正常。

按语：痤疮好发于青年男女。随着人们生活水平的普遍提高，饮食谱发生根本性变化，加之活动减少，有的还有遗传方面的原因，导致痤疮患者越来越多。本病非青春期所特有，但因对面部形象影响甚大，故引起爱美的青少年的高度重视。

对本病的治疗，中医传统名方龙胆泻肝汤有非常好的效果。有的医者认为此方偏凉，且其中含有关木通，其对肝肾功能有一定损伤，使用时不够大胆。实际上只要去掉关木通，再加入其他药物，疗效不相上下。龙胆草一味也不要量太大，因其苦寒，易伤脾胃。

本案患者面部油脂分泌旺盛，再结合舌脉辨证为肝胆湿热，故使用本方前后治疗只有月余。后期调理转而使用血府逐瘀汤加味，旨在活血通络，凉血消斑。花类药的伍入对缩短疗程起了很好的作用。

韩老师治疗本案，前后四诊，每次只调整个别药味，善于围绕主证想思路，处处体现巧思，很值得年轻医生学习借鉴。

医案6（凉血解毒法治疗痤疮案）

刘某，女，19岁，2014年11月8日初诊。

主诉：颜面反复出现散在红色丘疹1年余，加重2周。

病史：患者近1年来，于面部反复出现红色丘疹，在他院按

"青年痤疮"治疗有效,停药即复发。近2周明显加重,来韩教授处求治。患者平时性情急躁,食纳及睡眠可,四肢不温,畏寒怕冷,大便干,甚者2d1行,小便时黄,月经尚调。

既往身体健康,无特殊传染病、遗传病史,无手术史。无特殊药物及食物过敏史。

专科检查:颜面散在红色至黯红色毛囊性炎性丘疹,粟粒至绿豆大小,以前额、两颊多发,少数丘疹顶端可见淡黄色脓头,伴见散在色素沉着斑点,油脂分泌较多。舌质红,苔薄白,脉沉弦稍数。

西医诊断:青年痤疮。

中医诊断:粉刺。

辨证:血热内郁。

治则:清热凉血解毒,兼疏通血脉。

方药:凉血四物汤加味。当归10g,生地20g,白芍20g,川芎10g,黄芩10g,枳壳10g,红花10g,丹皮10g,栀子10g,陈皮10g,鱼腥草20g,白花蛇舌草20g,生山楂20g,连翘15g,桂枝10g,细辛3g,生甘草10g。20剂,每日1剂,水煎2次混合后早晚分服。

外用玫芦消痤膏局部涂搽,每日2次。

饮食禁忌:忌食辛辣刺激及油腻饮食,避免熬夜,舒畅情志。

2014年12月6日二诊:服上方20剂,丘疹显著减少,偶有数枚丘疹新发,手足复温,面部油脂减少,有部分色素沉着,余无不适。药已中鹄,效不更方,以上方去桂枝、细辛,加茯苓20g,玫瑰花10g继进。外用软膏及饮食禁忌同前。

2014年12月20日三诊:病近愈,丘疹几未再发,面油及色沉明显减少。继用前方加凌霄花10g,14剂,巩固治疗而愈。

按语:本例证型在临床中颇有代表性。患者有四肢不温,畏寒怕冷之寒象,又有痤疮、便干溲黄等热象,临证辨证较为不易。老师每遇此类症状,常辨证为"寒包火"。张仲景在《伤寒论》中曾言,"热深者厥亦深",热郁于内,阳气不达四末,则可形成热厥,故见四肢不温，甚则不能温煦肌表，故见畏寒怕冷，此即所谓"寒包火"之证；热邪闭郁于内，虽不能旁通于四肢，但火性上炎，仍可熏灼头面，故见面生痤疮，热煎油出，火升油浮，故颜面多油。便干溲赤，舌脉均属热邪内盛之象。

此外，邪热久结，血受煎熬，则黏稠凝结，如《金匮要略》云"热伤血脉……热之所过，血为之凝滞"，故病机中也有热与瘀结的特点。具体到本案，则可见到皮肤上形成色素沉着斑点。

在治则上，韩老师认为，《黄帝内经》云"火郁达之"，邪热郁里，当用辛凉宣透之品，使邪热外达。同时，由于热邪属阳"壮火"，久结于内，必有阴分耗伤，故治疗时可以养阴之品"救阴"，并且使用养阴之品，也可起到"制阳"的作用，即王太仆所谓的"壮水之主，以制阳光；益火之源，以消阴翳也"。另外，考虑到本病有热瘀的病机，还应佐以活血化瘀之治。

韩老师常以《温病条辨》中的名言提醒后学，"治上焦如羽，非轻不举"，用药常选轻清上扬之品，而不重用或过用苦寒质重之品，以免有冰伏热邪、药过病所、苦寒伤中或引邪入里之变。故本案中仅用黄芩、栀子苦寒直折，以清肺胃火热；鱼腥草、连翘辛凉透邪，清热解毒；生地、当归、白芍养阴血以制炽盛之阳邪；丹皮、川芎、红花活血化瘀；桂枝、细辛辛温通经，温煦四末，且有助于阳热外达；陈皮、枳壳和中行气助运；白花蛇舌草、生山楂清热除脂，可减少油脂分泌。诸药合用，凉而不遏邪，温而不助邪，药证相合，故取良效。

韩老师治疗痤疮遗留之色素沉着，每在热邪渐清之后，方才加用玫瑰花、凌霄花等以活血化瘀，消斑悦颜。

治病必求于本，本是疾病的本源，临床须详审细查，有者求之，无者求之，如寒热不辨，以寒为热，以热为寒，治疗时必然是抱薪救火，南辕北辙。故临证不可不慎。

小结

现代医学所谓的痤疮，又叫粉刺，是一种毛囊皮脂腺的炎症性皮肤病。其特征为有粉刺、丘疹、脓疱、囊肿等多种损害。至今没有满意的疗法，中医中药治疗效果尚差强人意。

早在《黄帝内经》中，对粉刺就有论述。如《素问·生气通天论》载："劳汗当风，寒薄为皶，郁乃痤。"迨至隋代，《诸病源候论》称其为"面疱"。到清代，《医宗金鉴·肺风粉刺》说："此证由肺经风热而成。每发于面鼻，起碎疙瘩，形如黍粒，色赤肿痛，破出白粉汁。日久皆成白屑，形如黍米白屑。"历代名称虽多，但病位病证是一致的。本病多发于青春发育期的男女，中年以后发病相对少见。

韩老师认为本病多由肺热熏蒸，血热蕴阻肌肤，或因过食辛辣肥腻之品，生湿生热，阻于肌肤而成；亦可因脾气不健，运化失调，湿阻化热，湿热夹痰凝滞肌肤所致。

辨证时，首先要辨皮疹：皮疹小而色红为肺热，皮疹油腻出黄白粉汁为胃热，遍生脓疱为毒热，疹色暗淡如豆大多为痰瘀。其次要辨病期：早期多表现为热证、风证，晚期多表现为痰证、瘀证。

对本病辨证施治取效的关键是辨证准确，疗效方佳；辨证失误则治疗无效甚或延长病期，增加患者痛苦。一般来说，常见的肺热证，以炎症性丘疹为主，伴有面部潮红，苔薄舌红，脉象浮数。治宜清热凉血，临床多用枇杷清肺饮加减。湿热之证，皮疹多见粉刺、丘疹、脓疱，伴有食纳欠佳，大便黏滞，小便黄赤，舌苔黄腻，脉象滑数。治疗以清热化湿通腑，多选用茵陈蒿汤加减。而血瘀痰凝之证，皮损多见色黯如米粒大，渐至黄豆大小肿物，触之较硬，日久不退，治疗常用化瘀散结丸或血府逐瘀汤或大黄䗪虫丸。

韩老师说，在临床上还有一种清热养阴法，一般宜于邪气尚实，气阴已伤者。总之，对于痤疮患者的治疗应以驱邪为主，然邪气太盛或克伐太过，邪实未去，正气已伤，故用本法祛邪扶正。选药常用金银花、连翘、白花蛇舌草、苦参以清热解毒；配玄参、麦冬、党参养阴益气，使邪去正复，皮疹自消。

临床常见有的患者喜用手挤压患处，导致外染毒邪而变生他证。韩教授指出，此种做法应坚决杜绝。在平时的护理中，还要少食辛辣、油腻之品及甜食，避免饮酒，喝浓茶和咖啡。宜多食蔬菜水果，保持大便通畅。常用温水、硫黄皂或硼酸皂清洗面部，以减少油脂分泌，畅通毛孔。

关于如何选择使用痤疮治疗的单验方，韩老师说，单验方是广大人民群众在长期与疾病作斗争的过程中总结出来的，也有临床医家研制出来的，见于报道的很多，有的有非常好的效果，不能一概拒绝不用。治疗痤疮能外用药尽量外用，其次选择内服，但不管是内服还是外用，都要以不伤胃气或皮肤为原则。内服中药加面膜治疗是近些年才有的创新疗法，面膜里的药物也是根据皮损配制成的不同复方药末。根据每个患者的不同证型选择相应的面膜，不失为一种上佳的选择。

第十八节　异汗症

医案 1 （血府逐瘀汤加减治疗头部多汗证案）

肖某，男，47 岁，西安市灞桥区人，1995 年 2 月 10 日初诊。

主诉：头部多汗 10 余年。

病史：患者 10 余年前因备课夜间回寝，不慎摔倒在地，碰及胸部，随即满头出汗，不分昼夜，亦不受外界气候环境的影响。胸部时有刺痛之感，食欲正常，喜饮茶水，夜梦多。曾服益气固表，滋阴清热等药无效，反而汗出加重。

专科检查：整个头部汗液如同洗过未干一样。舌质黯红，舌边有一小瘀斑，苔白润，脉沉弦。

西医诊断：局部多汗症。

中医诊断：头部多汗证。

辨证：瘀血阻络。

治法：活血化瘀，通络止汗。

方药：血府逐瘀汤加减。生地 20g，当归 10g，赤芍 10g，柴胡 10g，川芎 10g，红花 10g，牛膝 10g，桃仁 10g，枳壳 10g，桔梗 10g，丝瓜络 10g，山萸肉 12g，浮小麦 30g，土鳖虫 6g，甘草 6g。10 剂，每日 1 剂，水煎 2 次早晚饭后服。药渣加水煎后取汁待温加醋 30g 泡脚，每日 1 次，每次半小时。

1995 年 2 月 21 日二诊：上方连服 10 剂，出汗较以前减少，胸部刺痛感减轻。效不更方，原方再服 7 剂。每日 1 剂，水煎 2 次早晚饭后服。

1995 年 3 月 1 日三诊：共服药 17 剂，出汗基本恢复正常，胸部刺痛感消失。更方：生地 24g，山萸肉 12g，山药 12g，丹皮 10g，泽泻 10g，茯苓 10g，黄芪 20g，白术 10g，党参 20g，陈皮 10，当归 10g，升麻 6g，三七粉 6g，丝瓜络 10g，甘草 6g。每日 1 剂，水煎 2 次早晚饭后服。服 10 剂后再以原方 5 倍的剂量制成水丸，每日 2 次，每次 5g，早晚温开水送服。

1 年后随访，出汗正常，未再复发。

按语： 此例患者仅为头部多汗，故取名头汗出证。病史 10 多年，多方治疗无效。头汗出益甚，细问病史，得知 10 多年前因胸部外伤而致头汗出，是因外伤导致瘀血阻络，使汗孔开合失常而多汗。瘀血停滞为本，局部出汗为标。根据患者原有外伤史和瘀斑之征，断为瘀血所致出汗，投以血府逐瘀汤加土鳖虫以助逐瘀之力，加丝瓜络通络活血，活血化瘀通络治本，再用山萸肉、浮小麦止汗而治其标，标本兼顾，其汗自止。长期出汗先伤阴津，后伤阳气，故瘀血已去当补气滋阴，扶固培正，以六味地黄汤合补中益气汤加减善后，以防反复。

小结

头汗，即《伤寒论》所云"但头汗出，身无汗，齐颈而还"之症，张仲景对其论述非常详尽。《素问·阴阳别论》云"阳加于阴谓之汗"，头汗出之原因，总不外"内热"。正如叶天士所云："头者诸阳之会，邪搏诸阳，津液上凑，则汗出于头也。"在张仲景基础上，后世医家又多有阐发，如《张氏医通·杂门》所述"头汗，头为诸阳之会，额上多汗而他处无者，湿热上蒸使然，或蓄血结于胃口，迫其津液上逆所致；蓄血头汗出，齐颈而还，犀角地黄汤。头汗小便不利，而渴不能饮，此瘀蓄膀胱也，桃核承气汤；胃热上蒸，额汗发黄，小水不利者，五苓散加茵陈，甚则茵陈蒿汤微利之；伤寒胁痛耳聋，寒热口苦，头上汗出，齐颈而还，属少阳，小柴胡加桂枝、苓、术和之"。可见，本病辨证较为复杂，临证需要三因制宜，灵活变通。

同时还应与正常情况下的头汗相区别，如小儿睡觉时头部出汗，而无其他症状者，俗称"蒸笼头"，非为病态；进辛辣食物或热食时亦见此症者，乃属生理现象。

医案 2（**重剂黄芪治疗汗闭证案**）

陈某，男，19 岁，西安体院学生，1986 年 7 月 1 日初诊。

主诉：皮肤无汗 1 年。

病史：患者 1 年来，在酷热的夏天不出汗，即使进行篮球类的剧烈运动也滴汗皆无。心中烦躁，在某院诊断为"汗腺闭塞症"，服用中西药物未效。近日天气炎热，本人从事体育专业，活动特别多，症状加重，而来求治。

专科检查：身体健壮，身高 180cm，体重 90kg 余，周身汗孔耸立如鸡皮，余无异常。舌质红，苔白，脉象弦略细。

西医诊断：汗闭症（汗腺闭塞症）。

中医诊断：无汗证。

辨证：邪郁肺卫，玄府不通。

治法：辛散透表，疏通表郁。

方药：麻黄汤加味。其中麻黄用量 20g，6 剂后收效甚微，领着病人求教于本医院谢远明老师（当时为肿瘤科主任，主任医师，擅长治疗疑难怪症）。谢老详细询问病情，诊完脉后开出方药如下：生黄芪 60g，白术、防风、王不留行、合欢皮、桂枝各 15g，路路通、丝瓜络、桃仁、生麻黄各 10g，白芍 20g。3 剂，每日 1 剂，水煎 2 次早晚饭后服。告诉患者若汗出，不必尽剂。

服药 1 剂，未汗，但感身灼热，烦躁益甚。第 2 剂服后 30min，开始出汗，逐渐增多，全身皆汗，自觉异常舒适，唯有乏感。又去请教谢老，告知余药停用，改服桂枝汤加味：桂枝、白芍各 30g，党参 50g，生姜 10g，大枣 5 枚，炙甘草 10g。3 剂，每日 1 剂，水煎 2 次早晚饭后服。药尽，出汗基本正常。嘱停药观察随访月余，汗出正常，病告痊愈。2 年后随访未再复发。

按语： 此案患者身体强壮，脉舌无一点虚象，其病仅是无汗，按玄府不通始予麻黄汤加味无效，领着病人求教于谢老，谓："卫气者，温分肉，充皮肤，肥腠理，司开阖者也。今卫气不足，鼓动无力，汗孔又不得开合，当以重补卫气。"予以玉屏风汤，重用黄芪 60g，加白芍、桂枝调和营卫，王不留行、路路通、丝瓜络疏通脉络，合欢皮以皮达皮兼以散结，桃仁活血通络，生麻黄升浮发汗。2 剂后全身皆汗，有乏感，已达目的。停余药，改服桂枝汤加党参，调和营卫兼益气补脾，以善其后。

本案取效关键在于以黄芪益气配伍辛散之剂，鼓舞卫阳以助发汗达邪之功。正如陶节庵《伤寒六书·卷二》云："人只知参芪能止汗而不知其能发汗，以在表药队中则助表药而能解散也。"关于黄芪发汗，汪昂《本草备要》中指出，"无汗能发，有汗能止"，张元素也说过黄芪"无汗则汗之，有汗则止之"，黄芪发汗可信也。再则生黄芪益气药尚有生血以资汗源之功，生用并有走表之能，故与本病病机正为相宜。

小结

无汗症又称闭汗症，是指当汗出而无汗之症。汗为人体"五液"之一，为人体阳气蒸化津液所生，故《素问·阴阳别论》有"阳加于阴谓之汗"。《素问·评热论》曰："人所以汗出者，皆生于谷，谷生于精。""汗者，精气也。"清代吴鞠通据《黄帝内经》之旨，在《温病条辨·汗论》中曰："汗也者，合阳气、阴精蒸化而出者也"，"汗之为物，以阳气为运用，以阴精为材料"。张锡纯曰："人身之有汗，如天地之有雨，天地阴阳和而后雨，人身阴阳和而后汗。"由此可见，津液从玄府排出为汗，有赖于阳气的蒸腾气化、阴精以为汗源和玄府正常开阖，三者缺一不可。

韩老师认为，对于无汗症辨治时，若从阳气、阴精亏虚及玄府闭塞三方面入手，当获速效。

(1) 阳气不足：阳气蒸腾津液气化从玄府排出液体，阳气推动为汗出的动力。若阳气不足，肌肤失温，津液鼓动无力，或卫气虚弱，汗孔开阖失司，则汗不得出。如成无己《伤寒明理论·无汗》云："诸阳为津液之主，阳虚则津液虚少，故无汗。"吴塘《温病条辨·杂说》曰"阴精有余，阳气不足，则汗不能出"，故宜补阳发汗。如陶节庵治疗"阳虚不能作汗"用再造散，在发汗药物中加人参、黄芪、桂枝、甘草、附子等大补阳气，阳气足则蒸腾津液有力而汗出。

(2) 阴精不足：阴精包括人体的津液、血、精，其中阴津、阴血与汗液生成关系最密。汗为津液所化，血与津液又同出一源，故有"血汗同源"；又心主血脉，汗为心之液，正如李中梓《医宗必读·汗》所说"心之所藏，在内者为血，发于外者为汗，汗者心之液也"。津液又由脾胃所化生，故而心脾虚弱、大汗、失血等致津液不足，汗源不充，则无由作汗。如《灵枢·营卫生会》云："夺血者无汗，夺汗者无血。"张景岳的《景岳全书·论汗》曰："夫汗本乎血，由乎营也……未有营气虚而汗能达者。"故而韩老师认为，治疗无汗症在运用辛散药时还须考虑其阴精是否充足，辨证配伍补养津液精血的药物，资其汗源，即景岳《质疑录·论伤寒无补法》所谓"汗生于阴，补阴最能发汗"。如肝肾精血亏虚者宜补益精血，阴血虚宜补益阴血，津液不足者当以养阴生津。

(3) 玄府闭塞：风寒湿热等邪郁闭肺卫，玄府闭塞则无汗。也有因于肝气郁滞，气滞血瘀，毛窍郁闭者，治疗以宣通肺卫为主。若属寒邪闭表、阳气郁遏者，治宜散寒通阳，如麻黄汤或大青龙汤；因于湿热闭郁腠理者，治以除湿透热，可用六一散30g，薄荷叶 5g 泡汤；由气血郁滞者，可用血府逐瘀汤等。

总之，正常汗出是人体阴阳充盛，腠理宣畅，气血畅达的体现，导致无汗症病因较多，临证总当依症详辨，方不致误。

医案 3（**归脾汤加减治疗黄汗案**）

张某，女，34 岁，陕西省政府某机关干部，1985 年 6 月 22 日初诊。

主诉：汗液色黄 3 年加重半月。

病史：自诉每至夏天衣服被汗液染成黄色已 3 年，两腋下尤甚，近半月来加重。前医疑黄疸，予茵陈五苓散 10 余剂无效，另医守《金匮要略》桂枝加黄芪汤 10 余剂，取效甚微，遂求治于韩教授。刻诊：患者伴有头晕心悸，气短乏力，纳呆腹胀，小便颜色清亮，大便尚调。

专科检查：皮肤色泽正常，结膜无黄染，内衣两腋下为淡黄色。舌质淡胖，边有齿痕，苔薄黄腻，脉象沉细。

西医诊断：色汗症。

中医诊断：黄汗。

辨证：脾虚湿热证。

治法：健脾祛湿，清热固表止汗。

方药：归脾汤加减。党参 30g，黄芪 30g，山药 30g，茯苓 30g，白术 10g，木香 6g，陈皮 10g，当归 10g，黄连 8g，藿香 12g，栀子 10g，甘草 6g。每日 1 剂，水煎 2 次混合后早晚分服。

1985 年 7 月 2 日二诊：药进 7 剂，症状大减，苔退纳增，内衣黄染转淡。效不更方，再进 7 剂。

1985 年 7 月 10 日三诊：共进 14 剂，诸症皆无，神清气爽，内衣黄染消失，病告痊愈。

按语：黄汗首见于《金匮要略·水气病脉证并治篇》，"病有风水，有皮水……黄汗其脉沉迟，身发热，胸满，四肢头面肿，久不愈，必致痈脓"。论述了黄汗病的脉证与转归。说明黄汗病是水气病的一种，论其外感因素为发病原因。然外感之黄汗临床少见，鲜有报道。脾虚不运，水湿郁而化热证比较多见。本例无面肿等证，韩老师据脉证合参，辨为脾虚不运，湿郁化热，湿热交织，熏蒸肌肤，津随热泄，而化为黄汗。仿《金匮要略》桂枝加黄芪汤意，苦酒有泄营中郁热的作用，以黄连、栀子代苦酒，取其清热燥湿作用，加重补脾药以治本为要，切中病机，故2周而愈。

小结

色汗症是少见病证，病因尚不明确，可能和环境因素、遗传因素、饮食因素以及孕期的情绪、营养等有一定的相关性。色汗的颜色以黄色较多见，其他可见红色、黑色、蓝色、紫色和绿色等。可发生在任何年龄。

对于黄汗，中医文献多有所载。黄汗首见于张仲景《金匮要略·水气病脉证并治》，"黄汗之为病，身体肿，发热汗出而渴，状如风水，汗出沾衣色正黄，如柏汁"。陈修园《金匮要略浅注》亦认为黄汗"得汗不得透彻，则郁热不得外达"。

韩老师认为，黄汗主要是由湿热郁蒸肌腠所致。发病有外内之别，在内多由脾虚生湿，郁而化热，熏蒸于内，外泄肌肤而致，可伴气短乏力，纳呆腹胀等；在外多因汗出表疏，水湿之邪从汗孔侵袭肌表，阻碍营卫气机，郁而为热，湿热交蒸故汗出色黄，可伴头面四肢浮肿等。

临床黄汗变证还有许多，应当辨证施治，并非一法一方所能通治。同时，在对黄汗进行治疗时，还需积极寻找并去除可疑原因，如由摄入特殊药物或食物，以及接触染料引起者，在停用后色汗可自然消失；有情绪因素者，应当进行适当的精神疏导。

第十九节　硬皮病

医案1（皮肤、上消化道、心脏硬皮病）

谢某，男，36岁，陕西省咸阳市人，1997年9月11日初诊。

主诉：面部、颈部、四肢皮肤硬如皮革 4 年余。

病史：曾在某医院确诊为系统性硬皮病，用激素、维生素等药治疗病情好转，停药后复发，多方求治均未取效而来韩教授处治疗。刻诊：面部、颈部、四肢皮肤发硬，患处无汗，感觉迟钝，并伴胸闷气短，吞咽困难。

专科检查：面部、颈部、四肢皮肤发硬，呈蜡样光泽，毳毛脱落，皮损呈深褐色，难以捏起。心电图示心肌轻度受损，上消化道钡透示食道蠕动减慢。舌淡红苔白，脉沉细。

西医诊断：系统性硬皮病。

中医诊断：皮痹合并心痹、食道痹。

辨证：气血不足，心脾痹阻。

治法：温阳益气，活血通络。

方药：（1）温阳活血通痹汤加味。当归 10g，熟地 20g，白芍 15g，鹿角胶（烊化）10g，桂枝 20g，黄芪 30g，甲珠（先煎）10g，红花 10g，浮萍 10g，土鳖虫 6g，丹参 30g，壁虎 8g。30 剂，每日 1 剂，水煎服。

（2）软皮丸，每日 3 次，每次 6g，口服。

（3）软皮热敷散局部热敷，每日 2 次，每次 30min。

用药 30d 后皮肤即有湿润感，较用药前柔软不少。继守上方加减内服，配合外用药，6 个月后皮肤大部柔软。继守上方加减内服，配合外用药，11 个月后皮肤柔软，已恢复弹性，能捏起，知觉明显，已有汗出，毳毛生长良好。续用药 4 个月，诸症消失，心电图及消化道钡透均示正常。

按语：中医称本病为"皮痹""肌痹""顽皮"等，其病机主要是风寒湿邪侵淫肌肤，凝结腠理，痹阻不通，造成津液失布，日久耗伤气血，导致气血亏损，肌腠失养，脉络瘀阻，皮肤顽硬萎缩。故治疗本病以温补气血、宣疏肌表、活血通络为基本原则，据此选用黄芪、当归、熟地、白芍、鹿角胶峻补气血；甲珠、红花、壁虎、土鳖虫活血通络，软坚散结；壁虎擅长治疗食道痹；桂枝温经散寒，活血通络；浮萍配桂枝宣疏肌表，且质轻达表，引药直达皮肤，起向导之功。全方调和营卫，开腠理通经络，使气血得补，络脉疏通，肌肤得养而获效。方中浮萍有类似麻黄之功，因有黄芪敛汗及诸补血养阴药，药量用至 15～30g，未见不良反应，再配以软皮丸、软皮热敷散温经散寒，祛风活血通络，软坚散结，内外结合，外用药具有直达病所之效，故疗效卓著。

医案 2（**局限性带状硬皮病**）

苏某，男，14 岁，辽宁省沈阳市人，1998 年 6 月 12 日初诊。

主诉：左下肢皮肤带状变硬 3 年，加重伴有活动不便 1 年。

病史：3 年前因受寒邪侵袭，左股外侧片状皮肤呈淡褐色，发硬，轻度萎缩，难以捏起，因无痒痛之感而未重视，渐向远端延伸，近期去多家医院检查，确诊为硬皮病，口服过中药、激素等药物治疗无明显效果。平时活动不便，容易感冒，纳少，乏力。经人介绍转来我科求治。

专科检查：左下肢股外侧至小趾皮肤带状变硬，难以捏起。皮损处无汗，毳毛消失。舌黯红，舌苔薄白润，脉沉细。

西医诊断：局限性带状硬皮病。

中医诊断：皮痹。

辨证：气虚血瘀。

治法：益气活血，温经通络。

方药：（1）黄芪 20g，白术 10g，当归 10g，川芎 10g，熟地 15g，白芍 15g，桃仁 8g，红花 8g，蜈蚣（去头）2 条，石斛 15g，土鳖虫 6g，桂枝 8g，川牛膝 10g，王不留行 10g，鸡内金 15g。30 剂，每日 1 剂，水煎 2 次早晚分服。

（2）外用软皮热敷散（院内制剂）局部热敷，每日 1 次，每次半小时。

（3）艾条在局部熏灸，每日 2 次，每次 20min。

（4）多磺酸黏多糖乳膏（商品名喜辽妥）外涂，每日 3 次。

1998 年 9 月 20 日二诊：自诉上方治疗 3 个月后症状较前减轻，

局部有微汗，皮肤稍微变软，已有少许毫毛长出。2个月来未再感冒，消化已正常。嘱其继用前方治疗。

1999年3月12日三诊：病情比较稳定，用药后无不适症状，使用上述方法坚持用药8个月后皮肤变软，可以捏起。效不更方，嘱其按照以上方法治疗，巩固疗效。1年后随访，皮肤基本恢复正常，病告痊愈。

按语： 硬皮病属结缔组织病，中医谓之"皮痹"，西医无特效药物。本案患者先天禀赋不足，脾肾阳气虚弱，外受寒邪所侵，日久导致血流不畅，瘀滞于肤，筋脉失养而变硬萎缩，用本方活血化瘀通脉。加黄芪益气生血行血；土鳖虫、蜈蚣功善走窜通络活血；血得温则行，得寒则凝，故加桂枝温经通阳，以助行血之功；石斛滋养胃阴，以育后天之本。软皮丸也是温阳益气，活血通脉为主要治则。局部热敷和艾条局部熏灸都起到温通的作用。内外结合，标本兼顾，治疗1年多而获痊愈。

医案3（头部硬皮病）

铁某，女，6岁，广东深圳人，2010年2月3日初诊。

代诉：左额眉棱部至头顶部带状皮肤硬化1年。

病史：患儿1年前去游泳，因为温度过低，又玩的太久，当时就感觉周身发凉。2个月后于左额眉棱部后达头顶部出现皮肤硬斑，无不适感，逐渐扩大而呈带状，颜色加深成褐色，并见皮损处头发脱落。曾按"斑秃"治疗数月未效，遂延韩老师治疗。

专科检查：左额眉棱部至头顶部有3cm×9cm之带状皮肤硬化斑，呈蜡样光泽并凹陷，其内毛发脱落，出汗减少，颜色呈黯褐色。

西医诊断：局限性硬皮病。

中医诊断：皮痹。

辨证：寒凝血瘀。

治法：温经活血通络。

方药：（1）用软皮热敷散局部热敷，每日1次，每次30min。

（2）用艾灸患部，每次20min，每日2次。

（3）多磺酸黏多糖乳膏外涂，每日3次。

连续治疗3个月，症状明显好转，继用4个月皮肤恢复正常，随访至今未复发。

按语： 局限性硬皮病属于中医的肌痹、顽皮、皮痹等范畴，其病机主要是寒邪凝结腠理，络脉瘀阻不通。因患者年幼，服药不便，遂单以软皮热敷散外用热敷治疗。方中附子、断肠草、艾叶有搜风散寒胜湿、温中通络作用；威灵仙、透骨草、山豆根有软坚消肿作用；透骨草善疗硬斑金疮；红花活血祛瘀生新；黄药子能通利血脉关节，消肿、散结；刘寄奴、螃蟹、皂角刺、料姜石可软坚，治疗顽痹死肌，防治癌瘤。诸药共奏温经散寒、祛风止痛、活血通络、软坚散结之功。热敷药局部使用直达病所，故疗效卓著。韩老师临床观察，局限性硬皮病使用本方热敷治疗全部有效，无副作用，明显优于其他疗法。

医案4（左下肢合并食道硬皮病）

李某，女，12岁，河南洛阳人，2012年4月7日初诊。

主诉： 左下肢皮肤萎缩、发硬、色素异常4年余。

病史： 患儿7岁左右时开始发病，左下肢皮肤出现硬化斑片。曾在西安交大二附院皮肤科组织病理确诊为硬皮病。先后在当地、北京等多处治疗效果不佳，求韩老师诊治。诊得平时手足发凉，喜热饮，纳差，消瘦，身困乏力，嗜睡。

专科检查： 体重30kg，身高120cm，左下肢片状皮肤萎缩、色素沉着、皮肤发硬。化验检查：实验室检查基本正常，上消化道钡餐透视报告为食道蠕动功能减慢。舌淡胖边有明显齿痕，苔白厚，脉细无力。

西医诊断： 系统性硬皮病。

中医诊断： 皮痹合并食道痹。

辨证： 脾肾阳虚。

治法： 温补脾肾，活血通络。

方药：（1）四君子汤合桃红四物汤加减。党参10g，白术8g，茯苓10g，鸡内金15g，黄芪15g，使君子10g，槟榔8g，桂枝8g，白芍10g，壁虎6g，桃仁6g，红花5g，熟地8g，蜈蚣（去头）1条，陈皮6g，浮萍6g。30剂，每日1剂，水煎2次混合后分2次早晚服用。

（2）局部治疗：软皮热敷散用白酒或黄酒拌湿后蒸30min，在皮损部位热敷，每日2次，每次30min以上。

（3）局部用艾条灸治，每日2次，每次20min。

（4）多磺酸黏多糖乳膏外涂，每日3次。

2012年5月10日二诊：自诉上药内服、外敷治疗1个月后症状稳定，纳差、消瘦、身困乏力、嗜睡等症状有所改善，舌苔与脉象无变化。当是脾胃虚弱，急需温阳之药助气化，上方加黑附片10g，干姜6g。嘱其黑附片与干姜用开水先煎30min，其他药必须用开水浸泡后再同煎。局部治疗同前不变。

2012年8月20日三诊：自诉上药内、外治疗后症状较前有明显改善，纳食尚可，消瘦、身困乏力好转，皮损部位有变柔软的感觉。舌质淡红，舌体胖周围齿痕比前变小，苔白厚，脉细稍微有力。效不更方，按照5月10日方，黑附片15g加生姜10g先煎，继续服用。煎药方法及外用药用法同前。

2012年10月18日四诊：自诉上药内、外治疗后症状较前明显减轻，左下肢发硬的皮肤变软，已经能够捏起。纳食好转，体重增加2.5kg，身困乏力好转，大便正常，内服药后口干。上方加石斛10g以养阴津，加伸筋草10g以疏通经络。煎药方法及外用药用法同前。

2012年12月13日五诊：上药内服后稳定，症状也在逐步改善，按四诊方法继续治疗。

2013年2月23日六诊：左下肢皮损明显好转，色素异常情况明显改善，纳差、消瘦、身困乏力、嗜睡等症状基本消失，大便正常。舌质淡红，舌体基本正常，苔薄白，脉细有力。以2012年5月10日方减桂枝至5g，去附子。用凉水煎药。局部治疗同前不变。

2013年4月17日七诊：左下肢皮损部位基本恢复正常，病告痊愈。

按语：此例以皮痹合并食道痹为主，全身症状主要表现在脾胃功能虚弱。脾为后天之本，主四肢肌肉，脾虚，气血津液的化生无源泉，皮肤肌肉无以滋养而萎缩，治疗首当益气健脾，温阳活血以助气化。故以四君子汤为主，加益气活血、温阳通络之类内服，用壁虎重在治疗食道痹，结合局部治疗而愈。

医案5（**右腋后下方及右肘部带状硬皮病**）

冯某，男，22岁，陕西彬县人，2012年5月14日初诊。

主诉：右腋后下方及右肘部片状皮肤硬化萎缩8年，加重1年。

病史：患者于8年前，右腋后下方及右肘皮肤斑片状发硬，初未予重视，后多方求治，疗效不显，皮损渐加重扩大，颜色渐变为暗褐色，并出现萎缩。曾在某大学附属医院皮肤科活检为"硬皮病"。刻诊：右腋后下方及右肘部斑片状皮肤发硬，自觉患部感觉迟钝，精神食眠可，二便调。

专科检查：右腋后下方及右肘外侧皮肤硬化斑片，呈带状分布，边缘不规则，不易捏起，表皮萎缩，毳毛脱落，伴黯褐色色素沉着。舌淡红苔薄白，中部苔微腻，脉弦滑。

西医诊断：局限性硬皮病。

中医诊断：皮痹。

辨证：寒凝血瘀。

治法：活血通络，温经散寒。

方药：（1）桃红四物汤加味。桃仁10g，红花10g，熟地20g，白芍20g，川芎10g，当归10g，姜黄10g，威灵仙10g，蜈蚣（去头）2条，乌梢蛇10g，伸筋草10g，艾叶6g，浮萍6g，桂枝10g，合欢皮20g。30剂，水煎服，每日1剂。

（2）口服积雪苷片，每次3片，每日3次。

（3）维生素E胶囊，每次100mg，每日2次。

（4）配合针灸治疗，每周1~2次。

（5）局部治疗：用酒（白酒或黄酒）将软皮热敷散拌湿后蒸30min，在皮损部位热敷，每日2次，每次30min以上。为使药物保持一定的温度，可在药袋上置热水袋或者用塑料包装袋包裹药袋，塑料包装袋底部开一小口着于皮损处。要求药袋的形状与皮损部位（或长或圆）相似，范围略大于皮损部位。

（6）多磺酸黏多糖乳膏外涂，每日3次。

2012年8月6日二诊：前方加减服药8周，皮损变软，大便不成形，前方加生黄芪20g，山萸肉10g继治。外治如前。

2012年9月3日三诊：继服4周，皮疹变软，服药后无不适，食纳可，二便调。舌红苔黄，脉弦滑。

2012年9月29日四诊：服药4周，病情好转，前方去山萸肉继服。

2013年5月13日五诊：皮损较前已有明显改善，近来变化不明显。浑身有乏困感。舌淡黯，苔薄黄，脉沉细。

辨证：气虚血瘀，寒凝肤腠。

治法：活血通络，温经散寒。

方药：桃红四物汤加味。桃仁10g，红花10g，熟地15g，白芍20g，川芎10g，当归10g，红参10g，生黄芪50g，威灵仙10g，蜈蚣（去头）2条，艾叶10g，枳壳10g，姜黄10g，桂枝10g，合欢皮20g。继用软皮热敷散热敷。

2013年9月2日六诊：服上药至今，皮损近愈，留褐色色素沉着，余无不适。改服软皮丸，每日3次，每次6g。外用软皮热敷散巩固治疗。

2014年1月24日七诊：病情稳定，仅以软皮丸口服。

2014年6月7日八诊：病情稳定，仅留色素沉着，仍以软皮丸巩固治疗。

2015年1月10日随访：原皮损处色素沉着变淡，皮肤形态、弹性、排汗等已与正常皮肤无异，毳毛已恢复正常。

按语：本例病发既久，局部皮肤出现硬化、萎缩等症状，全身无明显异常症状，韩老师根据经验，以寒凝血瘀治疗，治以活血化瘀，温经通络。方中桃红四物汤养血活血，其中熟地味甘养血；当归辛甘能润，可防诸辛温走散，伤耗阴血，又可随诸行血之品濡养肌肤腠理；艾叶、桂枝性味辛温，温经散寒，合威灵仙、蜈蚣、乌梢蛇、姜黄活血通络；浮萍解表透达，给邪出路；合欢皮活血散结，可以皮达皮，引药直达病所。临床随证加减，其中黄芪、党参益气助行，扶正祛邪，枳壳行气助运。配合药物热敷及针灸治疗，意在增强通行气血作用。治疗中内外兼治，以辛温发散，治标为主，甘温益气为辅。"辛以润之"、温以通行，使营血"内达脏腑，外濡肌腠"，外散在表凝寒，使荣卫通行无碍，则顽疾易复。正如《灵枢·本藏》所云："卫气和则分肉解利，皮肤调柔，腠理致密矣。"

医案6（四肢皮肤带状硬皮病案）

来某，女，42岁，陕西省西安市人，2013年3月1日初诊。

主诉：四肢皮肤带状发白，变硬萎缩4年余。

病史：患者4年来四肢皮肤发白、变硬、萎缩，伴有甲状腺功能减退症。在西京医院皮肤科皮肤组织病理活检（活检号：43719，报告日期：2010年6月2日）诊断为"硬皮病"，在多家医院先后用过青霉胺、激素、薄芝片、薄芝糖肽注射液、脉络通、脉之灵，外用肝素钠等。目前服用优甲乐，效果不明显。平时四肢发凉，畏寒，容易感冒，经人介绍专程来陕西省中医院皮肤科诊治。

专科检查：双上肢自肩部到手腕可见一带状皮肤发白，呈蜡样光泽，皮肤变硬难以捏起，左侧背部约成人掌大一片皮肤颜色变深、变硬、萎缩。舌质黯红，边有瘀点，舌苔白厚，脉象沉细无力。

西医诊断：局限性硬皮病合并甲状腺功能减退症。

中医诊断：皮痹。

辨证：脾肾阳虚兼血瘀。

治法：温补脾肾，活血通络。

方药：（1）黄芪桂枝五物汤合桃红四物汤加减。药用：黄芪30g，桂枝20g，当归10g，白芍20g，细辛3g，桃仁10g，红花10g，川芎9g，熟地20g，蜈蚣（去头）2条，伸筋草10g，黑附片15g，干姜10g，麻黄10g。每日1剂，开水煎2次混合后分2次服。

（2）软皮丸，每日3次，每次6g，饭后用生姜水送服。

（3）积雪苷片，每次3片，每日3次，饭后服。

（4）外治：软皮热敷散，用黄酒将药拌湿，蒸热后在皮损部位热敷，每日2次，每次30min以上。

（5）艾条点燃在皮损处灸治，每日1次，每次20min。

（6）多磺酸黏多糖乳膏外涂，每日3次。

2013年3月25日二诊：症状同前，用以上药后无不良反应。继以上内服方药，黑附片加至30g。其他治疗方法不变，继续使用，观察疗效。

2013年5月3日三诊：自诉近1周来消化不好，腹胀。以前的畏寒，四肢发凉症状有所改善。舌质淡红，舌边瘀点减少，舌苔白润，脉象沉细较前有力。药已中病，因气候已进入夏季，前方中黑附片减至20g，桂枝减至15g，加鸡内金15g，砂仁10g。煎服方法同前，其他治疗方法不变，继续使用，观察疗效。

2013年6月14日四诊：消化已好转，腹胀消失，四肢发凉症状有明显改善。舌质淡红，舌边瘀点少许，舌苔白润，脉象沉而有力。皮肤硬化情况较前明显好转，皮肤变软始有弹性，已经能够捏起。停服优甲乐及积雪苷片，停用艾灸法。中药以5月3日方去鸡内金、砂仁，其余不变，继续服用。

2013年7月27日五诊：症状继续好转，无其他不适。以6月14日方药继续服用，其他治疗方法不变。

2013年9月9日六诊：症状较前明显好转。方药如下：桃红四物汤加桂枝10g，黄芪30g，制附子10g，干姜10g，蜈蚣（去头）2条，合欢皮20g，伸筋草10g，乌梢蛇10g，麦门冬15g。每日1剂，开水煎2次混合后分早晚服。其他治疗方法不变。

2013年11月11日七诊：症状好转，皮肤弹性恢复良好，遂停服汤药，以软皮丸每日3次，每次30丸，温开水送服。外用软皮热敷散局部热敷，每日1次。

2014年2月5日八诊：皮损已基本恢复正常，畏寒、四肢发凉等症状已全部消失，舌苔、脉象正常，甲状腺功能检查正常。给软皮丸每日2次，每次30丸，温开水送服。服用3个月巩固疗效。

1年后随访，未再复发。

按语： 四肢者诸阳之末。患者先天禀赋不足，素体脾肾阳虚，又使用免疫抑制剂及激素类致阳气更虚，抵抗力更差，因此四肢发凉，容易感冒。"血得温则行，得寒则凝"，本案脾肾阳气不足，四肢失于温煦，则有畏寒肢冷；阳虚阴盛，寒从内生，与外来寒湿相合，同气相求，凝结肌腠，阴血水津不布，致局部皮肤肿胀硬化；先后天皆虚，气血失生化之源，营血不足，故肌肤失养而萎缩。

本案属脾肾阳虚兼血瘀证，遵虚者补之、寒者温之、瘀者达之的原则，方以黄芪桂枝五物汤合桃红四物汤加减散寒通脉；重用黄芪、附子温补脾肾，益气助阳；桃红四物汤养血活血，其中熟地、白芍、当归养阴以求阳，并监制诸药温燥伤及阴血；乌蛇、蜈蚣善行通络；黑附片无姜不热，无麻黄不通，三者成为通痹的核心角药。加用内服外用诸药，意在加强温通之功。诸药合用，标本兼治，内外同施，后随证加减1年余而获愈。

医案7（上肢、背部合并食道硬皮病）

王某，女，42岁，陕西省淳化县人，2013年3月6日初诊。

主诉： 左上肢及背部皮肤硬化斑片10年余。

病史： 患者10年前始出现左上肢皮肤发白、变硬，背部片状硬斑，伴色素沉着。在多家医院就诊，做过皮肤组织病理检查，基本都按硬皮病治疗，用过中药、西药（用药不详），效果不明显。平时四肢发凉，畏寒，容易感冒，纳少便溏。经人介绍前来我院求治。

专科检查： 左上肢自肩下部至手腕带状皮肤发白，呈蜡样光泽，皮肤变硬难以捏起，左侧背部约成人掌大皮肤硬化、萎缩斑，伴有色素沉着。上消化道造影示：食道蠕动减慢，排空降低。其他未发现阳性结果。舌质淡边有齿痕，舌苔白厚，脉象沉细。

西医诊断：系统性硬皮病。

中医诊断：皮痹合并食道痹。

辨证：脾肾阳虚。

治法：温补脾肾，活血通络。

方药：（1）当归四逆汤与桃红四物汤加减。当归 10g，桂枝 20g，白芍 20g，通草 6g，细辛 3g，黄芪 30g，桃仁 10g，红花 10g，川芎 9g，熟地 20g，蜈蚣（去头）2 条，乌蛇 10g，土鳖虫 6g，壁虎 8g，向日葵茎 10g。每日 1 剂，水煎 2 次混合后分早晚服。

（2）软皮丸，每日 3 次，每次 6g，饭后用生姜水送服。

（3）积雪苷片，每次 3 片，每日 3 次，饭后服。

（4）外治：局部治疗用酒（白酒或黄酒）将软皮热敷散拌湿后蒸 30min，在皮损部位热敷，每日 2 次，每次 30min 以上。为使药物保持一定的温度，可在药袋上置热水袋或者用塑料包裹袋子露出底部着于皮损处。要求药袋的形状与皮损部位一致，略大于皮损部位。

（5）艾条点燃在皮损处灸治，每日 1 次，每次 20min。

（6）多磺酸黏多糖乳膏外涂，每日 3 次。

2013 年 4 月 28 日二诊：自诉上药内、外治疗后症状稳定，四肢发凉、畏寒等症状无明显改善，舌苔与脉象无变化。当属阴寒太盛，温阳之力不足，上方加黑附片 15g，干姜 10g。并详嘱其煎药方法：黑附片与干姜用开水先煎 30min，其他药必须用开水浸泡后再同煎。局部治疗同前不变。

2013 年 5 月 20 日三诊：自诉上药内、外治疗后症状较前有所减轻，皮损部位有变柔软的感觉，但是四肢发凉、畏寒等症状改善不明显。仍是阴寒太盛，温阳之力不够，上方黑附片加至 30g，干姜 15g，桂枝加至 30g，怀牛膝 10g。煎药方法及局部治疗用药如前不变。

2013年7月8日四诊：自诉上药内、外治疗后症状较前明显减轻，背部皮损部位变得柔软能够捏起，左上肢皮损有所好转，四肢发凉、畏寒等症状明显改善，大便转稠，纳食好转。内服药后口干。上方黑附片减至20g，干姜10g，桂枝减至20g，去怀牛膝加伸筋草10g。煎药方法及局部治疗用药如前不变。

2013年9月2日五诊：上药内服后症状逐步改善，守前法继续治疗。

2013年11月23日六诊：病情明显好转，背部皮损部位基本恢复正常，左上肢皮损明显好转，四肢发凉、畏寒等症状基本消失，大便正常。上方去黑附片，桂枝减至10g，加姜黄10g。局部治疗同前不变。

2014年3月7日七诊：左上肢皮损部位基本恢复正常，病告痊愈。

按语：此例属系统性硬皮病，有四肢发凉，畏寒，容易感冒，纳少便溏等全身阳虚症状，合并上消化道蠕动减慢，除了使用软皮热敷散局部热敷外，应给予重剂温阳益气药内服治疗。用黄芪、黑附片、桂枝慢慢加量至30g以振奋阳气，善补阳者当阴中求阳，阳得阴助则泉源不竭，故以当归、熟地、白芍滋阴养血，助化阳气，并监制温热药伤耗阴津；久病入络，且阳气虚弱，无力促血行，故以桃仁、红花、川芎、蜈蚣、乌蛇、土鳖虫活血通络，去瘀生血，并荣肌肤腠理，促使"硬肿顽麻"之症消散；浮萍引药达表；壁虎及向日葵茎活血通络散结，擅长治疗食道癌瘤，用其通痹有效。内外结合，药证相投，治疗一年而愈。

医案8（头部硬皮病）

李某，女，49岁，陕西省商县人，2013年6月19日初诊。

主诉：头顶部数片皮肤萎缩硬化斑伴脱发10余年。

病史：患者于10余年前，头部出现数片斑片状脱发，逐渐增多，多家医院诊断为"斑秃"，治疗无效，后经某附属医院活检确诊为"硬皮病"，并推荐至韩老师处治疗。刻诊：头皮硬化萎缩性脱发数处，范围、形状不一，无疼痛瘙痒等异常感，伴怕冷，入冬尤甚，食眠可，二便尚调。

专科检查：头皮部 3 片硬化萎缩性斑，最大者 4cm×10cm。皮损部皮色呈暗褐色，光滑发亮，皮肤萎缩，不能提捏，伴见毛发脱落。舌质淡苔薄白，脉沉细。

西医诊断：局限性斑状硬皮病。

中医诊断：皮痹。

辨证：阳气虚弱，寒凝血瘀。

治法：温阳益气，活血通络。

方药：（1）桃红四物汤加味。桃仁 10g，当归 10g，川芎 10g，白芍 20g，熟地 15g，红花 10g，生黄芪 20g，桂枝 10g，菊花 10g，土鳖虫 5g，细辛 3g，浮萍 10g，羌活 10g，乌梢蛇 10g，藁本 10g，淫羊藿 10g。每日 1 剂，水煎服。

（2）软皮丸，每次 6g，每日 2 次，口服。

（3）积雪苷片，每次 4 片，每日 2 次，口服。

（4）外用软皮热敷散局部热敷，每次 30min，每日 2 次。

（5）用艾灸患部，每次 20min，每日 2 次。

（6）多磺酸黏多糖乳膏外涂，每日 3 次。

2013 年 6 月 30 日二诊：服药 7 剂，无不适反应，上方加白芷 10g，葛根 10g 继服，其他治疗不变。

2013 年 11 月 20 日三诊：患者仅间断服药 30 余剂，但仍坚持外用药物治疗。现病情明显好转，原头皮硬化斑片已变软，能够提捏，有细软密集毛发新生。前方去乌梢蛇继服。

按语：本案长期按"斑秃"治疗，导致病情迁延日久。患者脾肾阳气不足，不能温煦内外，故见畏寒怕冷；"邪之所凑，其气必虚"，阳气内虚，卫外不固，风寒外袭，寒凝血瘀，气血不通，肌肤失荣，毛窍失养，故见皮肤萎缩硬化，毛发脱落。综其脉证，属本虚标实之证，宜温阳益气，散寒通络，方以桃红四物汤养血活血化瘀。土鳖虫、乌梢蛇善行通络；黄芪、淫羊藿益气温阳，并助血行；菊花、浮萍祛风散邪；合欢皮以皮达皮；白芷、羌活祛风散寒，合藁本并引领诸药以达头顶。内服积雪苷片，外敷及艾灸，意在温阳活血，散寒解凝。全方标本兼顾，扶正祛邪并重，寒瘀既去，阳复血荣，其病自愈。

医案9（双手、足背部斑状硬皮病）

孙某，女，60岁，甘肃省庆阳市人，2014年1月22日初诊。

主诉：双手、足背部片状皮肤肿胀、发硬、萎缩5年余。

病史：患者于5年前双手背、足背部片状皮肤肿胀、发硬、萎缩，后在某医院免疫科先后住院2次，做皮肤组织病理检查，诊断为硬皮病。使用青霉胺、泼尼松（强的松）、秋水仙碱等治疗，双手背症状未见好转，却引起右侧股骨头坏死，头发脱落，又进行关节置换。目前双手背部、足背部及手臂皮肤硬如坚石，难以捏起，行走须靠双拐扶持。浑身无汗，双手、足冰凉如铁，畏寒喜暖，夏天也离不开毛衣棉裤。

专科检查：手脚皮肤冰凉似水，手背部、足背部及手臂皮肤硬如坚石，难以捏起，头发稀少。舌质淡红，苔白厚，脉象沉细无力。

西医诊断：局限性斑状合并带状硬皮病。

中医诊断：皮痹。

辨证：阳虚寒凝，痰瘀阻络。

治法：温阳散寒，活血通络。

方药：（1）当归四逆汤合桃红四物汤加减。当归10g，桂枝20g，白芍20g，通草6g，细辛3g，黄芪30g，桃仁10g，红花10g，川芎9g，熟地20g，蜈蚣（去头）2条，威灵仙10g，乌蛇10g，黑附片（用开水先煎）15g，干姜10g。每日1剂，开水煎2次混合后分早晚服用。

（2）软皮丸，每日3次，每次6g，饭后用生姜水送服。

（3）积雪苷片，每次4片，每日3次，饭后服。

（4）外治：软皮热敷散，用黄酒将药拌湿，蒸热后在皮损部位热敷，每日 2 次，每次 30min 以上。

（5）艾条点燃在皮损处灸治，每日 1 次，每次 20min。

（6）多磺酸黏多糖乳膏外涂，每日 3 次。

2014 年 3 月 12 日二诊：用以上方法治疗 2 周后，患者自觉平稳，无任何不适症状。上方黑附片加至 20g，其他治疗方法不变。继续治疗 2 周。

2014 年 3 月 28 日三诊：以上法治疗 2 周后，患者自觉全身症状好转，无任何不适。上方黑附片加至 30g，加麻黄 10g，其他治疗方法不变。继续治疗 2 周。

2014 年 4 月 28 日四诊：病情稳定，服药后无不适感。效不更方。病人求愈心切，要求住院治疗。住院后加针灸及火针疗法，黄芪注射液 30ml，红花注射液 20ml，分别加入 5% 的葡萄糖注射液 250ml 中静脉点滴。其他方法不变。如此门诊、住院交替治疗 6 个月左右，病情基本好转，最后以口服软皮丸，外敷软皮热敷散巩固疗效。又坚持 6 个月左右停药，告知病已痊愈。

按语："血得温则行，得寒则凝"，本案阳气不足，阳虚失于温煦，则有畏寒肢冷；阳虚阴盛，虚寒中生，与风寒之邪，同气相求，凝结肌腠，阴血水津凝结不布，致局部皮肤肿胀硬化；寒湿瘀阻血络，营血失养，故肌肤萎缩。

本案属本虚标实之证，遵"寒者温之""留者攻之"之旨，方以当归四逆汤散寒通脉，合黄芪、附子温补脾肾，益气助阳；桃红四物汤养血活血，其中熟地、白芍、当归养阴以求阳，并监制诸药温燥伤及阴血；乌蛇、蜈蚣善行通络。加入内服外用诸药，意在加强温通之功。诸药合用，标本兼治，内外同施，随证加减，药证相应，故获愈。

小结

局限性硬皮病，相当于中医的皮痹、肌痹、顽皮等。系统性硬皮病类似于五脏痹的名称，如累及食道类似于脾痹或者食道痹，累及肺类似于肺痹，累及心脏则类似于心痹。韩老师据本病特点及临证经验，提出"皮痹无热症"的观点，其病机为阳虚阴盛，寒凝瘀阻，痰瘀胶结于经脉脏腑。治疗总以温阳益气散寒为大法，化痰活血，逐瘀通络贯穿始终。

皮痹轻证（没有任何全身症状），以自制软皮热敷散局部热敷，配合针刺、艾灸等局部治疗即可达到治愈目的；皮痹重证（合并有全身症状）以"虚劳"论治，内外结合治疗，以内治为主，配合局部热敷，内服软皮丸等。本病疗程较长，治疗贵在坚持，常需1年以上，不可急于求功，半途而废。对于重证系统性患者，可配合黄芪注射液、参附注射液、红花注射液静脉滴注或者西医支持治疗。

韩老师治疗本病，常用温通之法。临证对于皮肤顽厚，有系统损害，特别是兼畏寒怕冷，手足冰凉，喜进热饮，舌淡苔白，脉沉细等虚寒之象者，必重用附子、干姜、麻黄、细辛、桂枝、黄芪之类药物。其中，附子大辛大温，其性走而不守，能通行十二经，尤其是能补益肾阳，治疗一切沉寒痼冷之疾。"附子性温，无姜不热，无麻黄不通"，故常与干姜、麻黄同用，先以常量10g，后视病情变化渐加量至20～30g乃至80g，当阴寒去，经脉通，肌肤由凉转温时递日减量。夏季则酌减其用量。然阴阳互生互化，崇"善补阳者，必于阴中求阳，阳得阴助而泉源不竭"之旨，在治疗中少佐熟地、白芍补血养阴之品，以助化阳气，并监制温热药伤耗阴津。

韩老师经常对我们说"顽麻肿硬，不是死血便是痰凝"，皮痹乃由沉寒死血顽痰凝结而成，实属顽症，寻常草木，难堪大用，必赖虫类药物，善走而不守，无处不到，搜剔经络痰瘀。且虫类为血肉有情之品，于病久气血有亏者，不无裨益，故用虫类治疗本病必不可少。虫类中常用的有蜈蚣、土鳖虫、螃蟹、乌梢蛇、壁虎等。根据硬皮病所发部位，韩老师常加引经药，引领诸药直达病所，以提高疗效。

第二十节　白癜风

医案 1（丹栀逍遥散加六味地黄汤合减治疗白癜风案）

宋某，女，32 岁，2013 年 1 月 3 日初诊。

主诉：腰周散在白斑 4 个月。

病史：患者诉因婚姻问题，近年来思想压力较大。4 个月前发现腰腹部出现散在淡白斑，曾去多家医院诊断为白癜风，经治疗效果不甚明显，遂来我科门诊求治。

专科检查：腰腹髋部可见散在大片白斑，边界欠清楚，无明显自觉症状。wood 灯检查阳性，且 wood 灯检查面积较肉眼观察白斑面积大。舌质红，苔白，脉弦细。

西医诊断：白癜风。

中医诊断：白驳风。

辨证：肝郁肾虚。

治法：疏肝补肾，祛风消斑。

方药：（1）丹栀逍遥散合六味地黄汤加减。丹皮 10g，栀子 10g，柴胡 10g，白芍 20g，当归 10g，白术 12g，茯苓 20g，甘草 6g，山茱萸 12g，补骨脂 10g，白蒺藜 20g，熟地 20g，山药 15g，女贞子 20g，墨旱莲 20g。每日 1 剂，水煎 2 次混合后早晚饭后分服。

（2）白癜康 2 号（医院制剂）2 瓶，每日 2 次，每次 30 粒，口服。

（3）白斑搽剂（医院制剂）1 瓶，每日 1 次，用棉签蘸少许药水搽患处。

2013 年 1 月 24 日二诊：白斑面积无明显变化，白斑边界清楚，未见新出白斑，用药及治疗无明显不适，白斑处皮肤颜色淡红。治疗方法不变，以上法继用。

2013 年 2 月 20 日三诊：白斑较前颜色更白，边缘色素加深，白斑中心出现以毛囊为中心的色素岛，色素岛分布较为密集均匀。舌质红，苔白，脉弦数。处方：二诊汤方加黑芝麻15g，每日1剂，水煎2次混合后早晚饭后服。其他治疗方法不变。

2013年3月15日四诊：白斑内部分色岛已经融合，未见新的白斑出现，原白斑有3/5区域已经被色岛覆盖。舌质红，苔白，脉弦数。患者诉近日夜间易惊醒，醒后难以入睡。处方：三诊汤方加珍珠母（先煎）30g，酸枣仁20g。

2014年4月12日五诊：白斑已经基本为色岛所覆盖，患者睡眠可，用药未见不适，肝肾功检查正常。舌质红苔白，脉数。停用汤方及外用药，单服白癜康3号，每日2次，每次40粒，坚持服2个月，巩固疗效。

2014年6月25日六诊：白斑已经完全消失。查见腹部原有白斑区域颜色较正常肤色深，临床痊愈。

按语：百病皆生于气，白癜风也不例外。郁可致怒，怒则伤肝，肝气郁结，疏泄失常；忧思伤脾，脾失健运，则气缓不行。肝郁脾虚均可导致气机失调，影响人体气血正常运行，致使机体气血不和、血不荣肤，皮肤失却正常色泽。治疗应以健脾疏肝解郁，祛风消斑为主，方选丹栀逍遥散加减。

白癜风的发病原因目前不是很清楚，但精神因素在中青年白癜风患者发病中占比较大，因此对于中青年白癜风患者，首先应该考虑到肝气郁结，追问相关病史，给予疏肝解郁及必要的心理疏导。wood灯不仅可以帮助诊断，判断疗效，而且可以早期发现肉眼所不能观察到的白斑，对白癜风治疗具有非常重要的指导作用。

白癜风在早期具有明显的同型反应现象，经常在摩擦、外伤处出现白斑。如本患者的腰周，考虑为衣服摩擦所致，因此在白癜风早期（发展期）尽量避免同型反应的发生，衣带着装均要轻松无刺激，选料以棉布为佳，尽量不用化纤、塑料或金属制品。

医案2（丹栀逍遥散合桃红四物汤加减治疗白癜风案）

单某，女，29岁，陕西省宜君县人，2013年6月16日初诊。

主诉：右侧面、鼻部白斑 3 年。

病史：3 年前患者发现右侧面、鼻部出现白斑，遂前往某医院就诊，以白癜风之诊断给予治疗，具体用药不详。治疗 3 个月后白斑进一步变大，遂不断变换医院，但白斑面积未见缩小，且睫毛变白，白斑区域部分毳毛亦变白。后经熟人介绍来陕西省中医院皮肤科求治。患者否认家族白癜风遗传病史，平时情绪容易激动，经期腹痛，经血量少有血块。

专科检查：右侧面、鼻部可见数处大小不等的白色斑片，边界清楚，白斑未过面部正中线，白斑内部分毳毛及下眼睑睫毛变白。舌质黯红，边有瘀点，苔白，脉弦涩。

西医诊断：白癜风。

中医诊断：白驳风。

辨证：气滞血瘀证。

治法：疏肝理气，活血化瘀消斑。

方药：（1）丹栀逍遥散合桃红四物汤加减。丹皮 10g，栀子 10g，白芍 20g，柴胡 10g，茯苓 20g，白术 10g，桃仁 10g，红花 10g，熟地 20g，当归 10g，川芎 10g，白芷 10g，浮萍 10g，补骨脂 10g，制首乌 15g。每日 1 剂，水煎 2 次混合后早晚饭后分服。

（2）白癜康 2 号（医院制剂）2 瓶，每日 2 次，每次 30 粒，口服。

（3）白斑擦剂（医院制剂）1 瓶，每日 1 次，用棉签蘸少许药水擦患处。

嘱咐患者：本病病因复杂，精神因素与发病密切相关，故要保持情志调畅。饮食方面宜多食黑木耳、黑芝麻、黑米、核桃等黑颜色食品，以及猪肝、芹菜、土豆等含铜量高的食品。月经期停服中药。

2013 年 7 月 4 日二诊：白斑边界处肤色进一步加深，用药未见明显不适，白斑无明显变化。舌质红，苔白，脉沉涩。治疗汤方以上方加八月札 10g，每日 1 剂，水煎 2 次混合后早晚饭后分服。其他治疗方法不变。

2013 年 7 月 31 日三诊：白斑边缘颜色进一步加深，肉眼观察白斑中心颜色正常，毛发周围似有色岛出现，wood 灯检查毛发周围色岛出现。此种慢性病治疗不能操之过急，要缓以图功。因此，服药后无不适就效不更方，原治疗方案继续使用。

2013 年 8 月 30 日四诊：白斑中心色岛明显变大，但白斑区域色岛分布不均匀，白色毛发周围未见新的色岛出现。上方加自然铜 10g 继用。

2013 年 9 月 28 日五诊：白斑内色岛进一步变大，部分相互融合，白斑边缘继续收缩。舌质红，苔白润，脉弦细。患者诉中药已服 2 月余，实难继续坚持。治疗方案调整为：停服中药汤方。白癜康 2 号，每日 2 次，每次 40 粒，口服。六味地黄丸，每日 2 次，每次 10 粒，口服。外涂药不变。

2013 年 10 月 31 日六诊：患者原有白斑已经完全消失，白斑中心部分毛发及毳毛颜色恢复正常。嘱其再坚持服白癜康 2 号 2 个月，以巩固疗效。

按语：《景岳全书》曰："故凡为七窍之灵，为四肢之用，为筋骨之和柔，为肌肉之丰盛……润颜色，充营卫……凡形质所在，无非血之用也。"肾为先天之根本，肾主生精、藏精，是人体生命活动的原动力。血液虽靠脾胃来化生，但必须依靠肾中精气来推动，肾中精气在化生血液方面起着重要作用。肾虚则气血化生运行无力，久则瘀滞，导致皮肤失养而致白斑。治疗应以活血化瘀，补肾消斑为治。

本案患者为年轻女性，平素性情急躁，经行量少并伴有血块，说明气滞血瘀症状严重存在。故治疗着重在理血方面做文章。中医自古有"治风先治血，血行风自灭"之说。韩老师在治疗用药时极有针对性地选用疏风清热和养血活血化瘀消斑的丹栀逍遥散合桃红四物汤加减，收到理想疗效。妇人多郁并多瘀，抓住"郁、瘀"二字，解其郁，化其瘀，则皮毛之疾无有不除之理。

肾在色为黑，其华在发，白癜风这种疾病表皮黑素细胞受到影响，毛囊黑素细胞也可以受到影响，往往出现皮肤变白，然后出现毛发部分或者全部变白。白癜风的复色一般是毛囊复色或（和）边缘复色，如果毛发变白，则毛囊中黑素细胞受损，就失去了毛囊复色的机会，但是一个白斑中往往并不是所有的毛发颜色都变白，如果部分毛发颜色正常，正常的毛发还可以出现毛囊复色的机会，所以根据毛发变白的数量多少可以考虑是否继续采取药物治疗。对于个别毛发变白的白斑，可以采取药物及光疗的办法治疗，即使部分毛发变白，但只要颜色正常的毛发相互之间距离不是很远就可以通过药物治疗恢复。

医案 3（用六味地黄汤加味治疗白癜风案）

王某，女，9 岁，西安市某学校学生，2014 年 3 月 9 日初诊。

主诉：右侧前额白斑 2 个月。

病史：2 个月前患儿母亲发现患儿前额部有一直径 3cm 大淡白色斑片，未予重视。近日发现白斑面积变大，且颜色进一步变白，遂来我科门诊求诊。否认家族白癜风遗传病史。

专科检查：右侧前额可见一直径 4cm 大不规则白斑，边界欠清楚，白斑中心毛发颜色正常，wood 灯检查阳性。舌质红，苔白，脉细数。

西医诊断：白癜风。

中医诊断：白驳风。

辨证：肾阴不足。

治法：滋阴补肾消斑。

方药：（1）六味地黄汤加味。熟地 12g，山萸肉 8g，山药 8g，茯苓 8g，泽泻 8g，丹皮 8g，白术 8g，八月札 6g，自然铜 6g，补骨脂 6g，菊花 6g，白芷 6g，制首乌 8g。每日 1 剂，水煎 2 次混合后早晚分服。

（2）白癜康 3 号（医院制剂）2 瓶，每日 2 次，每次 15 粒，口服。

（3）白斑擦剂（医院制剂）1 瓶，每日 1 次，用棉签蘸少许药水搽患处。

叮嘱患者：不能受惊吓。多食黑木耳、黑芝麻、黑米等黑颜色食品，以及猪肝、芹菜、土豆等含铜元素高的食品。选择铜餐具。

2014年4月18日二诊：以上法治疗后无不适，白斑处皮肤潮红，白斑边缘颜色略加深，较前清晰，白斑处颜色进一步变白，面积无明显变化，白斑中心亦未见色岛出现。舌质红，苔白，脉细数。白斑已经基本稳定，无发展趋势，效不更方，以上法继续治疗观察。

2014年5月16日三诊：白斑边界处皮肤颜色加深，且有锯齿状色斑向白斑中心蔓延，白斑中心可见色岛出现，未见新的白斑发生。患儿母亲诉患儿近日食纳差，皮损局部未见不适。舌质红，苔白，脉数。中药调整为：一诊方加鸡内金10g，神曲6g。其他治疗方法不变。

2014年6月18日四诊：白斑中心色岛扩大，白斑从边缘进一步收缩，白斑面积减小到 $1.5cm^2$ 左右。食纳较前有所增加。舌质红，苔白，脉数。原方案继用。

2014年7月20日五诊：白斑直径为0.3cm左右，恢复颜色区域肤色较正常皮肤颜色明显加深，白斑区域毛发颜色正常，用药未见不适。舌质红，苔薄白，脉数。停服中药汤方，予白癜康3号，每日2次，每次15粒，口服。白癜风搽剂继用，巩固疗效。

2014年8月20日六诊：白斑全部消失，原白斑区域较正常皮肤颜色略深，临床痊愈。

按语：肝主藏血，肾主藏精；肝主疏泄，肾主封藏。肾为癸水，肝为乙木，肝肾两脏乙癸同源，藏泄互用。肾精亏虚，水不涵木，疏泄失常，内风妄动，上扰头面而致额部颜色骤变。肾在色为黑，肾精亏虚则色素脱失，故现白斑。肾愈虚，色愈减，白斑愈大。故治疗重在滋补肝肾以滋水涵木，给以六味地黄汤为基础方。在白斑发展期配以祛风为主，静止期配以补肾活血为主。

本例患者年龄较小，就诊时白斑边界不清，说明白斑仍在继续发展，治疗时先滋水涵木祛风控制病情，以免其进一步蔓延。治疗一段时间后，白斑边界开始清晰，且白斑边缘颜色进一步加深。其后白斑边缘出现锯齿状色素斑，向中心蔓延，出现边缘性恢复颜色，最终覆盖整个白斑，直至痊愈。整个疗程只有4个多月，可谓神速。由此可见，白癜风虽属皮科顽症，但只要辨证准确、用药精当，照样可以被攻克。

医案4（当归四逆汤与桃红四物汤加减治疗白癜风案）

余某，男，35岁，陕西省神木县人，2014年4月2日初诊。

主诉：双手食指及中指远端关节处皮肤白斑3年。

病史：3年前患者手部有过外伤史，数月后左侧面部及双手远端指关节处出现散在白斑。曾以白癜风之诊断在某医院治疗半年余，后来面部白斑消失，手指部白斑进一步扩大，白斑边界清楚。患者平素手足发凉，畏寒肢冷。为求进一步治疗，遂来我科门诊求治。

专科检查：双手食指及中指背侧关节处可见数处散在白斑，边界清楚，右中指及食指甲缘处可见白斑，wood灯检查阳性。舌质淡红，苔白厚腻，脉沉细涩。

西医诊断：白癜风。

中医诊断：白驳风。

辨证：阳虚血瘀证。

治法：温阳活血，化瘀消斑。

方药：（1）当归四逆汤合桃红四物汤加减。当归10g，桂枝10g，通草6g，甘草6g，桃仁10g，红花10g，熟地20g，赤芍10g，川芎10g，姜黄10g，补骨脂10g，制首乌15g，黄芪20g，黑附子（开水先煎）10g，干姜10g。每日1剂，开水煎2次混合后早晚饭后服。

（2）萍香丸（医院制剂）2瓶，每日2次，每次30粒，口服。

（3）白斑搽剂（医院制剂）1瓶，每日1次，用棉签蘸少许药水擦患处。

（4）艾条点燃灸白斑处，每日2次，每次20min。

嘱咐患者：禁食辛辣刺激类及寒凉类食物，多食黑木耳、黑芝麻、黑米、核桃等黑颜色食品，以及猪肝、芹菜、土豆等含铜元素高的食品。保持心情舒畅。

2014年4月25日二诊：白斑边界进一步清晰，边缘颜色加深，白斑无明显变化，手足发凉略有减轻，用药后亦未见任何不适，舌脉无明显变化。原方继续使用。

2014年5月20日三诊：左手指白斑无明显变化，右手指甲缘处色素斑面积变大，向白斑内蔓延，用药未见任何不适。手足远端变温。舌质淡红，苔白润，脉数。中药汤方调整为：黑附子（开水先煎）10g，干姜10g，甘草6g，桃仁10g，红花10g，熟地20g，当归10g，赤芍10g，川芎10g，姜黄10g，补骨脂6g，制首乌15g，黄芪20g，蜈蚣（去头）1条，桂枝12g。每日1剂，开水煎2次混合后早晚饭后服。其他治疗方法不变。

2014年6月18日四诊：左手白斑边缘已经收缩，右手指白斑甲缘侧色斑进一步向白斑内蔓延，白斑面积缩减为原白斑面积的1/3左右，患者用药未见不适。舌质红，苔白润，脉沉细。效不更方，用三诊方不变。

2014年8月17日五诊：右手白斑完全消失，左手白斑比治疗前明显变小，用药未见不适。中药调整为桃仁10g，红花10g，熟地20g，当归10g，赤芍10g，川芎10g，姜黄10g，补骨脂6g，制首乌15g，黄芪20g，甘草6g，白蒺藜20g，浮萍6g，蜈蚣（去头）1条，八月札10g。每日1剂，水煎2次混合后早晚饭后服。其他治疗方法不变。

2014年9月30日六诊：双手食指及中指远端关节处皮肤白斑基本消失，颜色较正常皮肤为黑。处方：单服萍香丸，每日2次，每次40粒，坚持服2个月巩固疗效。

按语：对于颜面指端型白癜风进行治疗时，面部白斑一般恢复较快，指（趾）远端关节处白斑用药或者光疗治疗恢复很慢。分析原因；其一，可能指、趾远端关节处没有毛发，不可能出现毛囊复色；其二，手足部皮肤较厚，光疗光线穿透性差，外用药物吸收差。如果甲缘处有色素岛出现，说明甲母处黑素细胞功能正常，因此在治疗过程中，黑素细胞可以从甲缘侧向白斑内蔓延，使白斑逐渐复色，从指头近端复色可能性较小。因此治疗时，如果甲缘处没有色岛痕迹，最好采取其他治疗方法，因为药物及光疗效果不甚明显。

四肢指趾关节均为人体末端，血供不足，血运欠畅，因此治疗时宜温阳通脉，活血化瘀为主。脉络畅通，阳气得补，局部皮肤才能得到滋养，缓慢恢复正常肤色。本案患者平素就有阳气不足、手足冰冷存在，加之外伤致瘀，血运更差，故治疗应紧紧抓住形寒肢冷这一主要症状，温其阳，化其瘀，适当选用引经药以达四末。温阳主要是指温肾阳，肾为先天之本，主一身之阳。阳气充足则血脉得养，精微物质得以布达全身包括四肢末梢，促使白斑恢复正常。

第二十一节　紫癜性苔藓样皮炎

医案（**血府逐瘀汤治疗紫癜性苔藓样皮炎案**）

董某，男，55岁，西安市东郊某工厂工程师，2011年8月20日初诊。

主诉：双下肢瘀点伴苔藓样斑片1年余。

病史：开始于右足背出现多个针头大小之红色皮疹，呈小片状，轻度瘙痒，1个月后左足背亦出现同样损害。此后皮疹逐渐增多，发展到双小腿。曾应用抗过敏药物，未见效果。家庭中无类似病史。

专科检查：右小腿伸侧有10处1~2cm直径之皮损区，边界清楚，表面呈轻度苔藓样变，中央及边缘可见多个针尖大小之瘀点分布及黄褐色色素沉着。左小腿亦有6处同样损害。舌质黯红，苔白润，脉弦。

西医诊断：进行性色素性紫癜性苔藓样皮炎。

中医诊断：血风疮。

辨证：血瘀内阻，溢于外络。

治法：疏肝理气，活血化瘀。

方药：（1）血府逐瘀汤。桃仁10g，红花10g，赤芍10g，当归10g，枳壳10g，桔梗10g，川牛膝10g，川芎10g，木瓜10g，仙鹤草30g，丹参20g，鸡血藤20g，生地30g，柴胡6g，生甘草6g。20剂，每日1剂，水煎2次混合后早晚饭后服。

（2）地奥司明片，每日2次，每次2片，早晚饭后服。

（3）肝素纳软膏外涂，每日2次。

2011年9月9日二诊：服药20剂后大部分紫癜损害消退，瘙痒减轻。效不更方，上方继续内服外涂。

2011年9月30日三诊：继服20剂，皮疹消退，仅遗留部分色素沉着。

按语：本案属慢性紫癜病之一种，其病程缠绵多年不愈，西医无特效疗法。本例由于病程较久，皮肤有瘀点，根据舌质黯红，苔白润，脉弦等，辨证为血瘀内阻，血不归经，溢于外络而见发斑，郁久血燥伤阴则肌肤失养，故有皮肤粗糙而作痒的症状。治以活血化瘀，养血润燥。使用血府逐瘀汤贯通气血，以消瘀滞。用药特点是方中重用生地清热凉血润燥，桔梗畅宣肺气。因肺主皮毛，桔梗为不可缺少的引经药物。

小结

进行性色素性紫癜性苔藓样皮炎，是一种病因不明的慢性疾病。常发于小腿，为红棕色小丘疹性紫癜，相互融合成为边界清楚的苔藓样斑片，与过敏性紫癜不同。属于中医的"血风疮""紫癜风"等。本病常发于久站久坐者，以年高体弱最为多发，诚因年高之人，脾气虚弱，血失固摄；或气血虚弱，运血无力，血行不畅，瘀滞于下肢，血不归经，营血外溢；或脾胃素虚，如若饮食失宜，嗜食肥甘厚味，辛辣炙煿，更伤脾胃。湿浊内生，盘踞于下，郁而化热，迫血妄行而发病。临床观察，疏于运动，久站久坐，血运不畅，瘀滞于下肢是诱发本病的主要因素。

对于本病，韩老师临证按3种类型论治：①脾虚血失统摄型，宜健脾益气以统血，常以归脾汤加减治疗。②血热迫血型，宜清热凉血以宁血，常以凉血四物汤加减治疗。③血瘀阻络型，宜活血化瘀以畅通脉络，常以血府逐瘀汤加减治疗。

韩老师临床治疗本病时，重视活血化瘀通络法的应用，并贯穿治疗始末，常用川牛膝、三七粉、当归、忍冬藤、威灵仙等。本病治疗中尚需注意运用除湿之品，常用如木瓜、薏苡仁、萆薢等。对于年老气血虚弱之人，常在活血祛瘀时，适当配合益气养血之品，以利于改善气血运行，又无虑活血药耗气伤血之弊。用药同时，还需嘱患者避免长时间站立、静坐，适当运动，可促进血行，有利于本病的恢复。

第二十二节　脂溢性脱发

医案 1（凉血四物汤加减治疗脂溢性脱发案）

记某，男，27岁，天津市人，2013年5月7日初诊。

主诉：头发零散脱落伴多油瘙痒5年，加重1年余。

病史：5年前开始脱发，头油特别大，初期每周洗头2次，逐渐增多到每2d洗头1次，头皮瘙痒。病后多处治疗，长期服用胱氨酸片、养血生发胶囊、维生素 B_6 片等药，外搽"生发水"等，效果不佳。近1年来脱发加重，起床时枕头上有头发数10根，需要每天洗头，1d不洗头则油脂黏在头皮上，并且散发臭味，瘙痒难受。食眠可，二便调，余无不适。患者素喜食油腻、辛辣刺激食物及甜食。

专科检查：头发稀疏，面部及头皮油腻，并散发臭味，头皮无潮红脱屑。舌红苔薄黄，脉弦滑略数。

西医诊断：脂溢性脱发。

中医诊断：发蛀脱发。

辨证：血热型。

治法：清热凉血，健脾消滋。

方药：凉血四物汤加减。生地黄 20g，当归 10g，赤芍 10g，丹皮 10g，生山楂 20g，白花蛇舌草 30g，茯苓 20g，荷叶 10g，陈皮 10g，泽泻 10g，菊花 10g，侧柏叶 10g，白茅根 20g，薏苡仁 20g，菟丝子 15g。14 剂，每日 1 剂，水煎 2 次混合后早晚饭后服。

嘱忌饮酒、饮料类，忌食辛辣、油腻、糖类及油炸、烧烤类食品，少吃肉食，饮食宜清淡，多食如薏苡仁、红豆、冬瓜、小豆类祛湿利水的食物及新鲜蔬菜、水果。减少洗头次数，每周洗头 1 次，保持心情舒畅，多休息。

2013 年 5 月 23 日二诊：上方服 14 剂，瘙痒减轻，油脂较前减少，脱发的数量也较以前减少。本人常出差在外，不能坚持服中药汤剂，求服中成药。告其以上方 5 倍剂量制作成水丸，每日 3 次，每次 6g。饭后温开水服。注意事项同前。

2013 年 7 月 16 日三诊：患者诉每周洗头 1 次，头部油脂基本接近正常，瘙痒轻微，已经有部分绒毛生长。舌淡红苔白润，脉象弦滑。治疗当调整为健补脾肾，佐以凉血祛脂。处方：熟地黄 20g，菟丝子 20g，羌活 10g，当归 10g，白芍 20g，生山楂 20g，白花蛇舌草 30g，茯苓 30g，丹皮 10g，菊花 10g，旱莲草 15g，女贞子 15g，侧柏叶 10g，松针 10g，薏苡仁 20g。取 5 剂，粉碎成极细末制成水丸，每日 3 次，每次 6g，早晚饭后温开水服。注意事项同前。

2013 年 10 月 31 日：来信诉头发生长良好，瘙痒消失，头部再无油腻感，已经恢复正常，病告痊愈。1 年后随访正常。

按语： 患者平素喜食肥甘厚味、辛辣刺激食物，致湿热内蕴肠胃，久郁而化火。因"火热炎上，易袭阳位"，熏蒸头面，煎灼营阴变生湿浊，外溢肌肤，故见头面多油，即韩老师所谓"热煎油出，火升油浮"；热盛生风，风动则痒；热入血分，瘀结血络，营血不畅，复又灼伤阴血，故致肌肤毛发失荣，而发堕脱屑。故本案由湿热内蕴而致，以血热为主，故以凉血四物汤加减治疗，清利湿热，凉血散瘀。待湿热之势渐减，转而渐增益肾养血之品，终获病愈。本案中早期治疗以祛实为主，故选药时避免滋腻碍胃的熟地、枸杞类；病发于上，多用轻清上达之药如荷叶、侧柏叶、白茅根、白花蛇舌草类。其中荷叶升清降浊，清利湿热；白花蛇舌草清热解毒，有抑制皮脂分泌之效，为本类脱发所必用之品。

医案 2 （六君子汤加味治疗脂溢性脱发案）

王某，男，28 岁，北京市人，2013 年 7 月 16 日初诊。

主诉：脱发伴头皮多油瘙痒 4 年，加重 1 年余。

病史：4 年前开始脱发，头油比较大，初期每周洗头 2 次，逐渐增多到每 2d 洗头 1 次，头皮瘙痒。病后多处治疗，长期服用胱氨酸片、生发丸、养血生发胶囊、维生素 B$_2$ 片等药，外搽"生发水"等，效果不佳。近 1 年来脱发加重，起床时枕头上有很多头发，每天洗 1 次头还感觉瘙痒，时间长了不洗头则油脂黏在头皮上瘙痒难受。患者平素喜食辛辣刺激食物及糖类。刻诊：头发零散脱落，纳差便溏，疲乏无力，记忆力减退，余无不适。

专科检查：头发稀疏，面部及头皮油腻，面色萎黄，头皮无潮红，有部分皮屑。舌淡红苔白腻，脉细无力。

西医诊断：脂溢性脱发。

中医诊断：发蛀脱发。

辨证：脾气不足。

治法：益气健脾，祛湿生发。

方药：六君子汤加味。党参 30g，白术 15g，茯苓 30g，陈皮 10g，姜半夏 10g，生山楂 20g，白花蛇舌草 30g，荷叶 10g，菊花 10g，山药 20g，白扁豆 15g，侧柏叶 10g，白茅根 20g，薏苡仁 20g，菟丝子 15g，甘草 6g。20 剂，每日 1 剂，水煎 2 次混合后早晚饭后服。

嘱忌饮酒、饮料类，忌食辛辣、油腻、糖类及油炸、烧烤类食品，少吃肉食，饮食宜清淡，多食薏苡仁、红豆、小豆类祛湿利水食物及新鲜蔬菜、水果。减少洗头次数，每周洗头 1 次，保持心情舒畅，多休息。

2013 年 8 月 10 日二诊：因为出差不能服汤剂，告其购买人参健脾丸应急服之。以 7 月 16 日方加减使用免煎剂，可以起到相同作用。

2013 年 10 月 30 日三诊：自诉服上药后头油减少，瘙痒减轻，脱发比以前明显减少，取药自煎，每日 1 剂，共服药 72 剂。头发开始生长，每周洗头 1 次，油脂与正常人相同，瘙痒消失。舌红苔薄白润，脉弦细有力，唯两尺脉弱。处方修改如下：党参 30g，白术 15g，茯苓 30g，陈皮 10g，甘草 6g，生山楂 20g，菊花 10g，山药 20g，白扁豆 15g，侧柏叶 10g，松针 10g，旱莲草 15g，女贞子 15g，薏苡仁 20g，菟丝子 15g。30 剂，每日 1 剂，水煎 2 次混合后早晚饭后服。1 个月后以本方 5 倍量粉碎成极细末制成水丸，每日 3 次，每次 6g，早晚饭后温开水服。注意事项同前。

2014 年 1 月 6 日四诊：头发生长良好，瘙痒消失，每周洗头 1 次，无油腻难受的感觉，病告痊愈。1 年后随访未再脱发。

按语：患者饮食不慎，损伤脾胃，脾失健运，升降失职，致湿浊内生，气血乏源，故见面黄，纳差便溏，疲乏无力等；湿浊上泛，外溢头面，故头面多油；湿滞肌肤络脉，致气血失荣，故见脱发脱屑；湿郁化热生风，则头皮瘙痒。本案脾虚为本，湿浊为标，首以去湿为主。方以六君子汤加薏苡仁、山药、扁豆健脾祛湿，以助化源；荷叶清热利湿，"升发阳气，散瘀血，留好血"；菊花、白茅根祛风清热；白花蛇舌草、生山楂祛脂除油；侧柏叶养阴除湿生发；精血互化，发为血之余，也为肾气之外候，少佐菟丝子补肾益精，合党参、山药等益气健脾，而使精血充盛，毛发得以荣养。药证相应，诸症遂减。湿浊既去，精血不足，则成为主要矛盾，故治疗转以填补为主。与上案相同，治疗中，医者宜详审病机，随证用药，湿浊较甚、头油较大时，不宜早投补益，避免应用滋腻碍胃的熟地、枸杞之属。

医案 3（神应养真汤加味治疗脂溢性脱发案）

沙某，男，29 岁，2014 年 9 月 27 日初诊。

主诉：头发多油 3 年伴脱发 1 年余。

病史：患者素喜食油腻及辛辣刺激性食物。3 年前起，头油逐渐增多，近 1 年来出现脱发，起床时枕头上有脱发数 10 根，长期服用胱氨酸片、精乌胶囊、维生素 B_6 片，外搽"生发水"等，效果不佳。每日洗 1～2 次头，油脂仍然很多。刻诊：头发稀疏，头面多油，并散发臭味，食眠可，二便调，余无不适。

专科检查：头发稀疏，面部及头皮油腻，头皮无潮红脱屑。舌淡红苔黄，脉弦细。

西医诊断：脂溢性脱发。

中医诊断：发蛀脱发。

辨证：湿热蕴阻，精血亏虚。

治法：清利湿热，兼补精血。

方药：神应养真汤加味。熟地黄 10g，菟丝子 15g，当归 10g，白芍 10g，天麻 10g，木瓜 10g，生山楂 20g，白花蛇舌草 30g，茯苓 20g，泽泻 10g，菊花 10g，侧柏叶 10g，白茅根 20g，薏苡仁 20g。7 剂，每日 1 剂，水煎 2 次混合后早晚饭后服。

嘱忌食辛辣、油腻、糖类及油炸、烧烤类食品，饮食宜清淡，多食豆类食物。减少洗头次数，每周洗头 1 次，多休息。

2014 年 10 月 4 日二诊：服药 7 剂，无不适，上方加荷叶 10g，桑叶 10g，继服。

2014 年 11 月 2 日三诊：共服药 35 剂，头油较前有所减少，脱发减少，现 7d 洗头 1 次。上方继服。

2014 年 11 月 8 日四诊：出油减少，上方加枸杞 10g，怀牛膝 10g，去生山楂、白花蛇舌草、荷叶，继服。加服精乌胶囊、新生发丸（医院制剂）。

2014 年 11 月 23 日五诊：病情好转，脱发显著减少，头发较前变密。继服药巩固治疗。

按语：本案脱发伴见多油，乃肝肾精血亏虚，毛发失养，并由饮食不节，湿热蕴积，上蒸头面，瘀阻毛窍所致。治疗分为两步：先去油，以清利湿热为主；后生发，以补益肝肾精血为主。故方中熟地黄、菟丝子补肾生精；天麻甘平，"助阳气，通血脉"，合当归、川芎、白芍、生山楂、丹参养血活血；木瓜、茯苓、泽泻、薏苡仁、荷叶升清降浊、健脾和胃而清利湿热；白茅根、菊花清轻上行，合白花蛇舌草清热解毒。现代研究，丹参可调节雄性激素分泌，并可改善头皮微循环，促进毛发生长；山楂、白花蛇舌草有减少油脂分泌作用。治疗后湿热渐去，头油减少，乃减少清利去油之品，增枸杞、牛膝，加服精乌胶囊、新生发丸以增强补益肝肾、荣养毛发之功。治疗中，虚实兼顾，条理分明，祛邪不伤正，扶正不敛邪，病乃向愈。

小结

脂溢性脱发，又名雄激素性脱发、男性型秃发，相当于中医之"发蛀脱发""蛀发癣"等范畴。是青春期后头额、颞、顶部的渐进性脱发，青壮年多见，故亦称早秃。男女均可发生，但以男性患者更为常见。韩老师临证，根据临床表现有无皮脂溢出，将本病分为油性型和干性型两类，即油性脂溢性脱发和干性脂溢性脱发。

韩老师认为，脂溢性脱发的根本原因虽然在于精血亏虚，但不能一概用补。特别是对于油性者，临证虚实并见，可根据"兼者并行"的原则，分清主次，标本兼顾，治疗时分为两步，"先去油，后生发"。临床中，对于油性脂溢性脱发者，以"去油"为主。韩老师认为，在本阶段治疗中选药时，避免应用滋腻碍胃的熟地、枸杞之属，以免助长湿热而使油出更多，宜多用轻清上达之药，如荷叶、侧柏叶、白茅根、白花蛇舌草类。

经过一段时间治疗后，大部分患者在皮脂减少的同时，毛发脱落减少，甚至停止脱落，皮脂溢出症状减轻，即可进入下一阶段——"生发"。判定的标准：可依据患者头油减少程度至"每周洗头 1 次"，头发不油。在"生发"治疗阶段，用药以补肝肾、益精血、充气血为主。主要针对干性脂溢性脱发或经治疗后油脂减少的油性脂溢性脱发患者。常分两型治疗：①肝肾亏虚者，宜补益肝肾，填补精血，方用神应养真汤加减；②气血俱损者，宜补益气血，方选六君子汤或八珍汤等加减。兼见湿热者，酌选白花蛇舌草、茯苓、生山楂、生薏苡仁、泽泻、荷叶、羌活等；兼有风热者，常选加桑叶、菊花、牛蒡子等。

脱发治疗常伍以松针、侧柏叶、女贞子，是借其"冬夏常青，四时不凋"之性而为治。菟丝子又名无娘藤，寄生于灌木之上，无根而能生存，与松针、侧柏叶、女贞子皆取其旺盛、生发之机，而治疗头发的非时而落、非时而白。这是中医药取类比象的典型用法。

在治疗用药的同时，还应提醒患者，祛除引起脱发的各种因素，特别对于油性脂溢性脱发患者，应避免熬夜，舒畅情志，避免辛热刺激及油腻煎炸食品。还应忌食甘温上火之品，如荔枝、桂圆、大枣、蜂蜜、柑橘之类。

第二十三节　皮肤疑难顽症

医案 1（垢着病）

郭某，女，21 岁，西北大学大二学生，1998 年 5 月 12 日初诊。

主诉：面部污泥样沉着物，瘙痒 3 周。

病史：以前面部皮肤多油、瘙痒，经过治疗好转，饮食不当时加重。某日看到一则治疗面部疾病有特色的医疗广告，求其治疗，带着黄色（雄黄）药膏回去治疗。3d 后面部出现褐色小丘疹，逐渐增多、扩大、融合成片，形成疣状堆积的黑褐色痂，质地较硬，不易剥离。1 周后附着物增多加重，瘙痒，遂去某医院皮肤科诊治，治疗 2 周多不见好转会诊被确诊为"垢着病"。后经他人推荐转中医治疗。

专科检查：面部可见褐色小丘疹，融合成片，形成疣状堆积的黑褐色痂，质地较硬，易剥离，舌质红，苔薄黄，脉弦滑。

西医诊断：垢着病。

中医诊断：面垢。

辨证：湿热痰聚，凝结于肤。

治法：清热利湿，软坚散结。

方药：（1）龙胆泻肝汤加减。龙胆草10g，栀子10g，黄芩10g，柴胡8g，生地15g，车前子10g，泽泻10g，当归10g，通草6g，甘草6g，白花蛇舌草20g，浙贝母10g，海浮石20g，鱼腥草15g，牛蒡子12g。7剂，每日1剂，水煎2次混合后早晚分服。

（2）外治：海浮石30g，透骨草30g，生地榆30g。7剂，水煎2次，取汁500ml，入芒硝（溶化）30g。待凉后用8层以上棉纱布蘸水冷敷，每日数次。

（3）5%硫黄乳膏涂于痂皮脱落后的皮肤。

1998年5月20日二诊：以上方法治疗1周后见效，黑褐色痂皮从边缘处开始脱落，脱后的皮肤正常。效不更方，以原来方法继续治疗。

1998年6月15日三诊：内服外敷共治疗月余，皮肤恢复正常，病告痊愈。

随访至今未复发。用此方法治疗本病4例，全部治愈。

按语：垢着病由日本坂本邦树于1960年首次报道，甚为罕见。多数学者认为，精神因素与本病发病有密切关系，部分患者有性格方面的异常。1964年正式命名。1999年有人报道此病与糠秕孢子菌有关，用伊曲康唑治疗有效，但容易复发。皮脂腺分泌旺盛，真菌容易感染，面部皮脂丰富，易患此病。糠秕孢子菌感染与皮脂溢出过多有相关性。抗真菌治疗未对其诱因进行彻底根除。只有中医整体观念，辨证施治治疗效果满意。中药海浮石咸寒，治疗皮肤病常用于软坚散结；透骨草辛温，辛能行散，温胜寒湿，常用于脂溢性皮炎、脂溢性脱发治疗；生地榆凉血止血，清热解毒，现代研究有广谱抗菌作用。皮肤垢着病在中医属于"面垢"范畴，本例中医辨证属于湿热痰聚，用龙胆泻肝汤清热燥湿，泄肝胆湿热，配合软坚散结的地榆、透骨草、海浮石、芒硝外敷治疗，效果令人满意。

医案 2（皮肤溃疡）

王某，女，16 岁，西安市某中学学生，1984 年 4 月 7 日初诊。

主诉：小腿皮肤溃疡 2 个月。

病史：2 个月前打球不慎摔伤小腿，自行外涂红汞后无效，继发感染，曾去某院外科换药 2 周无效，转来我科求治。

专科检查：右小腿外下约 6cm×8cm 疮面，深 0.2cm，表面脓性分泌物较多，闻之恶臭。舌淡红，苔黄腻，脉弦滑。

西医诊断：左下肢皮肤溃疡。

中医诊断：臁疮。

辨证：湿热下注，经络阻遏。

治法：清热利湿，活血通络。

方药：五倍子 30g，黄连 20g，枯矾 10g，煅石膏 15g。

共研为极细末，过 120 目筛，贮瓶备用。取适量用香油调成糊状涂患处，每日 3 次，连续 10d，结痂痊愈。

按语：本方具有解毒止痛，生肌敛疮之功效。治疗皮肤外伤，疮疡后期疮口不敛，溃疡较浅者，急性湿疹糜烂较重，黄水疮等。本方以五倍子敛疮，黄连清热解毒，枯矾生肌祛腐，外涂应用效果良好，药简价廉。如果全身症状较明显或正气虚弱者，可辨证加用内服药。

医案 3〔疣疽（蕈样肉芽肿）案〕

李某，女，56 岁，住陕西省延安市某小区，2015 年 6 月 27 日初诊。

主诉：腰腹部、下肢黑斑伴有皮肤结节、斑块 1 年余。

病史：2 年前偶然发现腰腹部、大腿外侧出现大小不等的结节、斑块。在当地医院就诊，未能确诊，遂辗转西安多家医院就诊。2015 年 3 月 22 日在西安交大二院皮肤科作皮肤组织病理切片（片号：34665），诊断为"皮肤 T 细胞淋巴瘤"；又于 2015 年 5 月 4 日经西京医院皮肤科作皮肤组织病理切片（片号：H150097），诊断为"蕈样肉芽肿"。现除皮肤结节、斑块外，伴皮肤黑斑，腹胀，两胁胀痛，畏寒肢冷，口干喜热饮，余无明显不适。

专科检查：形体肥胖，腰腹部、大腿外侧可见大小不等的结节、斑块，质软，未溃烂，伴有皮肤大小不等的不规则片状色素沉着斑。舌淡红边有瘀点，苔白厚腻，脉沉细无力。

西医诊断：蕈样肉芽肿。

中医诊断：疙疸。

辨证：脾肾阳虚，痰瘀阻络。

治疗：温补脾肾，活血化痰。

方药：（1）当归 10g，桂枝 10g，细辛 3g，白芍 20g，附子（先煎）20g，干姜 10g，红花 10g，土鳖虫 6g，薏苡仁 20g，连翘 15g，郁金 10g，白芥子 10g，红参 10g，黄芪 30g，炙甘草 6g。20 剂，每日 1 剂，开水煎 2 次混合后早晚饭后服。

（2）大黄䗪虫丸，每日 2 次，每次 4g，饭后服。

（3）香菇菌多糖片，每日 2 次，每次 2 片，空腹服。

2015 年 7 月 26 日二诊：仍觉畏寒肢冷，其他症状减轻，小腹略胀，舌脉同前。前方加川楝子 10g，附子加量至 30g，其余治疗方法不变。

2015 年 9 月 12 日三诊：胁腹胀痛，口干及畏寒肢冷等症好转。前方附子减量至 15g 继治。

2015 年 12 月 10 日四诊：症状基本消失，嘱其再服月余以巩固疗效。

按语：蕈样肉芽肿，又名蕈样霉菌病（简称 MF），是一种皮肤 T 细胞淋巴瘤，病因迄今未明。可分为三期，即红斑期、斑块期和肿瘤期，普遍认为 MF 进入斑块期特别是肿瘤期以后，是肿瘤性疾病，是一种恶性淋巴瘤。本病临床相对较为少见，类似于中医

"疣疽"。如《石室秘录》云："如人遍身生疣疽，或内如核块，或外似蘑菇，香蕈，木耳之状者，乃湿热而生也，数年之后，必然破孔出血而死。"

本例乃因脾肾阳虚，温煦失司，水液不化，聚为痰浊，随气流串，瘀阻血脉，结聚成毒，故见形体肥胖，肌肤遍生块垒；脾虚不运，则气血乏源，营卫不布，肌肤失于温煦滋养，故见腹胀、畏寒肢冷、皮肤色斑；土壅木郁，肝气不达，故两胁胀痛；脾为胃散其津液，脾虚则津液不得上承，故见口干喜热饮。综其脉证，属脾肾阳虚，痰瘀胶结之证。《医门棒喝》指出："脾胃之能生化者，实由肾中元阳之鼓舞，而元阳以固密为贵，其所以能固密者，又赖脾胃生化阴精以涵育耳。"故以桂枝、细辛、附子、红花、土鳖虫温经通络，以开寒痰湿浊之凝闭；当归、白芍养血活血，并制桂、附之辛燥；红参、黄芪、干姜益气温中，化生气血，并绝痰湿之源；郁金、白芥子、薏苡仁、连翘除湿化痰，解毒散结；更加大黄䗪虫丸，活血破瘀，通经消癥，祛瘀生新。诸药合用，标本兼治，共奏温补脾肾，活血化痰，散结消垒之功。

医案 4（舌强案）
李某，男，46岁，陕西省府谷县人，2013年5月12日初诊。
主诉：舌头活动不便半年，加重1个月。
病史：患者半年前自觉舌体有僵硬感，说话不利索，语言表达不清，病情时轻时重，病后数医治疗，大多按心火过旺或者心肾阴亏施治，时或有效，转而又发。大便干燥，小便短赤。
专科检查：CT等各种检查未发现阳性体征。舌体偏瘦质红，苔薄白干，脉象沉细。
西医诊断：构音障碍麻痹。
中医诊断：舌强。
辨证：肝肾阴虚。
治法：滋补肝肾。
方药：六味地黄汤加味。生地24g，山萸肉12g，山药12g，泽泻 10g，茯苓 10g，牡丹皮 10g，黄连 8g，肉桂 6g，生龙骨（先煎）30g，生牡蛎（先煎）30g，炙鳖甲（先煎）30g，炙龟板（先煎）30g，麦门冬 15g。7 剂，每日 1 剂，水煎 2 次混合后早晚空腹服。

2013 年 5 月 20 日二诊：上方服 7 剂后症状改善明显，二便已正常，舌头活动基本自如，无其他不适。上方易生地为熟地 20g，去牡蛎，再进 6 剂。每日 1 剂，水煎 2 次混合后早晚空腹服。

2013 年 5 月 29 日三诊：症状全部消失，一切恢复正常，病告痊愈。

按语： 舌根僵硬临床比较少见，本案辨证的核心除了舌偏瘦质红、苔薄白干、脉象沉细外，舌根属肾，肾主一身之元阴元阳，故肾阴亏虚为本病的根本病机。舌僵硬，活动不便乃肾阴亏虚，一不能上济于心，抑制心阳使心阳独亢，耗阴伤津；二不能上润舌根，舌失滋养而僵硬活动不便。用六味地黄汤直补肾阴以救本，加麦冬养阴。《药鉴》谓麦冬"能复脉者，何也？盖心主脉，而百脉之朝宗于肺，若肺润心清，则脉亦调和，气血无所阻，必听命以遂脉之通畅也"。加大剂生龙牡、鳖甲、龟板咸寒滋肾，用肉桂导龙入海，引火归原，阴阳互根之意。黄连、肉桂即为"交泰丸"，治心肾不交之症，且舌为心之苗，水火既济则舌体灵活而能言。方证相投，切中病机，2 周即愈。

舌根僵硬也称舌强，为舌体强直僵硬，转运失灵，以至出现语言謇涩，即所谓的"舌强语謇"。《灵枢·经脉》指出"手少阴之别系舌本""肝者，脉络于舌本也""脾，足太阴之脉，散舌下""肾，足少阴之脉，挟舌本"。《灵枢·经筋》也载："足太阳之筋，其支者，别入结于舌本""手少阳之筋，其支者，入系舌本"。《医统》曰："肝热则舌木而硬，肺热则舌强，热甚则舌燥如锯，舌卷囊缩者不治，厥阴绝也。"一般来说，内外各种因素所致脏腑气血阴阳功能紊乱，以及风、火、痰、湿、瘀等邪痹阻脉络，致舌体失养而强硬不灵，为本病重要的病因病机。故治疗中，应从中医整体观出发，注重脏腑气血阴阳调整，通养舌络。必要时，也可配合针灸等治疗，以提高疗效。

医案 5（**面赤案**）

陶某，女，15 岁，某中学学生，2014 年 1 月 6 日初诊。

主诉：面部发红，瘙痒，反复发作 2 年。

病史：患者 2 年前无明显诱因出现颜面皮肤潮红，时轻时重，曾辗转各大医院诊治，进行各种实验室检查，均未能明确诊断。治疗用药收效甚微，后经人介绍转韩老师处诊治。刻诊：平素烦躁易怒，手脚发凉，腰膝酸软，痛经。

专科检查：颜面皮肤潮红，未见干燥脱屑及渗出结痂等。舌尖红苔白，脉象寸弦尺弱。

西医诊断：面部潮红（原因待查）。

中医诊断：面赤。

辨证：阴虚火旺。

治法：滋阴降火。

方药：知柏地黄汤加味。熟地 15g，山药 10g，山萸肉 10g，茯苓 10g，泽泻 10g，丹皮 10g，知母 10g，黄柏 6g，肉桂 6g，乌药 6g，枳壳 10g，墨旱莲 15g，鱼腥草 15g，川牛膝 10g，菊花 10g。7 剂，每日 1 剂，水煎 2 次混合后早晚分服。

2014 年 1 月 13 日二诊：母亲代诉，药后明显好转，烦躁易怒见好，面部已经由红变淡，瘙痒消退，手脚仍然发凉，舌苔脉象同前。继以上方去肉桂，加桂枝 10g，细辛 3g，用法同上。

2014 年 1 月 20 日三诊：母亲代诉，一切症状消失，已经痊愈。为巩固疗效，上方再服 1 周。

1 年后随访，再未复发。

按语：本例颜面潮红乃由肾阴不足，龙雷之火无制，上越颜面所致；热盛生风故觉瘙痒；腰为肾之府，阴精亏虚，肾府失养则见腰膝酸软；肝肾同源，肾水亏损，水不涵木，肝阴不足，疏泄失常，故烦躁易怒而痛经。肾阳乃一身阳气之根，然必得肝胆之疏泄调达，才能温煦脏腑肢节。今肝失其用，气机不畅，肝胆疏泄失职，阳气不达四末，故有四肢厥冷之症，且阴虚即久，势必及阳，故肾阳亦必有所亏而失温养之能，也是促成手足不温的一个方面。舌脉之象俱是阴虚火旺之征，遵"益火之源，以消阴翳；壮水之主，以制阳光"之旨，方以知柏地黄汤合墨旱莲以滋养肝肾，清降虚火。川牛膝活血化瘀，引热下行；肉桂引火归原，并取"善补阴者，必于阳中求阴，则阴得阳升而生化无穷"之意，以化生阴精，且防诸药过于寒凉滋腻而碍气化；乌药、枳壳疏肝行气；鱼腥草、菊花清宣上行，因势利导，清散颜面火热。复诊时以桂枝、细辛辛温通经，使阳气畅达，温煦四末。诸药合用，益阴制阳，使阴平阳秘，诸恙尽除。

面赤之症，可出现在多种病变中。现代医学认为，是由多种因素致面部血管扩张而发红的一种症状，常见因素如情绪变化、自主神经功能紊乱、内分泌失调、血管活性物质刺激，也见于某些疾病如高血压、二尖瓣狭窄、结核病等。皮肤科中之面赤，仅单纯以颜面皮肤色红为主，多无内科诸症，但亦需从中医整体论治。

医案 6（十全大补汤加味治疗阴吹病案）

陈某，女，32 岁，西安市某工厂工人，1986 年 5 月 7 日初诊。

主诉：前阴排气有声响 3 个月余。

病史：患者产后 20d 左右，常常有一种排气的声响从前阴发出，初期 3~5d 发作 1 次，自己与家人皆以为是正常排气，不以为然。慢慢发展到每天发作 1 次，甚至 1d 数次。先后更医数次，症状不减，伴有气短乏力，劳则益甚，纳少便溏，面色萎黄。

专科检查：妇科检查未见明显异常。舌淡边有齿痕，苔白润，脉细无力。

西医诊断：细菌性阴道炎。

中医诊断：阴吹病。

辨证：气血两虚。

治法：益气养血。

方药：十全大补汤加味。党参 30g，白术 10g，茯苓 15g，甘草

6g, 当归 10g, 熟地 20g, 川芎 10g, 白芍 20g, 黄芪 30g, 肉桂 5g, 蛇床子 10g, 芡实 20g, 川楝子 10g。每日 1 剂, 水煎 2 次混合后早晚分服。

1986 年 5 月 13 日二诊: 服上方 6 剂, 感觉前阴出气明显好转, 药中肯綮, 继进 1 周, 病告痊愈。

按语: 阴吹, 阴中出气, 如大便矢气之状。《金匮要略》谓本病为"胃气下泄, 阴吹而正喧。此谷气之实也", 故以"膏发煎导之", 引病从大便出达到治愈目的。《赤水玄珠》论述"屁从子户出, 以补中益气汤加酒黄连"治疗。本例产后气血耗损, 调理失当, 既不能按"谷气之实"治疗, 亦非中气下陷之证, 根据脉症相参乃气血两虚, 故投以十全大补汤加味, 先后用药 2 周而愈。此案再次说明先贤诲人能给后学以规矩, 不能使人巧, 学者当心领神会, 视证变通, 大小多寡, 存乎其人。

医案 7 (补中益气汤加味治疗阴吹病案)

李某, 女, 26 岁, 西安市某中学教师, 1998 年 5 月 12 日初诊。

主诉: 下身出气有声 1 月余。

病史: 3 个月前因难产分娩, 会阴部缝合 5 针。产后一直消化不好, 便少不硬, 数日一行。1 个月前腹部似有气作响, 近半个月来不时感觉前阴出气有声不臭, 气排出后感到腹部舒服。一直用中西药调理, 效果不明显, 求韩老师诊治。刻诊: 面色萎黄不华, 气短懒言, 疲乏无力, 纳差, 白带量多。

专科检查: 妇科检查无异常, 取白带化验 (-)。舌淡红苔白润, 脉沉细无力。

西医诊断: 细菌性阴道炎。

中医诊断: 阴吹病。

辨证: 中气下陷。

治法: 益气补脾, 升提中气。

方药: 补中益气汤加味。黄芪 30g, 白术 15g, 党参 30g, 陈皮

10g，升麻 6g，柴胡 6g，甘草 6g，当归 10g，茯苓 20g，芡实 30g，鸡内金 15g，薏苡仁 20g，白扁豆 12g，山药 15g。10 剂，每日 1 剂，水煎 2 次混合后早晚分服。

1998 年 5 月 23 日二诊：服药 10 剂，服 7d 后自觉明显好转，偶尔有少量排气，声音很小，不被人觉，白带量较前亦有减少。效不更方，嘱其再服 1 周。

1998 年 6 月 3 日三诊：自觉前阴出气有声症状消失，其他症状明显好转，白带已经恢复正常，食纳可，语言有力。舌红苔白润，脉沉细有力。以 5 月 12 日方去薏苡仁、芡实，加阿胶适量，10 倍量制成膏滋剂巩固疗效。半年后随访，未再复发，病告痊愈。

按语：本案由产后体虚，脾胃失于运化，中气下陷，故有阴吹之症；脾虚气弱，运化无力，故面色萎黄不华，气短懒言，疲乏无力，纳差等诸恙四起；脾失固摄，精微下注，故带下量多。脉症相参，乃中气下陷之证，崇《赤水玄珠》"屁从子户出，以补中益气汤加酒黄连"之意，以补中益气汤补气升举。查无热证故去酒黄连，加白扁豆、山药、鸡内金加强健脾开胃之功，以助运化。薏苡仁、芡实健脾除湿，固摄止带。复诊时脾气渐充，精微得固，遂去薏苡仁、芡实，以阿胶收膏，双补气血，并有气血相生互化之意。诸药联用，一则健脾益气，使后天生化有源，精微固摄有权，脾虚诸症自可痊愈；二则提升中气，中枢气机升降之能得复，腑气循其常道而隐曲自除。

小结

阴吹，即阴道矢气，是指妇女阴道内有气体排出，特别是在运动和走路时发出声响，类似于肛门矢气的症状。韩老师认为，本症临床当根据其伴随症状，在中医辨证的基础上进行治疗。以气虚证较为多见，治宜大补气血，提升中气，以补中益气汤加减；如属胃肠枯燥，谷道不通者，宜润燥通便，以小承气汤或麻仁丸治之；湿热蕴结者，治宜清热利湿，给以龙胆泻肝汤加减；肝郁气滞者，宜疏肝解郁，以逍遥散加味治疗等。对阴吹患者还应做相应的妇科检查，以排除器质性疾患。如由直肠-阴道瘘所致者，则应进行手术修补治疗。

医案8［阴肿（龙胆泻肝汤加味治疗阴肿）案］

申某，女，35岁，甘肃省天水人，2011年2月12日初诊。

主诉：外阴瘙痒、红肿、疼痛2个月，加重1周。

病史：2个月前外阴疼痛，1周前加重，诉外阴瘙痒、红肿，动则疼痛不适，经期或者性接触时疼痛更剧，烦躁易怒，口苦。大便3d未解，小便黄，伴有大量黄带。既往有同类病史。

专科检查：妇科检查外阴红肿，边缘不清，取白带化验（-）。舌质红，苔黄厚腻，脉象弦滑数。

中医诊断：阴肿。

辨证：肝胆湿热兼气滞。

治法：清利湿热，疏肝理气。

方药：龙胆泻肝汤加味。龙胆草10g，栀子10g，黄芩10g，柴胡10g，车前子（包）10g，生地12g，泽泻10g，木通6g，当归10g，川楝子15g，蛇床子10g，苦参8g，益母草20g，延胡索10g，大黄（后下）8g，甘草6g。7剂，每日1剂，水煎2次混合后早晚饭后分服。

外用：连翘、生地榆、马齿苋、苦参、紫草、金银花各30g，加水泡30min后煮沸20min，连煮2次，滤渣取汁，入芒硝（溶化）30g。待凉后冷敷患处，每日2次，每次30min。

2011年2月21日二诊：外阴瘙痒、红肿、疼痛较前减轻，经期或者性接触时疼痛好转，大便已通，烦躁易怒、口苦症状改善，黄带量未减少。舌质红，苔薄黄腻，脉象弦细数。上方加黄柏10g，7剂，每日1剂，水煎2次混合后早晚饭后分服。外用治疗方法同前。

2011年3月6日三诊：外阴瘙痒、红肿、疼痛明显减轻，经期或者性接触时已经没有疼痛感，烦躁易怒、口苦症状消失，黄带量未减少。舌质红，苔薄黄，脉象弦细。改用易黄汤加味：芡实30g，生山药30g，白果10g，车前子（包）10g，黄柏10g，牛膝10g，苦参10g，薏苡仁20g，柴胡8g，陈皮10g，甘草6g。7剂，每日1剂，水煎2次混合后早晚饭后分服。

按语：《灵枢·经脉》："肝足厥阴之脉……循阴股，入毛中，过阴器，抵少腹。"肝经湿热，随经脉下注于前阴，故可见外阴瘙痒、红肿、疼痛，经期或者性接触时疼痛更剧；肝火上冲则烦躁易怒，口苦，舌苔黄厚腻，脉象弦滑数均为湿热之象。龙胆泻肝汤为肝经湿热证的主方，用之颇宜。三诊时上述症状缓解，但见黄带量未减，舌苔薄黄，脉象弦细，为湿热带下，故用《傅青主女科》易黄汤加味，以健脾祛湿，清热止带收功。

医案9（阴茎硬化萎缩性苔藓案）

吴某，男，31岁，家住陕西省榆林市，2014年2月4日初诊。

主诉：阴茎系带处发硬、粗糙1年余。

病史：患者1年前阴茎系带附近黏膜发硬、粗糙、不适，在某附属医院皮肤科进行组织病理检查，确诊为硬化萎缩性苔藓。治疗1年余，效果不明显，遂寻韩教授诊治。刻诊：腰酸膝软，食眠可，二便调。平时工作多以久坐为主。

专科检查：阴茎系带、冠状沟下缘近系带两侧黏膜发硬、粗糙，有压痛，无渗出。曾在西京皮肤病医院皮肤组织病理活检诊断为硬化性苔藓（病理号：83900）。舌质淡红，苔白润，脉象沉细尺弱。

西医诊断：阴茎硬化萎缩性苔藓。

中医诊断：阴疮。

辨证：肾虚兼血瘀。

治法：补肾活血。

方药：杞菊地黄汤加味。生地24g，山萸肉12g，山药12g，泽泻10g，丹皮10g，浙贝母10g，枸杞10g，桃仁10g，茯苓10g，蛇床子10g，薏苡仁20g，板蓝根20g，蜈蚣（去头）1条，檀香6g。14剂，每日1剂，水煎2次混合后早晚分服。外用山豆根、刘寄

奴、威灵仙各 20g，芒硝（溶化）30g，水煎 2 次滤去渣，取汁约
100ml 待温浸泡局部，每日 2 次，每次半小时。泡后外涂龙珠软膏，
每日 2 次。

2014 年 2 月 24 日二诊：内服中药后病情稳定，无不良反应。
用 2 月 4 日内服方加威灵仙、红花各 10g，每日 1 剂，水煎 2 次混
匀早晚分服。外用药及方法不变。

2014 年 3 月 16 日三诊：自觉明显好转，局部已经变软，腰酸
膝软等减轻。效不更方，继以 2 月 24 日方加减内服、外敷 2 月余
而愈。

按语：硬化萎缩性苔藓发生于阴茎处比较少见。肾主二阴，阴
茎为肾所系，二阴之病实证当泻肝火，虚证自当补肾，这与"实则
阳明，虚则太阴"同理。患者发病 1 年有余，久病多虚多瘀，且伴
腰酸膝软等，给予补肾活血法当属正治。选用杞菊地黄汤补肾为
主，加桃仁、威灵仙、红花、蜈蚣软坚散结，活血通络；檀香、蛇
床子引经止痒；薏苡仁、板蓝根祛湿解毒。配合外用山豆根、刘寄
奴、威灵仙解毒通络，软坚散结，用治本病，作用极佳。

医案 10 （红斑性黏蛋白症案）

王某，男，58 岁，陕西省咸阳市人，2011 年 6 月 6 日初诊。

主诉：面部多发性红斑、丘疹结节 2 年余。

病史：2 年前不明原因面部出现多发性红斑、丘疹、结节、囊
肿，瘙痒，去多家医院检查，诊断不清。在西京医院皮肤科第 1 次
皮肤组织病理诊断为"淋巴细胞浸润症"，第 2 次皮肤组织病理诊
断为"红斑性黏蛋白症"，使用西药、激素等治疗 1 年多，效果不
明显，瘙痒剧烈。平时对日光过敏。饮食欠佳，大便时干时稀。

专科检查：面部多油，整个颜面部可见丘疹、红斑、结节、囊肿
等。质红，苔白中带黄，脉滑数。门诊初步诊断：①淋巴细胞浸润症。
②面部肉芽肿。2011 年 5 月 28 日检查：抗核抗体（＋＋＋），RNP/
SM（＋），SM（＋）。皮肤组织病理检查诊断：红斑性黏蛋白症。
病理号：52087（交大二院皮肤科）。

西医诊断：红斑性黏蛋白症。

中医诊断：面游风。

辨证：上焦湿热。

治法：凉血清热。

方药：凉血四物汤加味。生地 20g，当归 10g，川芎 10g，赤芍 12g，丹皮 12g，红花 10g，黄连 8g，鱼腥草 20g，地骨皮 15g，鸡冠花 20g，青蒿 20g，白花蛇舌草 20g，荷叶 10g，生山楂 15g，白茅根 20g。14 剂，每日 1 剂，水煎 2 次混合后早晚分服。局部用龙珠软膏外涂，每日 2 次。嘱其禁食辛辣刺激性食物、海鲜发物及酒类。

2011 年 7 月 12 日二诊：上方加减服月余，无不适，皮肤症状明显改善，红斑、丘疹减少，瘙痒减轻。效不更方，以上方略做调整继续服用。

2011 年 9 月 20 日三诊：服药 3 月余，面部丘疹、红斑、结节、囊肿等基本消失。化验检查：抗核抗体（＋），RNP/SM（－），SM（－）。舌质淡红，苔白润，脉滑。方药调整如下：生地炭 20g，当归 10g，川芎 10g，白芍 20g，丹皮 12g，菊花 10g，鱼腥草 20g，地骨皮 10g，鸡冠花 20g，青蒿 20g，白花蛇舌草 20g，党参 20g，生山楂 15g，白茅根 20g，甘草 6g。20 剂，每日 1 剂，水煎 2 次混合后早晚分服。

2011 年 10 月 31 日四诊：症状基本消失，面部恢复正常。以知柏地黄丸每日 2 次，每次服 10 丸，坚持 2 个月巩固疗效。

1 年后随访未复发，病告痊愈。

按语：红斑性黏蛋白症又称皮肤局灶性黏蛋白病系由特殊的纤维细胞（黏液细胞）使结缔组织产生过多的黏蛋白，形成局限性肿大。临床以丘疹或结节为特征。本病首先由 Johnson 等于 1961 年报告。皮损为单个、直径约 2cm、皮肤色或淡红色丘疹或结节，表面光滑。好发于头面、颈、躯干和四肢，但不发生于手指关节。无任何自觉症状。多发生在成年人。中医认为多与血热湿盛有关，采用凉血清热治则治疗。本案发于面部，呈现丘疹、红斑、结节、囊肿多种皮损表现，用赵炳南凉血四物汤加减治疗。头面为诸阳之会，位高气清，宜用风药花药。花类药味薄气清，轻扬发散，可上达颠顶，发散宣达，开泄郁遏之经气，发越高位清阳之气，应用于面部皮肤病效果满意。本病临床诊断应注意与其他红斑性疾病相鉴别。

医案 11（肉化石案）

吕某，男，15 岁，家住西安市灞桥区吕家堡，2015 年 9 月 23 日初诊。

主诉：有皮肌炎病史 12 年，伴有右下肢钙质沉着病 8 年。

现病史：患者 2004 年右小腿外侧出现暗红色斑疹，边界清，无明显自觉症状。渐呈线状向大腿发展，继而原皮损处出现硬节，压痛，硬节固定，边界不清，同时右上眼睑肿胀，出现暗红色斑疹，瘙痒。先后按扁平苔藓、皮肌炎、下肢血管炎、慢性萎缩性肢端皮炎、结节性血管炎等治疗，效果不佳，病情仍逐渐加重。曾于 2012 年在北京大学第一医院皮肤科病理诊断为儿童皮肌炎伴皮肤及软组织钙化（病理号：20122471），被建议手术切除钙化灶。后经多方治疗，皮肌炎症状渐减，而右下肢皮损未见好转。刻诊：体质较为瘦弱，纳少腹胀，右下肢钙质沉着如砂石状，伴有溃烂，舌暗红，脉细。

西医诊断：皮肌炎并发皮肤钙化病。

中医诊断：肉化石。

辨证：瘀热阻络，热盛化骨。

治法：活血消坚，清热通络，兼以健运脾胃。

方药：桃红四物汤加味。桃仁 10g，红花 10g，当归 10g，川芎 10g，生地 15g，赤芍 10g，忍冬藤 10g，丹参 20g，鸡内金 15g，穿山甲 6g，王不留行 10g，威灵仙 6g，蜈蚣 1 条，合欢皮 15g，川牛膝 10g，木瓜 10g，炒麦芽 20g。14 剂，每日 1 剂，水煎服。外用软皮热敷散醋拌湿蒸热后局部热敷，每日 2 次，每次 20min。

2015 年 10 月 28 日二诊：以上方加减治疗月余后诸症见轻，乃以前方加浙贝母 10g，白芥子 10g，螃蟹 10g，每日 1 剂，水煎服。外用同前。

2016 年 4 月 16 日三诊：上方化裁内服，配合外用热敷散治疗，病情明显好转，皮肤溃疡渐愈，留萎缩性暗褐色瘢痕，原疮面上之结石部分脱落或缩小，形体偏于瘦弱。药已得效，以前方加党参 20g，黄芪 20g 继进。

2016 年 10 月 22 日四诊：病情好转，大部结石消退，留有褐色萎缩性浅瘢痕。以上方进退继服，以臻病愈。

按语：皮肤钙化病是不溶性钙盐沉积于皮肤内或皮下组织产生的疾病。本病在中医文献记述甚少，因钙化多变生于肌肤疮疡，如骨似石，故名为肉化石，与中医多骨痛类似。清代陈士铎《辨证录·多骨痛门》载："湿壅添热，热盛化骨，日久迁延，卧床不起。或谓初起未尝有骨，可内散，生骨后，必须取出，药焉可解散？不知多骨乃无形所化，似骨非骨，非肉中真生骨也。真骨难化，似骨可化。宜利湿清热，佐补气血，骨自消。"本案素体不足，脾虚胃弱，变生湿热，下流肌肤，壅阻气血，瘀结经络，日久热腐生疮，炼津为石，故见下肢疮疡，肉生砂石。故以热瘀为标，脾胃虚弱为本。宜以治标实为先，方用桃红四物汤为基础化裁内服，配合软皮热敷散外治，以活血化瘀，清热通络，消坚散结，使热瘀得散，结石自消。待症减后渐增补益脾胃之品，以扶正固本。用药得当，故取效较好。

第二十四节　性传播疾病

医案 1（尖锐湿疣）

张某，男，42 岁，山西省临汾人，1990 年 3 月 6 日初诊。

主诉：肛周皮肤多发性疣状赘生物 1 年。

病史：自述 1 年前不慎染上尖锐湿疣，主要发生在肛门周围，先后在多家医院治疗，基本上都是采用激光或者冷冻后注射干扰素，有时在臀部注射，有时在肛门周围注射。每次治疗后半个月左右又复发，然后就用激光治疗，注射干扰素。如此反复治疗 20 多次，注射的干扰素有 300 多支，但疗效甚微，遂请韩老师治疗。诊见：除肛周多发疣状赘生物外，患者体魄健壮，别无他疾。

专科检查：肛门周围以至臀部大小不等的疣体近百个，有的长在肛门里边，基本为灰褐色。舌红苔黄，脉弦滑有力。

西医诊断：尖锐湿疣。

中医诊断：臊瘊。

辨证：秽毒瘀结。

治法：清热解毒，活血散结。

方药：湿疣洗方。山豆根 30g，马笼头 30g，土贝母 30g，板蓝根 30g，马齿苋 30g，香附 30g，连翘 30g，露蜂房 15g，桃儿七 15g。加水适量浸泡 30min，煮沸 15min 后滤渣取汁，待温后加醋 50g 坐浴，每日 2 次，每次 30min。

1990 年 3 月 13 日二诊：用药 1 周后，未见新发疣体，嘱其上法继用。

1990 年 3 月 20 日三诊：已用药 2 周，疣体开始变小。

1990 年 4 月 3 日四诊：共用药 4 周，疣体基本消失，嘱其继用治疗。并告其多食黄豆芽、薏苡仁粥，以断其根。半年后随访未复发，告愈。

按语：尖锐湿疣治疗容易，控制复发较难。韩老师认为，当使用干扰素等还不能控制复发时，就应选择中药治疗。本案治疗中，给予自拟湿疣洗方，以清热解毒，活血散结为主，进行局部治疗。本方中山豆根、马笼头、土贝母、板蓝根、马齿苋、香附、连翘、露蜂房、桃儿七具有清热解毒，活血散结，破瘀消块之功，且山豆根、马笼头、露蜂房、桃儿七解毒消块之力甚猛，是治疣病之要药，故治此顽疾应手而愈。嘱其多食黄豆芽、薏苡仁粥，清利湿毒，以助药力。大凡得疣病者平时饮食不喜黄豆芽，黄豆芽愈疣病古书多有载述。食疗治病且勿等闲视之。韩老师临床中，曾用此法治愈疣病数十例。

小结

尖锐湿疣，主要通过性接触传染，少数通过间接接触传染。但也有一些患者的发病与卫生习惯差，局部潮湿不洁，患有慢性淋病或白带有关。本病是最为常见的性传播疾病之一，与生殖器癌如宫颈癌的发生密切相关，易于复发。

韩老师临证，常标本兼治，以治标祛邪为主，重用清热燥湿，化瘀散结，使邪去正安。病久正损者，扶正固本以逐邪外出。方用加味消疣汤：桃仁、红花、当归、川芎、赤芍、生地、香附、木贼、板蓝根、大青叶、连翘、薏苡仁、蛇床子、生甘草。正气尚充，久病顽固者，加三棱、莪术、穿山甲；兼气虚者，加生黄芪、党参；兼肝肾不足者，加川断、牛膝。其中，蛇床子温肾助阳，祛风燥湿，杀虫，为治二阴部疾病的引经之药，常在所必用。现代药理研究认为，板蓝根、大青叶有良好的抗病毒作用；生薏苡仁有抗病毒及抑制细胞增殖的作用；黄芪能增强网状内皮系统吞噬功能，促进淋巴结 B 细胞增殖分化和浆细胞抗体合成，促进 T 细胞分化与成熟，提高细胞免疫功能，刺激机体干扰素系统，诱导产生干扰素，有利于治疗本病。

本病应内外兼治，外治可单用中药煎水熏洗以杀灭病毒、控制感染，如湿疣洗方。在物理治疗（如电灼、激光等治疗）后 2d 配合具有清热解毒、燥湿杀虫作用的中药外洗，则疗效更高。常用方：连翘、苦参、马齿苋、板蓝根各 30g，白矾、蜂房、红花各 15g。每剂加水 2000ml，先浸泡 30min 后煮沸 10～20min，待温外洗，每日 2 次，每次半小时。同时局部保持清洁干燥，利于伤口愈合。治疗期间注意阴部卫生，禁止性生活。

介绍一种治疗尖锐湿疣有效的外用药——派特灵。

该产品是由中国科学院研制、北京派特博恩生物技术开发有限公司生产的纯中药制剂，由鸦胆子、蛇床子、金银花、大青叶、苦参和白花蛇舌草等 20 多味中药组成，主要用于皮肤与黏膜部位尖锐湿疣的治疗。该药通过细胞毒性作用抑制瘤体细胞增殖、剥脱瘤体细胞，并对 HPV 有抑制和杀灭作用。该制剂使用方法：①用棉签将原液外涂于疣体及其周围区域，每日早晚各 1 次，每次可反复涂药 3 遍，以使皮损部位充分吸收。对疣体较大或面积较大的可用湿敷方法，每次 15min，连续 3d、停药 4d 为 1 个疗程。停药期间涂抹沙棘籽油以促进创面愈合。②待疣体脱落创面愈合后，再重复 3~4 个疗程，以进一步清除亚临床病毒。③为预防复发，可用 4~6 层纱布浸透派特灵 50 倍稀释液（1ml 药液加 50ml 凉开水）湿敷或反复清洗原损害部位，每次 10min 左右；腔道内可保留灌洗，每次 10min 左右。第 1 个月每日 1 次，第 2、第 3 个月每 2d 1 次。该制剂比较安全，不良反应较少且轻，涂药后可出现轻度红肿、糜烂与疼痛，极个别患者有灼热或痒感，无全身不良反应。据作者的临床观察经验和患者的反馈信息，该制剂使用方便，祛除湿疣的疗效明显，且复发率低，无明显不良反应，是目前治疗尖锐湿疣的一种有效的新疗法。

医案 2（淋病合并非淋菌性尿道炎、尿道奇痒案）

石某，男，41 岁，住西安市南郊某大学，1996 年 5 月 13 日初诊。

主诉： 尿痛、尿道流脓伴尿道奇痒 10d。

病史： 自述 10d 前因与异性接触后尿道烧灼样疼痛，排尿不畅，尿道口红肿，流出脓样分泌物，有臭味，尿道奇痒，阴囊坠胀感。在某医院诊断为淋病，肌注头孢曲松（罗氏芬），每日 1 次，每次 1g，共 1 周，症状大减。唯有尿道烧灼样感，流出少量稀淡分泌物，阴囊坠胀感，尿道奇痒难忍等。

专科检查： 尿道口微红，有糊口现象，分泌物清稀，量不多，有腥臭味，腹股沟鼠溪部淋巴结轻微肿大、压痛。用尿道分泌物涂片检查，可见革兰阴性双球菌（±），衣原体、支原体（+）。舌质红，苔薄黄，脉滑数。

西医诊断：急性淋病、急性非淋菌性尿道炎。

中医诊断：淋证。

辨证：湿热下注。

治法：清利湿热，通淋解毒。

方药：八正散加味。萹蓄30g，白茅根30g，金钱草20g，蒲公英20g，金银花20g，石韦12g，海金沙12g，滑石12g，车前子10g，瞿麦10g，栀子10g，大黄10g，木通6g，甘草6g，桂枝3g。7剂，每日1剂，水煎2次混合后早晚饭后服。患者愈病心切，求中西医并用，遂予头孢曲松（罗氏芬）、替硝唑、氧氟沙星三联合，常规用量静脉给药。嘱其用金银花、败酱草、蒲公英适量水煎滤渣取汁，待温后外洗局部。并嘱禁饮酒、劳累与房事。

1996年5月20日二诊：治疗7d，症状大减，烧灼样感觉、尿道口红、分泌物及糊口现象、会阴部坠胀感等基本消失。唯独尿道奇痒症状不减。嘱其以上内服方中加白蒺藜30g，乌梢蛇10g，其他不变。

1996年5月27日三诊：2周后所有症状消失，实验室检查：革兰阴性双球菌（－），衣原体、支原体（－）。然尿道奇痒症状仍然没有减轻。停用其他药物，专门治疗尿道奇痒。方用消风散之属，不效即易方，已近月症状未除。遍觅群书，偶然得《古今名医临证金鉴·淋证癃闭卷》一书介绍麻瑞亭老中医愈此疾良方："治淋重达药，桉叶白檀香。"如法使用果然灵验，服用1周后尿道奇痒豁然而愈。

按语：淋病合并非淋菌性尿道炎、尿道奇痒临床较少见。淋病乃性病之首，非淋菌性尿道炎临床亦较常见，中西医治疗方法众多，经验丰富，易诊易治。关键在于早发现、早诊断、早治疗，有效控制病情，以防转成慢性，继发他症。本案难点在于继发尿道奇痒实属罕见，麻瑞亭老中医乃陕西稀有名医，治疗奇难怪证经验丰富，给我们留下了不可多得的灵丹妙方。

摘录麻瑞亭经验：白檀香，有较强的杀菌消炎功效，消除尿道灼热感甚良。用其治疗淋病，以消除尿道之灼热感。白檀香对于尿中红白细胞之消除甚效，而此效果，正是其杀菌功效之临床反映，但对金黄色葡萄球菌感染者无效。桉树叶有杀灭金黄色葡萄球菌之功效，其伍半枝莲治疗肾盂肾炎，疗效明显提高。

小结

淋病属于中医淋证、淋浊的范畴，是由淋病双球菌所引起的泌尿生殖系感染的性传播疾病。《金匮要略》云："淋之为病，小便如栗状，小腹弦急，痛引脐中。"临床以尿道刺痛和尿道口排出脓性分泌物为主要特征。主要通过性交传染，也有少数通过污染的衣物等间接传染。韩老师临床按两型治疗：湿热毒蕴证，治宜清热利湿、解毒化浊，方用八正散或龙胆泻肝汤加减；阴虚毒恋证，治宜滋阴降火、利湿祛浊，方用知柏地黄丸加减。本病严重者可早期合理使用抗生素类药物治疗。临床应与非淋菌性尿道炎、软下疳、非特异性尿道炎相鉴别。

医案 3 （非淋菌性尿道炎）

刘某，男，38 岁，某单位采购员，1998 年 7 月 8 日初诊。

主诉：尿道烧灼感伴清稀分泌物 1d。

病史：自述 1d 前与异性接触后尿道有烧灼感，排尿不甚通畅，尿道口红肿，流出少量稀淡分泌物，有臭味，阴囊部坠胀感。自行购买诺氟沙星（氟哌酸）服后无明显效果。

专科检查：尿道口微红，有肿胀现象，分泌物清稀，量不多，有腥臭味，腹股沟部淋巴结轻微肿大、压痛。实验室检查，衣原体、支原体阳性。舌质红，苔黄腻，脉滑数。

西医诊断：急性非淋菌性尿道炎。

中医诊断：淋证。

辨证：肝胆湿热下注。

治法：泻肝火，清湿热，通淋解毒。

方药：龙胆泻肝汤加味。龙胆草 10g，栀子 10g，黄芩 10g，生地 10g，车前子 10g，泽泻 10g，当归 10g，柴胡 6g，木通 6g，甘草

6g，萹蓄 30g，白茅根 30g，石韦 15g。7 剂，每日 1 剂，水煎 2 次，混合后早晚饭后服。嘱其用金银花、蚤休、蒲公英适量水煎滤渣取汁，待温后外洗局部，禁饮酒、劳累与房事。患者愈病心切，求中西医并用，遂予阿奇霉素、替硝唑、氧氟沙星三药联合治疗，常规用量静脉给药。

1998 年 7 月 15 日二诊：治疗 1 周后，症状大减，烧灼样感觉、尿道口发红、分泌物及肿胀现象、会阴部坠胀感等均消失。嘱其上方中西药继用。

1998 年 8 月 10 日三诊：已治疗 2 周，自觉所有症状消失，实验室检查，衣原体、支原体阴性。1 个月后随访未复发，告愈。

按语： 非淋菌性尿道炎病，发病率仅次于淋病，有增加之势。临床较常见，关键在于发病早期，有效控制病情，以防转成慢性，继发他症。治疗以龙胆泻肝汤泻肝火，清湿热，通淋解毒为主，加石韦、白茅根以助药力，再用金银花、蚤休、蒲公英水煎滤渣取汁，待温后外洗局部，使内外结合，标本兼顾。患者愈病心切，求中西医并用，遂予阿奇霉素、替硝唑、氧氟沙星三药联合治疗，常规用量静脉给药以求速效。方证相投，2 周而愈。

小结

非淋菌性尿道炎是一种由淋球菌以外的多种病原微生物引起的泌尿生殖器黏膜非化脓性炎症。临床表现似淋病而症轻，男性主要表现为尿道炎，女性尿道炎症状常轻微，甚至无症状。如治疗不当、反复发作可导致不育症，部分患者可发生 Reiter 综合征，即关节炎、结膜炎、尿道炎三联症。

本病属中医淋证、淋浊的范畴，多由房事不洁，秽浊之邪侵入下焦，湿热交结，蕴热酿毒，瘀阻尿道所致。

患者体质与病情的轻重及病程长短密切相关。韩老师认为，本病急性期，邪壅溺管及膀胱，标实为主，治宜清利攻逐湿毒为主；慢性期，因失治误治，或正虚邪恋，秽邪深入，病及膀胱及肾，瘀阻精道等，而致变证多端，常虚实夹杂，宜审证施治，祛邪扶正，使邪去正安。

临床可分三型论治：证属湿热者，治宜清热除湿，方用龙胆泻肝汤或萆薢分清饮加减；肝郁气滞证，治宜疏肝解郁、理气通淋，方用柴胡疏肝散或沉香散加减；肝肾亏损证，治宜补益肝肾、利湿通淋，方用知柏地黄汤或猪苓汤加减。

医案 4（生殖器疱疹）

成某，女，36 岁，陕西省榆林市人，2005 年 8 月 13 日初诊。

主诉：外阴反复出现红斑水疱 1 年半。

病史：自述其丈夫患有疱疹数年，时好时发，经多家医院治疗近半年未见复发。本人于 1 年半前在左侧外阴部发现一小片红斑，上有水疱，有轻微灼热感，涂搽阿昔洛韦乳膏后很快好转。1 个月后又在原来的部位发生同样皮疹，在某院按生殖器疱疹治疗，干扰素肌内注射、局部涂擦后好转。又 1 个月后在右侧小阴唇部位发现同样皮疹，灼热感明显，按以前方法治疗好转。以后每月发作 1次，常常在月经来前 10d 左右发病。如此反复 1 年有余，苦不堪言，求诊于中医。证如上述，并伴有月经推后、经后腰膝酸困。

专科检查：外阴红斑，上有聚集性粟粒大小水疱、脓疱，部分疱壁破溃结痂，伴有淡黄色黏液性分泌物。HSV－ⅡIgM（＋）。舌淡红，苔白润，脉弦细。

西医诊断：生殖器疱疹。

中医诊断：热疮。

辨证：肝郁肾虚，湿毒留恋。

治法：补肾调肝，解毒除湿。

方药：知柏地黄汤加味。生地 24g，山药 12g，山茱萸 12g，茯苓 10g，泽泻 10g，丹皮 10g，知母 10g，黄柏 10g，蛇床子 10g，淫羊藿 10g，白芍 20g，板蓝根 20g，益母草 30g，薏苡仁 30g。14 剂，每日 1 剂，水煎 2 次滤渣取汁约 400ml，早晚饭后分服。外用热疮外洗方（板蓝根、苦参、土贝母、马齿苋、黄柏各 30g，苍术 20g）水煎外洗，经期停用。并告之疗程长，不可急于求功。

2005 年 8 月 27 日二诊：上药内服外洗治疗 2 周，无不适，守方再用 2 周。

2005 年 9 月 12 日三诊：本次月经周期正常，疱疹未再发生，经后腰酸困感仍在。前方去板蓝根、益母草、黄柏，加枸杞 10g，续断 20g。停用外洗药，嘱其继续内服月余，3 个月没有复发再做实验室检查。

6 个月后复诊，告知近 5 个月未再复发。

按语：本患者反复发作 1 年有余，根据急性多属表实热，慢性常为里寒虚，久病多虚之训，肾主二阴，经后腰酸困感乃血去脏腑失养之故。经期发作是肝郁伴有冲任失调之证，因此用知柏地黄汤加蛇床子、淫羊藿先固其本；加板蓝根、薏苡仁助知柏清其余邪；加益母草调冲任兼解肝郁。用热疮外洗方标本兼顾，内外同治，且外用药可直达病所，作用更强。方证相投，收桴鼓之效。

小结

生殖器疱疹，属中医"热疮""阴疮""阴疳""火燎疮"等范畴。《医宗金鉴·外科心法要诀》载："痛而多痒，溃而不深，形如剥皮烂杏者名瘑疮。"其特点是以局部出现群集小疱、糜烂、自觉灼痛为主要表现。目前，生殖器疱疹还不能根治，治疗目的是为了减少复发。

《灵枢·经脉》云："足厥阴之经筋，结于阴器，络诸筋。"而《增补病机沙篆》云："阴器者，宗筋之所系也，而脾胃肝肾之筋，皆结于阴器，然厥阴主筋，故诸筋统属于肝也。"可见阴器不仅与肝经有关，尚与脾肾胃经等关系密切，所以，肝、肾、脾、胃等脏腑经络功能失调，也与本病有密切关系。

本例病发阴器，所谓"至虚之处，便是邪留之所"，肝肾阴虚，阴器失荣，腠理不固，则邪易乘虚而入。脾虚生湿，下踞酿热，则易感召湿热之邪，也是本病发病的内在因素。若不洁性交后，湿热淫毒侵染于阴部，与内蕴之湿热内外相召，搏结于阴部则发为疱疹。湿邪黏腻，加之正气内虚，祛邪无力，则毒邪留恋不去而易于复发。故韩教授认为，本病的实质为本虚标实，且本虚在发病中至关重要。

韩老师指出，本病宜标本兼治，取知柏地黄汤加味，既补肝肾脾三脏，扶正以祛邪，又解毒除湿，使邪去而正安。本病虽然为病毒感染所致，但用药时不可惑于"抗病毒"之说，过用苦寒"清热解毒"之品，以免冰伏湿热之邪，延长病程。本病有正虚之病机，除避免过用苦寒损脾碍胃以外，尚需在病情稳定后，辨证配伍扶正之品，以利祛邪，减少复发。发病期间，还应选用适当的外用药，内外兼治，以迅速消除症状。

常用热疮外洗方：紫草、连翘、板蓝根、马齿苋、金银花、土贝母各 20g，先将中药浸泡 30min，煎 2 次滤渣取汁约 1000ml，待温分次外洗。妇人经期停用。

第五章　师徒对话

第一节　与学生申树林关于松香治疗银屑病的对话

学生问：（申树林，男，50岁，主任医师。是韩老师1988年开始传道授业教的第一位弟子，已经博士毕业，现就职于广西医科大学附属一院男性病科）韩老师，咱们科使用的银屑平、愈银片治疗银屑病效果很好，我看药物组成都含有松香，听说松香有毒，病人能长期口服吗？

老师答：你问得很好，我正想抽空给你们讲这方面的内容，因为其他医生和服过这两种药的患者也都很关心这个问题。评价某种药物，不仅观其临床效果如何，还需了解其毒性大小，对人体有无危害，以便掌握可否久服。

松香，亦称松脂，别名松膏、松肪、松胶，其治病疗疾由来已久，远在《神农本草经》中就被列为上品，历代本草、方书多有收录。《全国中草药汇编》谓其有小毒，但考历代本草、方书以及最新中药教材，皆言无毒，故当以众说为是。我科曾用银屑平观察治疗银屑病460例，治疗前后均做了血、尿常规，肝肾功能检查，治疗后查肝肾功100例，均未发现异常。有的患者治疗前化验某些指标不正常，如白细胞低于正常18例、高于正常16例，未经其他任何处理，服银屑平后均恢复至正常范围，而且部分患者体重增加，健康恢复较好，伴发的足癣、湿疹、白癜风等疾病随之不药而愈。反映了本品似有双向调节作用和免疫增强作用，与中医滋补强壮之说相吻合。亦说明本品对人体无毒害作用。

松香虽然无毒，但因其味黏涩难服，必须经过严格炮制后去其黏涩才能使用。松香治病，古今医家皆云必须修治，令其色白如玉方可入药。夏新宝氏综合历代修治法为：蒸法、胡葱汤煮法、乙醇提取法、桑杏汁煮法、熔化法、常水煮法，以及自行设计的蒸馏水夹层锅水煮法，并分别进行了实验对比。从实验结果比较分析，以蒸馏水夹层锅水煮法和乙醇提取法为最佳（《陕西中医》1984 年第4 期）。咱们科使用的银屑平即用以上两种方法制成，通过临床应用，疗效好，副作用小，较他法为优。

关于用量，历代记载多寡不一，少则每日 6～9g，多则 30g。经动物实验和临床观察证明，成人以每次服 1.5～2g（提取物）为宜。

学生问：韩老师，松香除了能治疗银屑病外，还能治疗哪些疾病？

老师答：松香作用很广泛。松香内服有验案记载，可治疗麻风、肝虚目泪、诸癣、咳喘、血栓闭塞性脉管炎等。根据《千金方》记载，孙思邈使用松脂治疗癞病（类似麻风）取得一定疗效。外用方面，外治皮肤疮疡用松香是取其芳香性燥之气、涩敛之性以及杀虫之力。治疗痈疽肿毒初起可助其内消，已成脓者又可促其早溃，溃疡用之又可祛腐生肌。用于治疗湿烂诸疮与疮面糜烂，则能收湿敛疮；用于治疗跌扑扭挫与金伤，能消肿止痛，兼能止血；因其可杀虫，用于治疗疥癣诸疾；因其性黏似胶能合皮，能治疗皮肤皲裂，其他如《外科准绳》用万捶青云膏（以松香为主）治诸般痈肿；用如神散（松香 30g，白矾 9g 组成）治疗瘰疬已溃，腐肉不去，疮口不合者；用润肤膏（松香、黄蜡、乳香组成）治疗手足皲裂不能履地者；用松葱膏（松香、大葱组成）治疗跌扑扭挫诸伤。《疮疡外用本草》载，用松香配成七层膏治疗皮肤溃疡及褥疮，

20%松香酒精涂擦治疗稻田性皮炎，松香膏治疗黄癣和孢子丝菌病等都取得了很好的疗效。

在国外，松香亦作药用，如美国用松香制成新麦角留醇雌性激素，日本用松香研制出杀虫剂米黎芦、抗癌天然化合物落羽松烯、赤霉素GA12和GA19、蛇菊醇、吗啡、异补身素等物质。

学生问：韩老师，松香治疗疾病时有副作用吗？

老师答：我科1979—1985年用单味松香经提取制成片剂内服治疗银屑病460例，基本治愈333例，有效107例，无效20例，总有效率95.65%。关于副作用，在古代文献中尚未查到，我们观察的460例患者中，有95例出现不良反应，其中胃肠道反应44例（主要为恶心，纳食减少，胃脘不适，便溏），头昏乏力28例，药物疹样反应16例，嗜睡7例。上述反应均出现于治疗初期，短暂而轻微，皆为一过性反应，轻者无须处理，较重者适当对症处理1~2d即可消失，药疹样皮疹约7d消退，再用此药仍有效。

综上所述，松香是一种无毒药物，经精制提取后制成片剂或装入胶囊口服，应用广泛，临床疗效好，副作用小，对人体无毒害作用，安全可靠，可以长服，且药源广泛，价廉易得，故宜推广使用。

第二节　与学生马科党关于虫、毒的含义方面的对话

学生问：虫的含义包括哪些内容？

老师答：虫的含义比较广泛，有狭义和广义之分。根据我了解的内容应该包括以下几个方面：

（1）指疾病。由狭义的虫引起，多因感受湿热而生虫。就皮肤科而言，由虫引起的疾病分为以下几个方面：①由某些寄生虫直接致病，如疥虫引起的疥疮；虱子、跳蚤、臭虫、蚊虫、蜱螨、虻虫

等叮咬所致的虫咬皮炎。②由植物寄生虫叮咬后引起的皮肤刺激、毒性反应以及过敏反应，如桑毛虫皮炎、松毛虫皮炎等。③由肠寄生虫或蚊虫之类叮咬后引起的皮肤过敏反应，如丘疹性荨麻疹、肛门湿疹等。④有的皮肤病与虫有直接关系，如虫咬皮炎、隐翅虫皮炎、松毛虫皮炎等。

（2）指症状。瘙痒剧烈，难以承受，好像虫咬一般，这里指的是广义的虫。①一些皮肤病剧烈瘙痒或是瘙痒无度，其表现是"痒如虫行"，不可忍受，用一些如苦参、蛇床子、百部、川楝子等杀虫类中药能够取得很好的疗效。这类皮肤病与虫有关。②面部的单纯糠疹，中医称为"虫斑"，运用健脾祛虫法常可取得很好的效果。这里主要指的是脾胃虚弱，面色不华，有不均匀的淡白斑。

（3）对一切动物的称呼，大如老虎，小如螨虫。《水浒传》中武松打虎，把老虎称为"焦额大虫"；人们将大小不等的各种蛇都称为"长虫"。其他如隐翅虫、松毛虫、螨虫、疥虫等。

（4）寓意某些中药的功效，如川楝子、苦参、黄柏、槟榔、百部、使君子、雷丸、鹤虱等内服、外用都有很好的杀虫止痒作用。

学生问：毒的含义包括哪些内容？

老师答：毒的含义非常广泛，根据我了解的有以下几个方面：

凡是导致机体阴阳平衡失调，对机体产生不利影响的因素统称为毒。中医"毒"的含义比较广泛，主要有以下几个方面：

（1）指审证求因，六淫过盛致病则为毒。如热毒、火毒、阳毒、无名肿毒等，这类疾病发病急骤，患部红肿、灼热、疼痛，常伴有全身症状，为毒邪侵袭所致。瘀毒、湿毒、寒毒等为阴毒，病邪过盛均成毒。

（2）指人体禀赋不耐（过敏体质），对某些物质产生过敏。某些物质对少部分人有害。某些食物、药物、植物被人接触或食用后产生严重反应，出现吐泻不止，皮肤焮红肿胀，如漆毒、食物毒、中药毒等。

（3）指特殊邪毒。如虫毒、蛇毒、蜈蚣毒、蝎毒、蜂毒、疫疠之毒等。

（4）指疾病名称。如丹毒、阴阳毒、无名肿毒、梅毒等。

（5）指药物毒。毒药有广义和狭义之分：广义的毒药，是治疗疾病使用药物的总称。《周礼·天官》："医师，掌医之政令，聚毒药以供医事。""聚"毒药是指收集治疗疾病的中草药，实际上包括了有毒的和无毒的中草药在内，而医师，并不是治疗疾病的医生，而是官员。《类经·卷十四》："凡克避邪安正者，皆可称之为毒药。"《淮南子·修务训》："神农尝百草之滋味……一日而遇七十毒。"《类经·卷十四》："所谓毒者，以气味之有偏也"，这种偏性就是毒性。《素问·五常政大论》把毒药分为大毒、常毒、小毒、无毒四类。大体上把"攻病愈疾"的药物称为有毒，把久服"可以补虚"的药物看作无毒，故张子和说"凡药皆有毒也，非止大毒、小毒谓之毒，甘草、苦参不可不谓之毒，服必有偏性"。这与现代药理学的不良反应是相似的，这是广义的毒药。狭义的毒药，多指具有一定副作用的药物。近现代本草书籍，指某些药物在使用不当时，能损伤人体的组织器官，扰乱或破坏正常生理功能，产生病理变化甚至危及生命的中药，如斑蝥、水银、砒石、雄黄、马钱子、附子、断肠草之类。《诸病源候论》道出毒药的厉害，"凡药物云有毒及有大毒者，皆能变乱，于人为害者，亦能杀人"。这里的"有毒及大毒者"是指狭义的有毒中药，即偏性大，药理作用强，安全范围小，治疗量与中毒量或致死量接近，应用不当容易发生严重不良反应的中药。《素问》虽然将中药分为大毒、有毒、小毒、无毒四级，但是没有具体标准。

有人按照使用剂量和副作用发生的关系对其进行分类：小剂量就会出现副作用的叫大毒，中剂量出现副作用的叫有毒，大剂量出现副作用的叫小毒，大剂量或超大剂量不发生副作用的为无毒。

以半数致死量 LD50 作标准：大毒：口服生药煎剂 5g/kg；有毒：口服生药煎剂 5～16g/kg；小毒：口服生药煎剂 16～50g/kg；无毒：口服生药煎剂大于 50g/kg。

使用毒药时，有的药物书籍总是说"对某某过敏者禁止使用"。请问，第一次使用，医生怎么知道病人对什么药过敏？连续或间断使用至多长时间可以停药，完全依靠医生的经验判断。大面积和深至真皮的皮损应注意药物吸收问题。毒药和含毒性药物的成药的使用面积、使用时间、皮损性质、病人体质等，是皮肤科医生使用含毒药物时需要考虑的。临床观察不良反应，需要仁心和认真负责的精神。唐代王冰说："辟邪安正，唯毒乃能，以其能然，故谓之毒药。"临床要重视应用有毒性中药临床经验的总结研究，寻找增效减毒的途径，选择特殊解毒类药物使用：

（1）解酒毒，如葛根、葛花、枳椇子（别名拐枣）、橙、木贼草、白果、秦艽、藿香、浮萍、白豆蔻、草豆蔻、芦根、陈皮、田螺等。

（2）解动物毒，如解鱼蟹毒用紫苏、冬瓜皮、草果、姜、芦根；解河豚毒用芦根、橄榄；解蜈蚣毒用蚯蚓、桑白皮。

（3）解植物毒，如解野菌毒用葛根、防风；解草木诸毒用升麻、淡豆豉、银花、蒲公英、青黛、山豆根、山慈姑、绿豆、犀角。

（4）解金石毒，用土茯苓、鱼腥草、冬瓜皮、绿豆、水芹。此外，还有部分特定的解毒药，如胡黄连解烟毒，绿豆解鸩毒等（见《徐宜厚皮肤病用药心得十讲》）。

有些药物对人体有大小不同的毒性，使用时要严格掌握禁忌，熟悉药性，从严控制用量。如山豆根、木通有小毒，用量不宜大，不可久用；川乌、草乌、附子有毒，不可随意使用，非用不可时在用量上不宜大，煎煮方法应特别谨慎；马钱子有毒，除了炮制到位外，成人每日用量不得超过0.6g；轻粉、砒霜有大毒，不可入口等。

有毒中药的应用已有几千年历史，深入、细致地进行临床研究，首先把握好临床适应证，确认临床必须使用而用之，且不可滥用，利用药毒，以毒攻毒，治疗顽疾。例如附子的毒性主要在心脏，而心衰的患者唯独参附汤才能回阳救逆。这与现代医学的受体学说不谋而合。

毒药致病的特点：一般发病迅速，有的可有群集性，常伴有疼痛、瘙痒、麻木、发热、口渴、便秘等全身症状。只有充分掌握其特点，临床上就可以正确应用它，利用其为患者祛病，而不致发生严重的毒副反应。

如何对付药毒，中医千百年来积累了丰富的经验，我们称之为治毒法，大约有以下几种：

（1）清热解毒法：六淫过盛时，治疗以清热解毒为主；若寒邪过盛即为寒毒，治疗以温阳散寒为主；湿邪过盛即为湿毒，治疗时若湿在上焦用芳香化湿法，在中焦用苦寒燥湿法或健脾除湿法，若湿在下焦则用淡渗利湿法治之。

（2）通便泄毒法：一般用苦寒泻下或其他泻下法使肠道毒素及分泌物从大便排出。

（3）刀下排毒法：为外治驱毒的方法之一，也即开门直接驱赶邪毒的方法。运用各种器械和手术操作，当肿疡应指有脓时，不失时机地选择好切口，切开排脓、引流，以便毒随脓泄。

（4）洗渍涤毒法、腐脱攻毒法：用有毒的中药治疗皮肤疑难病的方法，亦为外治祛毒方法。如丹药在皮肤疮疡科的应用。

以毒攻毒法在皮肤科应用广泛，特别是治疗顽固性皮肤病及皮肤肿瘤。

古代医家在长期的医疗实践中，观察到某种致病因素不能概括在六淫中，因而创立了毒邪发病学说，这也是病因学的一大发展，为后世提供了辨证和治疗的依据。

第三节　与学生李美红关于皮外科
疾病是否需要"谙脉"的对话

学生问：韩老师，我学习王洪绪《外科证治全生集》一书时，发现有"察色则知证，不必谘脉"的指导思想，有些皮肤、外科疾病，病位在皮肤，不用脉诊可以吗？

老师答：《外科证治全生集》一书的作者王洪绪，字维德，别号林屋山人，又号定定子，江苏吴县人。自幼学医，继承曾祖若谷之学，通晓内外各科，尤以外科见长。该书辨证、立法有独到之处，所载方药每多效验。特别是其所创之阳和汤、阳和丸、犀黄丸、阳和解凝膏等，一直为后世医家所推崇。唯有过分强调望诊，认为"察色则知证，不必谘脉"，显有所偏。

中医看病就是凭脉辨证，四诊合参，然后分清阴阳寒热，表里虚实，才能确定治疗大法，得出方药。诚然，外科病部位在皮肤肌表，如身体某处生一小疖，平时健康无病，脉象变化不大，单从望诊就能了解详细病情，这是不争的事实。但是这种现象只是一小部分而已，不能以偏概全。例如反复发作长期不愈的疖病、多发性疖肿、痈疽类病情较重者，"谘脉"辨证就显得特别重要。这里所说的"谘脉"就是要熟悉脉象，举按寻以拿准脉象，为治疗提供参考依据。因此，《外科证治全生集》"外科辨证不必谘脉"的主张是不全面的，可以说是错误的。之所以指其错误，主要理由有以下3点：

（1）与外科病理相悖。举凡外科疾病的发生，不仅是局部的经络阻隔、气血凝滞，而且与全身脏腑气血等有着密切的联系。人们常说的"掉一发则知五脏盈虚"，即说明整体与局部疾病有不可分割的重要关系。有诸内必形诸外，外证与里证也有必然的某种关联。

（2）与临床实际辨证相悖。固然局部的辨证如红、肿、热、痛、脓、痒之症状不可或缺，但若不谘脉，亦无法判断疾病之性质、虚实、表里，更不能测知其变化。如肿疡未溃时，见到不足之脉，已溃时见到有余之脉，本为异常之变，若不"谘脉"从何知之？

（3）用病例来说。1986年仲夏某日，在门诊上遇到一中年男性患者，诉其腹部长一疖肿，伴有畏寒肢冷、疼痛4d。触其肌肤发凉，舌红苔黄，按脉时出现"促"脉。急做心电图检查证之，报告脉率不齐。脉有休止，但止无定数，与"结""代"脉有别。诊为热厥，是典型的"寒包火"现象，因寒邪收引凝滞于表，热毒不得外泄，内传入里，阳气内郁，而致手脚冰凉，出现反常的厥逆证。予四逆散与五味消毒饮加味收功。

《疡医选粹》对于外科疾病是否需要谙脉，给予了全面而正确的回答："痈疽固有形之病，目可得而识也。其真元之虚实，治法之补泻，不脉何以知之。"总之，和其他各科一样，皮肤、外科辨证亦宜四诊合参，不可偏执一家之见。

第四节　与学生赵连皓关于辨证用药问题的对话

学生问：韩老师，在"认病—辨证—治病"中，"证"是您注重的，您为什么特别主张必须学会认病才能辨证？为什么病在证之前？

老师答：我先问你皮肤疾病到底有多少种？皮肤科和其他学科不同点在什么地方？

学生答：以赵辨著《临床皮肤病学》为例，有2000多种疾病。皮肤科疾病的特点有很多，其一，皮肤是人体最大器官，暴露在身体的最外层，易被外来一切因素伤害；其二，发病原因多，除了与其他科有相同病因外，各种内科病的问题都有可能反映到皮肤上的，还增加了局部接触过敏，螨虫叮咬，冻疮，日光过敏等直接致病因素；其三，其他科疾病可以借助现代仪器诊断，头疼、胁痛、肿瘤可以先进行CT、B超、磁共振等检查，皮肤病就发生在暴露部位，病人要求医生看后立即作出诊断，如果没有一定的临床经验是很难办到的，这就要求皮肤科医生多看、多学、多问、多上临床，不断提高自己认病的水平。

老师补充：你回答得很好。咱科刘树德教授曾说："皮肤科医生玩的就是诊断。"第一步，认准病，医患才能取得继续交流；第二步，四诊合参，进行辨证立法；第三步，选方用药。

祖国医学中没有皮肤病专科和专书，有关皮肤病方面的文献多散见于各家医著之中。如巢元方在《诸病源候论》中记载的皮肤病有300余候，病证名称230余种，用现代医学皮肤病对照《诸病源候论》所描述的证候，其一种证候往往包括现代医学的一种或数种皮肤病，有的则数种证候名称类属于现代医学的一种皮肤病，说明皮肤疾病的复杂性。加上现在人们对皮肤健康的需求越来越多，自然环境的变化，工业化的快速发展，人体缺乏有效的锻炼，自身内环境发生紊乱等，市场上鱼龙混杂的护肤品，不恰当的广告用药治疗导致皮肤病越来越复杂，皮肤的各种问题层出不穷。如果单纯辨证，不求辨病，就无法掌握疾病的性质和预后，给治疗带来一些困难。皮肤疑难顽症必须寻找病之本源，掌握其性质，有针对性地调理，才能治本治根，收到事半功倍的效果。人之患病，不管是何种疾病，都有各自不同的原因。现代医学的发展研究已经给中医添上了翅膀，必须借助现代科技，西为中用，不能因为需要诊断清楚就认为没有中医特色。在治疗时必须将皮肤症状与舌苔脉象结合起来，根据个体差异，采取综合判断、辨证施治、三因治宜等灵活措施进行治疗，才能提高疗效。

学生问：韩老师，我看您每次用药药味不是很多，药量也不大，可是治疗皮肤疾病疗效好；我们一般用药量大，药味也多，喜欢"大包围"，认为涉及面广，覆盖治疗范围大，为什么反而不能药到病除呢？

老师答：看病如打仗，用药如用兵，兵不在多而在于精。医生临证用方要善于抓主要矛盾，不可见一症状加一味药。实则方不在大，药不在多，关键是治法是否紧扣病机，药方的君臣佐使配伍是否得当，而不是依靠大包围的方法，用一大堆药去对抗病魔。自古就有"药过十八味，大夫没主意"之说。仲景之方为经方，是我们临床处方用药的模板，当归四逆汤、甘草泻心汤、半夏泻心汤、麻黄连翘赤小豆汤、桂枝汤、麻杏薏甘汤、危亦林《世医得效方》的玉屏风散等皮肤常用方，组方简单明了，疗效却不寻常。临床使用时或以原方投之，或者随证加上几味，就会收到很好的效果。药味少，药量轻，缓以图功，医者意也，既是技术，也是艺术。

第五节 与学生李宁关于激素依赖性皮炎使用药物的对话

近年来，在皮肤科门诊中，患激素依赖性皮炎的患者，日渐增多。患者叶某就是其中一个，他以颜面皮肤潮红灼热瘙痒4年，加重半年为主述，特请韩老师诊治。询其病史，初因面部使用某化妆品后致"过敏性皮炎"，继用"卤米松""艾洛松"软膏治疗数月，渐致皮肤发红灼痒干燥，转至某中医处给清热解毒之剂治疗半月余，少有疗效。现自觉面部皮肤干燥紧绷，灼热瘙痒，遇热加重，二便尚调，余未见不适。查其颜面皮肤潮红，无明显脱屑、渗出等。舌红苔薄白，脉濡细。

韩老师将前医所开具方药检查过后，转递给学生李宁。

老师问：该患者辨证是热证，应用了不少清热解毒之剂，何以未效？

学生答：从皮损症状上看，属一派热象。热者寒之，用清热解毒，当属无误。用药未效，实因病久根深，阳热邪毒，由表深入，瘀结血络。当继用清热散热之剂，兼以清疏血络，才能缓慢见效。

老师说：你讲得好。应当考虑到热毒瘀络的一面。热者寒之虽是常法，但当"未效"时，则应考虑到阴不足的一面。可在清热的基础上加些养阴制阳之品。所谓"寒之不寒，责之无水，壮水之主，以制阳光"。韩老师疏方，凉血四物汤加味：生地20g，当归

10g，川芎 10g，白芍 20g，黄芩 10g，栀子 10g，红花 10g，丹皮 10g，枳壳 10g，陈皮 10g，龟板 20g，鳖甲 20g，肉桂 6g，白茅根 20g，鱼腥草 20g，桑叶 10g，甘草 10g。

老师问：你知道这句话出自哪里？是什么意思？

学生答：这句话是中医经典名句，是王冰对《黄帝内经》"诸寒之而热者取之阴，诸热之而寒者取之阳"的解释。意思是指有些寒凉的病证，用了辛热散寒药，寒证未减，是由于阳气不足，不能温煦而出现的寒象，应用甘温助阳的方法治疗，以补阳配阴，使沉阴散而阴归于阳，即所谓的"益火之源，以消阴翳"。而发热病人，用苦寒药后，热证不减，是阴虚不能制阳所致，而不是实热，法当补阴配阳，宜甘润壮水之剂治疗，使虚火降而阳归于阴，即所谓"壮水之主，以制阳光"。阴阳两虚者宜阴阳并补。

老师答：对。肾为人身之根本，《类经》载："五脏之阳非肾阳不能生，五脏之阴非肾阴不能滋。"肾藏真阴真阳，所以，调补阴或阳都是以肾之阴阳为核心。我们学习经典就是为了指导临床。对《黄帝内经》《伤寒论》等经典中的很多经典条文，都应背下来，反复体会，应用到临床实践当中。《黄帝内经》中有"诸寒之而热者取之阴，诸热之而寒者取之阳"之语，王冰之言正是对这句经典的最好解释，它对指导临床治疗很有意义，应该好好去理解。

张景岳对这一段经文做了进一步解释："诸寒之而热者，谓以苦寒治热而热反增，非火之有余，乃真阴之不足也。阴不足则阳有余而为热，故当取之于阴。谓不宜治火，只补阴以配阳，故阴气复而热自退。热之而寒者，谓之辛热治寒而寒反甚，非寒之有余，乃真阳之不足也。阳不足则阴有余而为寒，故当取之于阳。但补水中之火，则阳气复而寒自消也。然求其所谓益与壮者，温养阳气，填补真阴也。"由此可见，阴阳互济法则，就是对阴阳互根原理的具体运用。所以张景岳"阴中求阳，阳中求阴"的理论，直接根源于《黄帝内经》思想。

学生问：这句话在皮肤科应如何理解和应用？

老师答：简单说，热证属实热者，当用苦寒泄热，如黄芩、黄连类。但对虚热证如用苦寒之品，苦寒燥湿则有伤阴之弊，甚至还伤及阳气，导致阴阳两伤，故应用滋阴法，用鳖甲、龟板等滋阴制阳，或沙参、麦冬等增液制火，以阴配阳，则火热自降。即是"壮水之主，以制阳光"之意。一些慢性或重证热性皮肤病，如青年痤疮、激素依赖性皮炎，常有热邪耗伤阴液之变，临床时应用滋阴清热的方法治疗，或在清热的基础上加养阴增液之剂，则热易消散。要注意的是，前医用苦寒清热时，并未考虑到热邪阴伤的一面，反用苦寒之品，不但导致寒凉凝闭，不利散热，更致苦燥伤阴，使火热无制，故未能收效。

学生问：在本例治疗时，并没有发现患者表现出明显阴虚内热之象，如五心潮热，盗汗等，而您却要应用养阴之品，我还是有些不明白。在临床应用养阴"壮水"这一治疗方法时，对于阴虚之证到底应如何准确把握其辨证要点？

老师答：所谓"虚热"，临床一般必须有"五心烦热、两颧潮红、失眠盗汗、舌红少苔、脉细数"等，其实并非完全如此。经文中已经提到"诸寒之而热者取之阴"，如治疗过程中出现"寒之而热"的情况时，就应该考虑"取之阴"。可见，"寒之而热"也是阴虚的主要辨证依据，只不过并无明显的阴虚症状，因而在临床中容易被忽视，导致有些医生误用"苦寒"之剂来治疗"虚热"的病证。

《黄帝内经》是一部重要的中医经典，对临床实践的指导不可忽视，经过后人的运用实践又有许多发挥，应该重视，还要结合临床去好好深入学习和体会。

第六节　与学生李毅军关于脱发有关问题的讨论

学生问：韩老师，我发现医院和药店出售的治疗脱发的中成药，药物的组成和功效都以养血补肾为主。各种脱发都是肾虚和血虚引起的吗？

老师答：脱发是一种原因比较复杂的疾病，市面上有很多治疗脱发的药物，大部分都在强调养血补肾的功能，很多人也一直认为脱发是肾虚或者血虚引起的。事实上，脱发与肾的确有一定关系，但不是所有脱发的人都是由肾虚或者血虚引起的，如果没有搞清楚脱发的具体原因，盲目养血补肾，反会带来健康隐患。

中医认为肾为先天之本，"肾藏精，其华在发"。如果肾气虚了，不能将营养物质输送到人体最高处——头顶，头发就得不到滋养，毛囊渐渐地萎缩，就会引起脱发；发为血之余，气血充足，毛发有了足够的营养物质，就油黑光亮。但是脱发不一定都是肾虚或者血虚引起的，根据脱发的轻重程度分为生理性脱发和病理性脱发。单单病理性脱发的原因也各不相同，每一种脱发的治疗也不一样。

（1）生理性脱发不需要治疗。每个人的头发不一样多，有人多一些，有人少一些，平均下来就是 8 万 ~11 万根。头发的生长周期包括生长期、退行期和休止期。生长期为 3 ~7 年，退行期为 2 ~4 周，休止期为 3 ~4 个月，处于休止期的毛囊慢慢萎缩，毛发就会脱落。毛发也是随着自然界的变化而变化，春生、夏长、秋落、冬藏。秋风扫落叶，头发随着脱，每天脱发不超过 80 根是自然现象，不必在意，也不需要用药物治疗，因为那是生理性脱发。

（2）病理性脱发也分好多种。最常见的脱发是头上突然发生一片一片的脱发区，数量多少不定，面积大小不一。如果只有几片就是斑秃；头发全部脱落称为全秃；不仅头发脱落，眉毛、胡须或者腋毛、汗毛等也在成片脱落，那就是普秃了。其实没有原则性的区别，只是病情轻重程度不同而已。其发病原因与休息不好、压力过大和情绪不佳等精神因素密切相关。这一类的脱发在早期治疗以疏肝理气为主，中后期的治疗重点是滋补肝肾。

头顶部零散脱发，并有瘙痒，特别油腻，严重时头发黏到头皮上，需要天天洗头，是脂溢性脱发（油性），大部分是由于脾胃的运化功能失调，没有把人体多余的湿邪排出去引起的；有部分患者是因为身体内热邪较重，"火煎油出，热升油浮"，湿热之邪上蒸头部发生脱发。治疗时根据具体情况健脾祛湿，或者清热祛湿。祛湿就是祛除头上的多余油腻，待头部没有油腻的感觉，再去补肾养血生发，头发就会很快长出来的。

（3）有的脱发需要补肾养血治疗。先天禀赋不足之人，肾气素来亏虚，经常腰酸腿困，耳鸣健忘，贪图安闲，畏惧劳作，梦遗精滑，脚后跟痛，或者大病、久病、产后等人体的营养丢失了很多，又没及时调补到位，头发没有营养供给就脱落了。这类脱发的患者头发零散脱落而且没有光泽，或有白发，治疗时以滋补肝肾为主，再加一些补血药效果更好。这是因为"发为血之余，肾气外候"，血气充足才能够长出头发，肾气旺盛头发就油黑光亮。

（4）有的脱发是其他疾病的并发症。有很多疾病可以引起脱发，某些内分泌疾病如糖尿病、甲状腺疾病（包括甲亢和甲低）、脑垂体疾病、肾上腺疾病，结缔组织病如硬皮病、系统性红斑狼疮、皮肌炎等。这些疾病除了头发零散脱落外，还有其他一些相应症状。

西药中的免疫抑制剂（抗癌药）可以导致头发脱光；有的中草药服用不当或服用过量，如香附、川芎用量过大，时间过长，可以引起脱发。

生活中人们常用的洗发水、护发素使用不当也可以引起脱发；头发感染真菌后就会出现一片一片地脱发。

这些类型的脱发在治疗上首先要找到原发疾病，针对每个人的具体情况进行治疗，待原发疾病治愈后，头发就会长出来。如果是药物引起的首先要停止这种药物，以后不再使用。

因此，脱发不能随便买一些补肾药治疗，盲目补肾还会给身体带来一些严重后果。即使肾虚，也有肾阴虚、肾阳虚、肾气虚等的区别，它们的发病机理和临床表现是不一样的。如果是肾阴虚却使用了补肾壮阳的药，就好像火上浇油，出现口干舌燥，血压升高，心烦易怒等；如果是肾阳虚却使用了滋补肾阴的药，就会雪上加霜，加重病情。

学生问：韩老师，引起脱发的原因有多少？

老师答：根据文献记载，引起脱发的常见原因有10种。

（1）肾虚说。《黄帝内经》最早指出："女子七岁，肾气盛，齿更发长……五七，阳明脉衰，面始焦，发始堕。丈夫五八，肾气衰，发落齿枯。"

（2）肺损说。张仲景持此论。"肺主皮毛，肺败则皮毛先绝。可知周身之毛，皆肺主之，察其毛色枯润，可以觇肺之病。"肺为华盖，主一身之气，肺气旺则能助津液营血的宣发与敷布，内则荣养脏腑，外则滋润肌肤、皮毛、孔窍。

（3）血瘀说。《血证论》中唐容川的观点："瘀血在上焦，或发脱不生。"王清任《医林改错》说得更直白："头发脱落，各医书皆言伤血，不知皮里肉外血瘀，阻塞血路，新血不能养发，故发脱落。"

（4）血热说。张从正《儒门事亲》指出："年少发白早落，此血热太过也，世俗只知发者血之余，血衰故耳！岂知血热而发反不茂；肝者木也，火多水少，水反不荣，火至于顶，炎上之甚也，热病汗后，发多脱落。"清代《医宗金鉴》亦持火热血热之说："过服辛热药而眉发脱落者，乃肝血受伤而火动，非风也。"至清代，何梦瑶索性将脱发伴头皮屑者也归于血热。他说："年少发白早脱，或头起白屑者，血热太过也。"（《医碥》）

（5）失精说。为张仲景的高论。其所著《金匮要略》道："失精家，少腹弦急，阴头寒，目眩，发落。"精泄过多，造成精室血海空虚，一精十血，精血不能互生而发落。

（6）血虚说。《诸病源候论》说："冲任之脉，谓之血海……若血气衰弱，经脉虚竭，不能荣润，故须发毛落。"

（7）偏虚说。《诸病源候论》有论："人有风邪在头，有偏虚处，则发秃落，肌肉枯死，或如钱大，或如指大，发不生，亦不痒，故谓之鬼剃头。"

（8）湿热说。《临证指南》指出："湿从内生者，必旁洁酒醴过度，或嗜饮茶汤，或食生冷瓜果及甜腻之物。"说明恣食肥甘，容易损胃伤脾，湿热内蕴，循经上蒸颠顶，侵蚀发根而脱落（油性脱发）。

（9）忧愁说。《千金翼方》最早提出："忧愁早白发落。"忧思不遂，情志内伤，肝气郁结则发落，或损及心脾，气血化生无源而脱落。

（10）胎弱说。《兰台轨范》的理论："发久不生，生而不黑，皆胎弱。"

以上可以归纳为虚与实及虚实夹杂证三大类，虚指气血不足，肝肾亏虚，实指血热或血瘀，虚实夹杂证是指脾虚兼湿热证。